化学剥脱术
皮肤科临床应用高阶

主编 蒋 献

北京大学医学出版社

HUAXUE BOTUOSHU PIFUKE LINCHUANG YINGYONG GAOJIE

图书在版编目（CIP）数据

化学剥脱术皮肤科临床应用高阶 / 蒋献主编.
北京 : 北京大学医学出版社, 2025. 1.
ISBN 978-7-5659-3178-9
Ⅰ. R622; R751
中国国家版本馆CIP数据核字第20243DB836号

化学剥脱术皮肤科临床应用高阶

主　　编： 蒋　献
出版发行： 北京大学医学出版社
地　　址：（100191）北京市海淀区学院路 38 号　北京大学医学部院内
电　　话： 发行部 010-82802230；图书邮购 010-82802495
网　　址： http://www.pumpress.com.cn
E-mail： booksale@bjmu.edu.cn
印　　刷： 北京金康利印刷有限公司
经　　销： 新华书店
责任编辑： 李　娜　　**责任校对：** 靳新强　　**责任印制：** 李　啸
开　　本： 889 mm × 1194 mm　1/16　　**印张：** 9.25　　**字数：** 235 千字
版　　次： 2025 年 1 月第 1 版　2025 年 1 月第 1 次印刷
书　　号： ISBN 978-7-5659-3178-9
定　　价： 108.00 元

编委名单

主　编　蒋　献

副主编　吴　艳

编　者（以姓名汉语拼音为序）

蔡　宏（中国人民解放军空军特色医学中心）
陈　瑾（重庆医科大学附属第一医院）
何淑娟（西安交通大学第二附属医院）
简　丹（中南大学湘雅医院）
蒋　献（四川大学华西医院）
李晓雪（四川大学华西医院）
李　延（华中科技大学同济医学院附属协和医院）
李焰梅（四川大学华西医院）
刘振锋（南方医科大学皮肤病医院）
卢　忠（复旦大学附属华山医院）
骆　丹（南京医科大学第一附属医院）
倪　娜（上海市皮肤病医院）
宋为民（颜术医疗美容连锁）
孙　楠（北京市中关村医院）
田　燕（中国人民解放军空军特色医学中心）
王　莲（四川大学华西医院）
王兴旺（中国人民解放军南部战区总医院）
吴　艳（北京大学第一医院）
夏志宽（中国人民解放军总医院第七医学中心）
严淑贤（曜影医疗）
杨慧兰（中国人民解放军南部战区总医院）
尹　恒（卓正医疗）
尹　锐（陆军军医大学第一附属医院）
曾维惠（西安交通大学第二附属医院）
张玲琳（上海市皮肤病医院）
仲少敏（北京大学第一医院）
周炳荣（南京医科大学第一附属医院）

秘　书　王　莲

主编简介

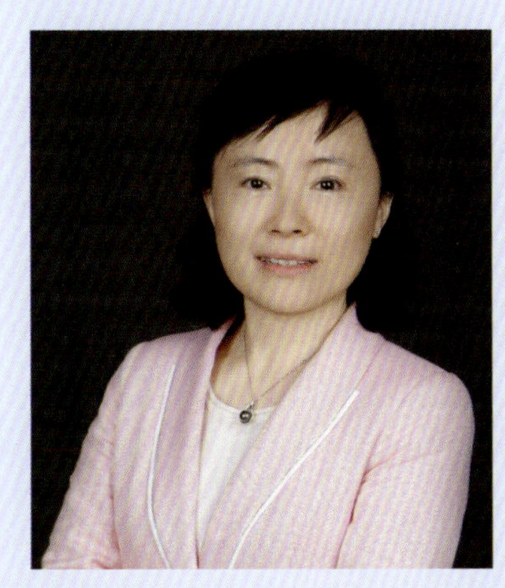

蒋献，主任医师，教授，博士生导师，四川省学术和技术带头人，四川省“天府万人计划”天府名医。现任四川大学华西医院皮肤性病科主任，四川大学华西医院前沿中心免疫炎症研究院皮肤病学研究室主任。

任中华医学会皮肤性病学分会第十六届委员会常委、中国医师协会皮肤科医师分会第六届委员会常委、四川省医学会皮肤性病学分会候任主任委员、四川省医学会激光医学专业委员会主任委员、四川省医师协会皮肤科医师分会会长、四川省国际医学交流促进会皮肤性病学分会主任委员。

致力于损容性皮肤病、脉管性疾病、光动力机制研究及临床应用，光损伤 / 光老化机制及抗衰老临床转化研究。主持国家自然科学基金 4 项、省部级课题 20 余项，发表 SCI 论文 130 余篇，牵头制定《中国化学剥脱术临床应用专家共识（2022）》《海姆泊芬光动力疗法治疗鲜红斑痣的循证专家共识（2024）》等。荣获“第五届人民名医・优秀风范”荣誉称号，获中国皮肤科优秀中青年医师奖（2018 年）、中华医学科技奖（2022 年）、四川省医学科技奖一等奖（2023 年）等。

前言

化学剥脱术是一种通过在皮肤表面施加化学剥脱剂，引起皮肤不同程度的可控性损伤，从而诱导表皮和真皮结构重建，起到治疗和美容作用的方法。化学剥脱术历史悠久，最早可追溯到古埃及时期，但直到19世纪，化学剥脱术在皮肤科的应用和价值才逐渐被明确。目前，化学剥脱术已成为一种安全、有效的临床治疗手段，在皮肤科及美容相关科室得到了广泛应用，主要用于痤疮、痤疮瘢痕、黄褐斑、角化性疾病、炎症后色素沉着以及皮肤光老化等治疗。

尽管各种光声电设备不断涌现并持续革新，在皮肤科和皮肤美容领域中扮演着越来越重要的角色，然而作为一项更加便捷和经济的技术，化学剥脱术仍然保持其独特地位，难以被其他方法所替代。只有对化学剥脱术背后的科学原理及内涵有深入的理解，才能真正发挥其治疗作用，同时避免不良反应的发生。

目前，国内关于化学剥脱术的参考书籍主要是相关译著。由于东西方人种差异的存在，其内容的局限性不容忽视。另外，虽然一些损容性皮肤病和皮肤美容的相关书籍中对化学剥脱术有所提及，但仍然缺乏有关化学剥脱术的系统而全面的专业书籍，特别是关于其在皮肤疾病方面应用的书籍。

为此，本书非常荣幸地邀请了来自国内十余家高校附属医院及省市级医院等单位的20余位皮肤病学专家，结合他们丰富的理论知识与临床经验，对化学剥脱术进行了详尽的阐述。我们期望通过这些专家的共同努力，进一步加深广大皮肤科医生对化学剥脱术的理解。这不仅有助于推广这项简单易行的治疗技术，使其得到更广泛和规范化的应用，同时也将进一步推动这一技术的发展与完善。

秉持实用、客观和准确的原则，我们对本书的内容设计、分工、读者对象等关键细节进行了多次深入研讨。全书共15章，系统阐述了化学剥脱剂的种类，化学剥脱术的分类和作用原理、适应证和禁忌证等内容。此外，还详细介绍了化学剥脱术在皮肤疾病（如痤疮、玫瑰痤疮、黄褐斑等）中的应用、操作规范、注意事项以及不良反应的预防和处理等方面的内容。全书力求深入浅出，以实用性为主导，目的在于指导临床实践工作，为广大医护人员在开展化学剥脱术的相关工作时提供明确的参考和指导。

化学剥脱术在皮肤科的应用正处于持续不断的探索和创新之中。因此，我们在每章中融入了众多编者通过实践所获得的洞见和经验，同时书中还包含了典型的临床案例。这些内容的融入旨在激发更多的思考和探讨。

当然，鉴于国内外化学剥脱术应用的不断更新，本书的编写难免受到编者水平的局限，可能会存在一些不足之处。我们热切期待广大读者和同仁不吝赐教，以促进这一领域的发展。

衷心感谢各位编委在繁忙的工作之余为本书所付出的巨大努力！他们凭借在该领域的专业知识和丰富经验，精心细致地撰写了每个章节。我们深信，本书将为皮肤科医生更好地学习和掌握化学剥脱术提供极有价值的参考！

蒋　献

目 录

第 1 章 化学剥脱术概述 …… 1
一 化学剥脱术的定义 / 1
二 化学剥脱术的发展史和现状 / 1

第 2 章 化学剥脱剂概述 …… 8
一 化学剥脱剂的分类和评价 / 8
二 化学剥脱剂的保管和储存 / 14

第 3 章 化学剥脱术对皮肤的作用 …… 15
一 皮肤的结构和生理功能 / 15
二 化学剥脱术的作用机制 / 18

第 4 章 化学剥脱术的适应证与禁忌证 …… 23
一 化学剥脱术的适应证 / 23
二 化学剥脱术的禁忌证 / 24
三 常用化学剥脱剂的适应证与禁忌证 / 24
四 化学剥脱术的注意事项 / 26

第 5 章 影响化学剥脱术的相关因素 …… 28
一 化学剥脱剂的性质 / 28
二 影响化学剥脱术的相关因素 / 28
三 化学剥脱术前准备和术后护理 / 30

第 6 章 常用化学剥脱剂——α- 羟基酸 …… 32
一 概述 / 32
二 α- 羟基酸化学剥脱作用机制 / 32
三 α- 羟基酸化学剥脱剂的选择 / 33

四 α-羟基酸化学剥脱的适应证 / 33
五 α-羟基酸化学剥脱的禁忌证 / 34
六 α-羟基酸化学剥脱的术前准备 / 35
七 α-羟基酸化学剥脱的步骤 / 36
八 α-羟基酸化学剥脱终点的评判 / 38
九 α-羟基酸化学剥脱的术后护理 / 38
十 α-羟基酸化学剥脱的不良反应 / 39
十一 α-羟基酸化学剥脱的评价 / 40
α-羟基酸化学剥脱术操作视频 / 41

第7章 常用化学剥脱剂——水杨酸 42
一 概述 / 42
二 水杨酸化学剥脱作用机制 / 43
三 水杨酸化学剥脱剂的选择 / 44
四 水杨酸化学剥脱的适应证 / 45
五 水杨酸化学剥脱的禁忌证 / 46
六 水杨酸化学剥脱的术前准备 / 46
七 水杨酸化学剥脱的步骤 / 47
八 水杨酸化学剥脱终点的评判 / 49
九 水杨酸化学剥脱的术后护理 / 49
十 水杨酸化学剥脱的不良反应 / 49
十一 水杨酸化学剥脱的评价 / 50
30% 超分子水杨酸化学剥脱术操作视频 / 51

第8章 常用化学剥脱剂——复合酸 52
一 概述 / 52
二 复合酸化学剥脱作用机制 / 52
三 不同浓度复合酸剥脱剂和复合剥脱系统的选择 / 53
四 复合酸化学剥脱的适应证 / 53
五 复合酸化学剥脱的禁忌证 / 54
六 复合酸化学剥脱的术前准备 / 54
七 复合酸化学剥脱的步骤 / 54

八　复合酸化学剥脱终点的评判和术后护理 / 55
九　复合酸化学剥脱的不良反应和评价 / 55
复合酸化学剥脱术操作视频 / 56

第 9 章　其他化学剥脱剂 ······ 57
一　三氯醋酸 / 57
二　乳酸 / 58
三　丙酮酸 / 58
四　多羟基酸 / 59
五　苯酚 / 60
六　Jessner 溶液 / 60
七　维 A 酸 / 61

第 10 章　化学剥脱术在皮肤病中的应用 ······ 65
第 1 节　化学剥脱术在痤疮中的应用 / 66
一　概述 / 66
二　化学剥脱治疗痤疮的作用机制 / 66
三　不同化学剥脱剂治疗痤疮的作用机制 / 66
四　不同化学剥脱剂的选择 / 67
五　术前评估 / 69
六　术前准备和操作要点 / 70
七　术后护理 / 70
八　不良反应 / 71
九　病例展示 / 71
第 2 节　化学剥脱术在玫瑰痤疮中的应用 / 74
一　概述 / 74
二　化学剥脱治疗玫瑰痤疮的作用机制 / 75
三　不同化学剥脱剂治疗玫瑰痤疮的作用机制 / 75
四　不同化学剥脱剂的选择 / 76
五　术前评估 / 77
六　术前准备和操作要点 / 77

七　术后护理和不良反应 / 77
八　病例展示 / 78

第 3 节　化学剥脱术在黄褐斑中的应用 / 80
一　概述 / 80
二　化学剥脱治疗黄褐斑的作用机制 / 81
三　不同化学剥脱剂的选择 / 81
四　术前评估 / 82
五　术前准备和操作要点 / 83
六　术后护理 / 83
七　不良反应 / 83
八　病例展示 / 83

第 4 节　化学剥脱术在瑞尔黑变病中的应用 / 88
一　概述 / 88
二　化学剥脱治疗瑞尔黑变病的作用机制 / 89
三　不同化学剥脱剂治疗瑞尔黑变病的作用机制 / 89
四　不同化学剥脱剂的选择 / 90
五　术前评估 / 90
六　术前准备 / 90
七　操作要点 / 91
八　术后护理 / 91
九　不良反应 / 92
十　病例展示 / 92

第 5 节　化学剥脱术在皮肤老化中的应用 / 93
一　概述 / 93
二　化学剥脱治疗皮肤老化的作用机制 / 94
三　不同化学剥脱剂治疗皮肤老化的作用机制 / 95
四　不同化学剥脱剂的选择 / 96
五　术前评估 / 96
六　术前准备和操作要点 / 97
七　术后护理和不良反应 / 97
八　病例展示 / 97

第 6 节 化学剥脱术在其他皮肤病中的应用 / 100
一 化学剥脱术在鱼鳞病中的应用 / 100
二 化学剥脱术在毛周角化病中的应用 / 101
三 病例展示 / 101

第 11 章 化学剥脱术在非面部皮肤中的应用 103
一 非面部皮肤的特点 / 103
二 适应证和禁忌证 / 103
三 术前准备 / 104
四 操作要点 / 104
五 术后护理 / 105
六 术后不良反应 / 105
七 病例展示 / 105

第 12 章 化学剥脱术联合其他治疗方式在皮肤科的应用 107
一 化学剥脱术联合药物在皮肤科的应用 / 107
二 化学剥脱术联合微针、射频在皮肤科的应用 / 108
三 化学剥脱术联合光电治疗在皮肤科的应用 / 109
四 化学剥脱术联合肉毒毒素在皮肤科的应用 / 110
五 化学剥脱术联合填充剂在皮肤科的应用 / 110
六 病例展示 / 111

第 13 章 化学剥脱术的不良反应及预防和处理 114
一 化学剥脱术的不良反应 / 114
二 化学剥脱术不良反应的预防和处理 / 120
三 结语 / 122

第 14 章 化学剥脱术的发展趋势 124
一 概述 / 124
二 化学剥脱剂的进展 / 124
三 化学剥脱方法的进展 / 126
四 化学剥脱术适应证的拓展 / 127

五　化学剥脱术与其他治疗方式联合应用的进展 / 128

第 15 章　医疗机构基本要求 …… 131

一　医疗机构资质要求 / 131

二　专业人员基本要求 / 131

第 1 章
化学剥脱术概述

一 化学剥脱术的定义

化学剥脱术（chemical peeling）又称化学换肤术，是通过化学物质作用于皮肤表层引起皮肤不同程度的可控性损伤，从而诱导皮肤表皮和真皮结构重建，起到治疗作用。用于化学剥脱术的化学物质被称为化学剥脱剂，常用的化学剥脱剂包括 α- 羟基酸、β- 羟基酸和复合酸等。

根据化学剥脱剂作用的深度，可将其分为浅层、中层和深层化学剥脱剂。①浅层化学剥脱剂：主要包括 α- 羟基酸、β- 羟基酸、辛酰水杨酸、Jessner 溶液、丙酮酸、间苯二酚等。运用此种化学剥脱剂的浅层剥脱术主要作用于角质层至棘层，其可减少表皮层细胞黏附，降解角质形成细胞间的桥粒连接，减少角质堆积。②中层化学剥脱剂：主要是三氯醋酸，中层剥脱术可作用于真皮乳头层甚至真皮网状层上部，它能使蛋白质变性，导致细胞发生凝固性坏死，引起真皮乳头水肿和均质化。③深层化学剥脱剂：主要包括苯酚、Baker-Gordon 溶液（88% 苯酚 + 蒸馏水 + 皂液 + 巴豆油）等，其可深达真皮网状层中部，能使表皮角蛋白和真皮蛋白变性，导致表皮完全松解和真皮中部损伤，促使真皮网状层胶原纤维再生，真皮弹力纤维增生。

化学剥脱术已成为一种快速、安全、有效的临床治疗手段，在皮肤科及美容相关科室得到了广泛应用。目前，化学剥脱术主要用于治疗痤疮、痤疮导致的炎症后色素沉着、玫瑰痤疮、黄褐斑、皮肤光老化与皱纹以及一些其他皮肤病，包括黑变病、眶周色素沉着、睑黄瘤、黑棘皮病等。

二 化学剥脱术的发展史和现状

（一）化学剥脱术的发展史

化学剥脱术由来已久，早在古埃及时期就有关于化学剥脱术的记载。公元前 1550 年的 Ebers 古医籍上曾记载古埃及人使用雪花、石膏、动物油、盐、蜂蜜和酸牛奶来改善皮肤。值得一提的是，在这个古老的化学剥脱剂配方中含有酸牛奶。而酸牛奶中所含有的乳酸即为一种天然的 α- 羟基酸，这大概是人类已发现的最早的关于化学剥脱的文字记载。Ebers 古医籍上还记载了两种“增强肌肤之美”和六种“去除皱纹”的方法[1]。第一种“增强肌肤之美”的配方是等量的蜂蜜、碳酸钠、盐和雪花石膏粉。第二种配方的原料是熏香、蜂蜡、辣木油、塞浦路斯草、牛胆和鸵鸟蛋壳粉。在另一本医学著作（Edwin Smith 纸草文稿）上对这两种配方进行了评价，提出这两种方法具有“逆转肌肤”的疗效，而这种“逆转肌肤”可以理解为化学剥脱后的一种效果。

传闻埃及艳后 Cleopatra 七世（公元前 69 至公元前 30 年）用驴奶进行沐浴。这种沐浴被认为是一种化学剥脱，其能改善皮肤状态以达到美容效果。这种说法来自一位古罗马医生Galen，他在一篇文章中引用关于古埃及的护肤品配方时，将埃及艳后Cleopatra七世描述为“化学剥脱术之母”和“皮肤学女王”。但实际上，Galen引用的这些配方处理的是脱发和头皮屑，而不是使用驴奶进行化学剥脱。值得一提的是，关于埃及艳后Cleopatra七世用驴奶进行沐浴的说法并没有得到相关医学或历史文献的证实，实则源自于现代有关埃及艳后的影视作品。

然而，关于用驴奶进行沐浴以达到化学剥脱的目的可以追溯到另一个文明古国——古罗马。在公元一世纪，古罗马作家Pliny the Elder曾记述到，罗马皇帝Nero的第二任妻子Poppaea Sabina用500头母驴的奶来洗澡以使皮肤变得光滑。而在公元二世纪的古代作家Juvenal和历史学家Cassius Dio的文章中也有相关记述，增强了该事件的真实性。由于古代对奶制品的运输保存技术不成熟，在收集和运输大量驴奶的过程中，驴奶可能已经变质、发酸，进而产生了一定量的乳酸。这种意外获得的天然α-羟基酸可以改善皮肤状态，使皮肤变得细腻，起到化学剥脱的作用。

除了用乳酸来进行化学剥脱，在古希腊和罗马时期，人们使用腐蚀性物质来达到同样的效果。古希腊人和古罗马人曾使用一种神奇的药膏来淡化皮肤色素，去除雀斑和皱纹。这种药膏含有芥末、硫磺和具有腐蚀性的石灰石。起到类似作用的另一种配方在当时也被广泛使用，其含有浮石、熏香、没药和树脂。公元二世纪，古希腊名医Antyllus曾给出一份皮肤清洁剂清单，除了上面采用的一些颗粒状物质如浮石、麸皮等，可对皮肤造成物理剥脱效果外，其他成分如酵母、碳酸钠、盐、蜂蜜和燃烧后的灰烬（未写明具体的燃烧物），可能也含有具有化学剥脱作用的腐蚀性成分。

在现代医学史上，直到19世纪，化学剥脱术在皮肤病学界的意义才被确认。1834年，德国化学家Runge率先发现苯酚具有剥脱皮肤的特性，这一发现使得苯酚开始进入皮肤科医生的视线。19世纪中期，被称为“现代皮肤学之父”的维也纳皮肤科医生Ferdinand Hebra将苯酚描述为一种化学剥脱剂。他在编写的皮肤病学教科书中提到至少从19世纪50年代开始，英国伦敦就已经出现并应用了某种“苯酚洗剂”。Hebra改进了这种“苯酚洗剂”的配方，并在他自己的诊所中使用。他尝试使用不同组合的化学剥脱剂来治疗雀斑和黄褐斑，如使用碘、铅、巴豆油甚至盐酸的混合物作为角质去除剂。但他更偏好于苯酚，他描述其“闻起来并不像焦油的蒸馏物，并且可溶于水、酒精和甘油，使用方便，效果良好”。[2]

1867年，具有“外科消毒法之父”之称的Joseph Lister在《柳叶刀》上发表文章，普及了5%苯酚可用作伤口消毒剂，一时名声大噪。1871年，英国皮肤科医生Tilbury Fox发现局部使用20%苯酚可以达到提亮肤色的效果。遗憾的是，与Hebra相反，向来谨慎的他对待苯酚时采取了Lister的观点，建议大家在大多数情况下只把苯酚作为消毒剂，而不是化学剥脱剂。因此，在此后的治疗与应用中，Fox并没有如之前的研究那样应用20%苯酚来美白皮肤。1881年，Henry Piffard发现巴豆油可引起炎症，而巴豆油正是当时苯酚剥脱剂配方中的一种成分。此后，苯酚的剥脱效果及其相关剥脱剂配方在欧洲皮肤科学界萌芽，引起了当时皮肤病学家和皮肤科医生的兴趣。

在1882—1892年间，德国皮肤病学家P. G. Unna和Edmund Saalfeld先后描述了苯酚的特性，并开始在临床上将其用于治疗雀斑和皱纹。1882年，Unna描述了苯酚、水杨酸、间苯二酚和三氯醋酸的化学剥脱性质。1892年，Saalfeld重申了Hebra的改良苯酚剥脱剂，并发表了有关用苯酚去除雀斑的临床研究。

值得注意的是，Unna首次提出水杨酸和间苯二酚具有化学剥脱特性。1882年，Unna发表相关研究后，他与药剂师Beiersdorf合作研发了含有苯酚和水杨酸的制剂。这些膏药含有有效的化学剥脱剂成分，能够在一定程度上去除皱纹和色素沉着，促进皮肤“年轻化”。在当时的德国，皮肤科医生们推荐患者使用 Unna 研发的药膏，其中间苯二酚含量高达 50%。在 19 世纪末，Unna 对这些化学剥脱剂进行了全面阐述，并将这种化学剥脱方法称为“脱皮疗法”。其研发的化学剥脱剂也成为欧洲 20 世纪初主要的化学剥脱材料 [3]。

而此时，在大西洋彼岸的美国也在逐步兴起和应用化学剥脱术。美国第一篇关于苯酚的文章是由加利福尼亚皮肤科医生 Douglass Montgomery 在 1917 年发表的。文章讲述了他对患者在绷带下使用苯酚进行治疗并将其作为“美化剂”的经验。然而真正使化学剥脱术有突破性进展的是后来成为纽约大学皮肤病学系主席的英国皮肤科医生 George Miller Mackee。1903 年开始，Mackee 着手改进当时的化学剥脱术，并尝试利用苯酚对痤疮导致的瘢痕进行化学剥脱。此后的几十年间，Mackee 和他的助手 Florentine Karp 致力于研究苯酚治疗痤疮后瘢痕，在治疗过程中还发现皮肤纹理也得到改善。直到 1952 年，Mackee 才发表了他的研究结果。

第一次世界大战期间，苯酚溶液被用来治疗火药引起的面部烧伤——用苯酚治疗受伤部位，然后用胶带覆盖，可以改善伤口愈合。这种技术在战争期间被带到了美国，使得美国出现了一种新的职业——“剥脱师”。这种未取得任何资质而仅凭经验治疗的剥脱师将化学剥脱术进行了现代化改造。在电影制作胜地好莱坞，剥脱师会迎合那些希望改善自己皮肤、维持年轻的电影明星，为他们进行化学剥脱术 [4]。剥脱师的出现大大促进了化学剥脱术乃至皮肤科、整形外科的发展。学者 Gregory Hetter 曾写了一系列文章，详细描述了化学剥脱术从非专业的剥脱师手中到整形外科医生手中的转变过程。随着化学剥脱术进入医学实践和文学领域，许多整形外科医生应用化学剥脱术的经验被公开。

此外，除了在化学剥脱术中经常使用的苯酚外，其他成分如三氯醋酸、水杨酸、乳酸和间苯二酚、巴豆油也在不断地探索和运用中。1945 年，Monash 运用稀释的三氯醋酸溶液来治疗痤疮瘢痕、传染性软疣、花斑癣和角化性湿疹。20 世纪 60 年代，Samuel Ayres 将 Monash 的实验与他自己的临床经验结合起来，认为三氯醋酸是一种腐蚀性更强的化学剥脱剂。与此同时，苯酚作为化学剥脱剂所带来的并发症如苯酚中毒、肾炎等也在不断地被报道。

1952 年，Mackee 报道了其使用了苯酚剥脱术 50 年的治疗经验。1986—1994 年，Brandy、Monheit、Coleman 等人在《皮肤病外科学》杂志上最早描述了三种中等深度的化学剥脱方法，化学剥脱术正式作为一种治疗方式进入临床。

在临床应用过程中不得不提到三种有名的化学剥脱剂的发展史：Jessner 溶液、Baker-Gordon 溶液以及 α- 羟基酸。

Jessner 溶液是一种经典的浅层化学剥脱剂，传统的 Jessner 溶液由 14% 间苯二酚、14% 水杨酸、14% 乳酸和适量乙醇（体系为 100 ml）组成，其经过不断发展、改良，现已用于治疗多种皮肤疾病。20 世纪 60 年代，纽约大学的 Max Jessner 使用 14% 水杨酸、乳酸和间苯二酚组合进行治疗。20 世纪 70 年代，全脸换肤技术得到了更多的应用和发展，不少皮肤科医生、整形外科医生和耳鼻喉科医生都在之前的基础上推广使用以及改良不同的化学换肤技术。1986 年，Harold Brody 和 Chenault Hailey 将两种制剂（固体二氧化碳和三氯醋酸）结合，并提出“中等深度换肤”。1989 年，Gary Monheit 采用了另一种中等深度换肤技术，首先使用间苯二酚、水杨酸和乳酸（Jessner 溶液），然后再使用三氯醋酸，这种联合方法与单独应用 Jessner 溶液相比，具有穿透更快、更均匀、更深的优点，这让 Jessner 溶液得到更为广泛的使用 [5]。此外，Larry Moy 医生采用 Jessner 溶液联合 70% 甘醇酸序贯处理皮肤，这使得甘醇酸的作用更均匀。

20 世纪 90 年代，已经有许多化学剥脱剂相关的专利产品通过制药公司上市。20世纪的后5年，Bruce Katz提出的氟羟基剥脱得到应用，他联合5-氟尿嘧啶与甘醇酸或Jessner溶液用于治疗光线性角化病。

在传统的Jessner溶液中，三种剥脱剂之间具有协同效应，有助于逆转衰老，改善皮肤光泽和肤质，并且间苯二酚还是一种皮肤增白剂，还可达到美白作用。但是，该制剂也有一定的不足，比如间苯二酚具有毒性，暴露于光和空气中不稳定，并且有些患者使用后有过度脱屑现象。因此，Bridenstine和Dolezal对该制剂进行了改良，使用柠檬酸代替间苯二酚，改良型Jessner溶液的配方为乳酸（17%）、水杨酸（17%）、柠檬酸（8%）和适量乙醇（体系为100 ml）。

经典的Baker-Gordon配方包含巴豆油3滴、88%苯酚3 ml、蒸馏水2 ml和六氯酚皂液8滴，属于深层化学剥脱剂。在20世纪50年代末和60年代初，受一名在洛杉矶工作的剥脱师和其剥脱剂配方的启发，外科医生Adolph Brown和其妻子Marthe Brown（一名皮肤科医生）对苯酚作为化学剥脱剂的作用及毒性进行了详细研究，并在1960年发表了使用苯酚进行化学剥脱的组织学改变、相关技术以及并发症的文章。Brown夫妇的专利上还记录了一种化学剥脱剂的配方，其中含有苯酚和巴豆油。无独有偶，1962年，西弗吉尼亚州的一名整形外科医生Clyde Litton使用一种能使面部年轻化的非皂化苯酚溶液配方，其主要成分是苯酚、巴豆油、甘油和蒸馏水。这两种配方与同时代经典的Baker-Gordon溶液有相似之处，即都含有一定量的苯酚和巴豆油。但当时其他整形外科医生从各位剥脱师的剥脱剂配方中推导后认为，这种化学剥脱方法的有效成分是苯酚而不是巴豆油。

在20世纪60年代早期，迈阿密整形外科医生Thomas Baker注意到一位业余剥脱师使用一种神秘的配方进行化学剥脱术，对皱纹的治疗产生了很好的效果。但当时的剥脱师只提供剥脱剂的基本成分而并未透露精确配方。直到1961年8月，Baker在医学杂志上首次发表了含有1.2%巴豆油和47.5%苯酚的配方。这种配方由3滴巴豆油、5 ml 88%苯酚、4 ml蒸馏水和5滴六氯酚皂液组成。其中，巴豆油是一种发泡剂，源自巴豆油植物的种子，可以促进苯酚的深层渗透和吸收；六氯酚是一种液体肥皂，它能增加表面张力，起到乳化剂和阻止苯酚渗透的作用，从而平衡苯酚和巴豆油的刺激和浸渍效果。一年后，在保持巴豆油的原始滴度不变的情况下，Baker和Gordon减少了苯酚和蒸馏水的用量，而巴豆油的浓度也因此增加到2.1%，经典的Baker-Gordon配方就此问世。在当时，这种Baker-Gordon配方与标准乳化剂六氯酚（Septisol）皂液均被皮肤科医生应用于化学剥脱术中。在1972年的一次整形外科学术会议上，Baker和Gordon展示了此种化学剥脱剂的良好效果。之后，Baker和Gordon根据Brown夫妇以及他们自己在1961年的研究经验基础上开发出了皂化配方。这种55%浓度的苯酚与巴豆油、水和六氯酚的混合配方至今仍被使用，常见的不良反应是瘢痕和脱屑。

有趣的是，在1996年，Hetter GP反驳了苯酚是Baker-Gordon溶液的主要活性成分的说法，并证明了巴豆油是其活性成分。随后，Hetter在2000年发表的4篇文章中，根据推导实验中巴豆油和苯酚的百分比公式，概述了其剥脱的基本原理。随后，其他人也证实了该种化学剥脱剂的作用深度与巴豆油浓度有关。

早在20世纪70年代末，Eugene Van Scott和R. J. Yu等人便进行了α-羟基酸的研究。20世纪80年代初，他们应用这些化学物质作为表皮剥脱剂的实验取得了初步成果，可改善皮肤角化过度。20世纪90年代，随着媒体的宣传，α-羟基酸被添加到剥脱剂谱中，这是化学剥脱历史上前所未有的事件。医生使用浓度较高的α-羟基酸进行剥脱治疗，美容师使用浓度较低的α-羟基酸进行剥脱来美化皮肤。

随后，经典的α-羟基酸甘醇酸剥脱剂被开发出来。甘醇酸的浓度越高，pH 值越低，剥脱强度越大，但仍停留在皮肤的表皮层。α- 羟基酸通常需要适当中和，以避免多余的酸灼伤皮肤。可以选用一些基本溶液进行中和，如铵盐、碳酸氢钠或氢氧化钠等。William Coleman 和 Josephine Futrell 将 α- 羟基酸与三氯醋酸的中等深度剥脱技术相结合，使得 α- 羟基酸的应用得到进一步扩展。同时期，Richard Glogau 对光老化做了更合理的分类，并对皮肤损伤深度做了更细致的阐述，使得化学剥脱技术层面上的精确度达到了历史新高。20 世纪 90 年代，有许多剥脱剂相关专利产品通过独立公司和主流制药公司双渠道来销售，这些剥脱剂由特定的酯和 α- 羟基酸组合而成，它们不仅是化学剥脱剂，同时也是防晒剂和美白剂。同期，水杨酸已经作为一种 β- 羟基酸被推广，在市场上具有一定的竞争力。

21 世纪，α- 羟基酸已成为皮肤科最受欢迎的化学剥脱剂之一，用于多种疾病的治疗，如痤疮、痤疮后瘢痕、黄褐斑、炎症后色素沉着、光老化和皮脂溢出等。常见的 α- 羟基酸从水果和牛奶等食物中提取，如苹果（苹果酸）、葡萄（酒石酸）、柠檬和橙子（柠檬酸）、甘蔗（甘醇酸）和牛奶（乳酸）。在较低的浓度下，α- 羟基酸会导致角质形成细胞黏附减少；在较高的浓度下，可以促进表皮松解。最常用的 α- 羟基酸是甘醇酸，其常用浓度在 20%～70%，pH 值在 1～3，此范围内的耐受性通常最佳。甘醇酸的剥脱深度取决于酸的浓度、涂抹次数和涂覆后停留时间，可根据患者的不同情况进行调整，临床多用于浅表至中等深度的剥脱。甘醇酸剥脱也经常与其他处理方法结合使用，以获得更好的治疗效果，如联合微针治疗痤疮瘢痕，可显著改善浅中度萎缩性厢车型瘢痕和滚轮型瘢痕。甘醇酸联合三氯醋酸治疗炎症后色素沉着和黄褐斑，与 5- 氟尿嘧啶联合用于治疗光线性角化病，能够有效提高疗效，缩短愈合时间。除了治疗皮肤病，甘醇酸也可应用于皮肤美容，有报道显示，甘醇酸联合蓝光（405～420 nm）和近红外光（850～890 nm），并每日使用维生素 C 霜，可缩小毛孔、减少皱纹以及提升皮肤亮度。

（二）化学剥脱术的现状

经过一个多世纪的发展，化学剥脱术的概念和技术已逐渐成熟和完善。如今化学剥脱术已经有了更广泛的含义。各种丰富的剥脱剂可以治疗多种皮肤疾病，如痤疮、玫瑰痤疮、黄褐斑、皮肤老化、毛周角化病等。

在寻常痤疮的治疗中，美国皮肤病学会将化学剥脱术归为痤疮 B 类推荐治疗（Ⅱ级证据）。常用的化学剥脱剂主要包括 α- 羟基酸、水杨酸及三氯醋酸等，但不同化学剥脱剂对痤疮的疗效差异尚无定论。目前，在寻常痤疮治疗中使用较多的是 α- 羟基酸和水杨酸。α- 羟基酸又被称为果酸，是一系列 α 位含有羟基的羧酸的统称，其结构简单、分子量小、水溶性好、无臭无毒，渗透性强，能透过角质层被皮肤吸收。研究发现，果酸既可以抑制痤疮丙酸杆菌生长，又可以减弱皮肤角质层的粘连性，纠正毛囊上皮角化异常，促进皮脂顺利排出，防止皮脂堆积，从而治疗痤疮。水杨酸是一种多功能天然活性成分，存在于多种植物中，水杨酸及其衍生物具有抗炎、抗菌、镇痛、调节角质、角质松解及剥脱等作用。在痤疮治疗上，水杨酸不仅具有角质剥脱、溶解粉刺的作用，还有抗炎的作用，对痤疮后色素沉着亦有淡化作用。

此外，有文献报道低浓度水杨酸可纠正角化异常，并可以帮助特应性皮炎患者修复皮肤屏障功能，还具有抗炎、止痛的功效，对玫瑰痤疮可能是一种合适的外用方法。既往研究还发现，水杨酸化学剥脱术用于治疗玫瑰痤疮可以减少炎症性皮损数目，减轻红斑程度。新型超分子水杨酸采用超分子化技术，将水杨酸活性成分稳定溶解于水中，同时具有缓释作用，一定程度上降低了对皮肤的刺激性，提高了局部使用的耐受性和安全性。

化学剥脱术还可应用于色素增加性皮肤病的治

疗，如黄褐斑、炎症后色素沉着等。主要作用机制为抗氧化作用和剥脱作用。化学剥脱剂可促进氧化性色素颗粒还原为颜色较浅的色素颗粒，同时下调黑素细胞的酪氨酸酶活性和黑色素含量，并通过剥脱作用加速表皮更替和使黑素颗粒脱落，从而达到治疗的效果。

化学剥脱术可作为黄褐斑治疗的二线选择，对难治性表皮型黄褐斑效果较好。常用剥脱剂包括甘醇酸、水杨酸、三氯醋酸、维A酸等。有研究证明，高浓度（92%，pH 0.5）乳酸、10%~50%杏仁酸和30%~70%甘醇酸均可有效改善黄褐斑；其中甘醇酸治疗时，50%及以上的浓度疗效更好。由于黄褐斑的发病机制复杂，治疗困难且容易复发，化学剥脱术常与药物、激光、强脉冲光、射频、微针等方式联合治疗。最经典的是将化学剥脱剂与一种或多种外用制剂联合，如氢醌、维A酸、壬二酸、曲酸等。化学剥脱剂可加速外用药物渗透，因此疗效更佳，而且能降低炎症后色素沉着的风险。同时，化学剥脱术常与Q开关Nd：YAG激光联合。Park等用甘醇酸（浓度35%，每2周1次，共3次）联合低能量Q开关Nd：YAG激光（每周1次，共6次）治疗混合型黄褐斑患者，疗效显著，作者分析是甘醇酸作用于表皮色素，而激光作用于真皮色素，故两者联合应用对混合型黄褐斑疗效较好，但应注意联合治疗的不良反应。

化学剥脱术主要是通过启动皮肤损伤修复的重建机能，使胶原蛋白、黏多糖合成增多，弹性纤维重新排列，真皮内乳头数量增加，使皮肤厚度增加，并变得紧实、有弹性，从而达到除皱和紧致的作用。此外，化学剥脱剂可通过调控相关信号通路来干预中波紫外线诱导的炎症反应，从而保护和治疗皮肤光老化。用于光老化的化学剥脱剂包括甘醇酸、三氯醋酸和苯酚（Baker-Gordon溶液）等。化学剥脱术也可联合红蓝光、强脉冲光、激光、微针、射频、中胚层疗法、注射治疗、手术治疗等方式共同改善皮肤光老化。有研究对比单独使用化学剥脱术和化学剥脱术（Jessner溶液联合35%三氯醋酸）联合肉毒毒素注射治疗皱纹，结果显示联合治疗可提高治疗效果，可能与肌肉松弛后紧绷的皮肤更能有效地进行胶原再生和重建有关。联合治疗时，需注意治疗间隔和相关的参数设置，避免发生严重不良反应。

化学剥脱术对色素型眶周色素沉着有治疗作用。常用药物有三氯醋酸，浓度多选用15%、25%、50%及75%。果酸也常用于治疗这类色素沉着。不良反应有炎症后色素沉着或色素减退、红斑、水肿、干燥和毛细血管扩张，但均较轻微并且持续时间短暂。

临床常采用三氯醋酸治疗睑黄瘤。涂抹三氯醋酸后致局部蛋白质凝固，形成痂壳，使皮损随痂壳脱落而不留瘢痕，美容效果佳，患者满意度高。一次治疗效果不满意，可重复进行，多数患者乐于接受。一次治愈率较低，仅为44%，多数患者需治疗2次，个别患者还需行第3次治疗。临床试验发现，复发者多数伴有高脂血症，部分为家族性。

果酸治疗毛周角化病操作方便，疗效显著且稳定，无明显不良反应。根据患者治疗的即刻反应不同，可采用不同浓度果酸叠加重复治疗皮损区域，可改善皮损，并有效避免传统治疗方案的不良反应，显著降低疾病复发率。由于毛周角化病本身的顽固性，果酸治疗不失为温和长期的治疗方案。30%超分子水杨酸联合2%超分子水杨酸治疗毛周角化病疗效好，不良反应轻微，患者可耐受，治疗有效率与果酸联合阿达帕林凝胶、果酸联合维A酸相当。但水杨酸治疗时不需中和，操作更简单便捷，患者舒适度更高。

化学剥脱术作为一项重要的治疗手段，在皮肤病治疗和医学美容中扮演着重要角色。随着医学技术的进步与发展，各种化学剥脱剂的临床应用范围不断拓宽，技术操作也越来越完善和规范。

（陈 瑾）

参考文献

[1] Ursin F, Steger F, Borelli C. Katharsis of the skin: peeling applications and agents of chemical peelings in Greek medical textbooks of Graeco-Roman antiquity. J Eur Acad Dermatol Venereol, 2018, 32(11): 2034–2040.

[2] Borelli C, Ursin F, Steger F. The rise of chemical peeling in 19th-century European dermatology: emergence of agents, formulations and treatments. J Eur Acad Dermatol Venereol, 2020, 34(9): 1890–1899.

[3] Brody HJ, Monheit GD, Resnik SS, et al. A history of chemical peeling. Dermatol Surg, 2000, 26(5): 405–409.

[4] Starkman Sidney J, Mangat Devinder S. Chemical peel (deep, medium, light). Facial Plast Surg Clin North Am, 2020, 28(1): 45–57.

[5] Monheit GD. The Jessner's-trichloroacetic acid peel. An enhanced medium-depth chemical peel. Dermatol Clin, 1995, 13(2): 277–283.

第2章 化学剥脱剂概述

一 化学剥脱剂的分类和评价

根据皮肤作用的深度，化学剥脱剂主要分为极浅层、浅层、中层和深层剥脱剂（表2–1）。剥脱剂的作用深度一方面取决于配方本身的浓度、配方中游离酸的含量、pH值和组成成分，另一方面也取决于解剖部位、表皮结构和角质层屏障的完整性、皮肤厚度及皮肤附属器的分布和密度，同时还需要充分考虑术前的准备、操作技巧、是否封包以及剥脱剂的作用时间、酸度系数（pKa）等多种影响因素。

大部分化学剥脱剂需要进行中和来结束剥脱剂的作用。常用的中和液包括水、碳酸氢钠、氢氧化钠或含铵盐的溶液。正确把握中和时间非常重要，酸作用时间越长，剥脱穿透的深度越深。中和得太早，酸的作用还没有完全产生，疗效会下降；但中和得太迟，各种不良反应发生的风险就会大大增加。不同剥脱剂需根据各自不同的终点反应决定中和时间，这些在应用前都要充分了解和掌握。

部分化学剥脱剂与皮肤组织作用会产生白霜反应，这是由于皮肤蛋白质凝固而使皮肤变白（表2–2）。它被广泛用于指导判断角质凝固和剥脱深度，但并不那么可靠。比如，三氯醋酸的化学剥脱就是一个动态变化的过程，其疗效和不良反应很大程度上取决于实施者根据白霜反应对剥脱深度的判断，依赖于实施者丰富的临床经验。其他剥脱剂使用的特点包括结晶形成、疼痛等，在使用剥脱剂前也要充分掌握。

表2–2　白霜反应形式

强度	剥脱深度	临床表现
Ⅰ度	浅层	斑点状的白霜，轻度红斑
Ⅱ度	中层	片状白霜，周围红斑
Ⅲ度	深层	成片白色霜状凝固反应，周围没有红斑

表2–1　化学剥脱剂的分类

分类	穿透深度	常用化学剥脱剂
极浅层	角质层至棘层，<100 μm	弱效α-羟基酸（20%～50%甘醇酸、乳酸、苹果酸、丙酮酸、酒石酸），10%～30%水杨酸，脂羟基酸，Jessner溶液，10%～20%三氯醋酸
浅层	表皮全层，>100 μm	α-羟基酸（40%～70%甘醇酸），Jessner溶液，间苯二酚，维A酸，30%～35%三氯醋酸，Unna糊剂
中层	真皮乳头层，450 μm	70%甘醇酸，35%～50%三氯醋酸，35%三氯醋酸+70%甘醇酸，35%三氯醋酸+Jessner溶液
深层	真皮网状层，600 μm	Baker-Gordon溶液，>50%三氯醋酸，苯酚

（一）α- 羟基酸

α- 羟基酸（alpha-hydroxy acid，AHA）是一组羟基链接于羰基团 α 位的羧基酸。它是自然存在的无毒物质和相关的化合物，因其大量存在于各种水果中，故被俗称为“果酸”。如甘醇酸在甘蔗中大量存在，苹果酸来源于苹果，酒石酸来源于葡萄，柠檬酸存在于柠檬和橘子，苦杏仁酸来源于苦杏仁，乳酸来源于酸奶等。AHA 在较低浓度时，可降低角质形成细胞间的黏附和连接；在较高浓度时，可以引起表皮松解。AHA 需要中和液中和，以结束其作用。以下详细介绍临床常用的甘醇酸和乳酸。

1. 甘醇酸　甘醇酸（glycolic acid，GA）是最常用的 AHA，它是所有 AHA 中分子量最小的酸，易透过表皮屏障。甘醇酸 pKa 值为 3.83，可溶于水。它可以通过乙二醇氧化微生物（如 Pichia naganishii AKU 4267 菌株或者 Rhodotorula sp. 3 Pr-126 菌株），进而在体外生产。甘醇酸有多种存在方式，包括以酯化、缓冲液、部分中和或自由酸溶液的形式，使用浓度在 20%～70%，对应的 pH 范围为 1～3。甘醇酸耐受性较好，随着甘醇酸浓度提高，pH 值降低，透皮吸收增加，剥脱效应增强。应当注意，当甘醇酸 pH 值低于 2 时，引起皮肤结痂和坏死的风险会增加；而 pH 值高于 2 时，这些不良反应的发生率大大减少。通常，凝胶状态的甘醇酸穿透更慢，更容易控制。2009 年，Fabbrocini 根据甘醇酸在皮肤中的作用深度不同，分为极浅层（浓度 30%～50%，作用 1～2 分钟）、浅层（浓度 50%～70%，作用 2～5 分钟）和中层（浓度 70%，作用 3～15 分钟）[1]。甘醇酸化学剥脱剂具有角质松解、抗炎和抗氧化的作用，一般从低浓度起始，需要多次治疗（4～8 次），间隔 2～4 周进行一次治疗。随着治疗次数增加，酸的浓度和作用时间可以根据患者耐受情况逐步增加。

甘醇酸剥脱作用温和，治疗时通常仅有轻微的红斑，后续脱屑等不良反应也较轻，还具有术后恢复快等优点，适合深肤色人群使用，是目前使用最广泛的一种化学剥脱剂。但仍要注意使用甘醇酸剥脱时可有刺痛感，并随着酸的浓度增高、pH 值降低，刺激性也会增加。

甘醇酸治疗过程中需中和，中和时间一般取决于皮肤的红斑反应。中和时间的把握对疗效和不良反应的发生具有重要意义，如果使用时间太长，也有出现皮肤渗出、结痂甚至坏死性溃疡的可能。此外，甘醇酸操作中如果涂抹不均匀，可能会导致疗效不确定，部分痤疮患者在治疗后存在痤疮暂时性加重的可能。

2. 乳酸　乳酸也是一种安全、易于获得的 AHA 类剥脱剂，主要来源于酸奶。有学者发现 92% 的乳酸可以安全有效地治疗黄褐斑[2]。但实际上，目前国内单独使用乳酸化学剥脱治疗皮肤疾病的报道不多。

（二）β- 羟基酸

β- 羟基酸（beta-hydroxy acid，BHA）是一种浅层剥脱剂，其羟基与脂肪族或脂环族 β 位碳原子相连，主要包括水杨酸（salicylic acid，SA）和 β- 脂羟基酸。由于水杨酸的羟基与苯环上的碳原子相连，故虽然它被描述为 β- 羟基酸，但仍存在争议。水杨酸的使用有悠久的历史，但传统的水杨酸剥脱制剂主要以乙醇为溶剂，将水杨酸配制成不同浓度的溶液应用于临床，故刺激性较大，皮肤耐受度较低，限制了其使用。

1. 水杨酸　水杨酸又称为邻羟基苯甲酸，是一种白色结晶体或者粉状物，存在于自然界的柳树皮、白珠树叶、甜桦树中。水杨酸不易溶于水，易溶于乙醇、乙醚、丙醇、松节油等有机溶剂中，其 pKa 值为 2.97。水杨酸可以破坏共价连接角质形成细胞角化包膜的细胞间脂质，松解角质层，激活基底层细胞，有轻度镇痛、抗菌、角质松解和抗炎作用[3]。水杨酸的使用浓度为 10%～30%，通常使用时间 3～5 分钟，但常在其发挥镇痛作用之前，先引起皮肤灼热、刺痛的感觉。随着乙醇基质挥发，会有白色沉淀析出，常常被误认为是白霜反应。需要注意水杨酸剥脱并不会引起白霜反应，由于析出的晶体不再具有渗透性，所以也不需要中和。也有 50% 水杨酸软膏，配方为 50% 水杨酸粉、16 滴甲基水杨酸盐和 112 g 羊毛脂。水杨酸剥脱更建议用于治疗粉刺、炎症性痤疮和油性皮肤，一般建议每隔 2～4 周使用一次。

水杨酸乙醇溶液有较强的刺激性，用于有些患者会造成灼伤反应，术后脱屑明显，某些区域过度渗透还会引起炎症后色素沉着。因此，引入了一种聚乙二醇（polyethylene glycol，PEG）基质，它可以使水杨酸释放更缓慢，同时有助于提高水杨酸在毛囊部位的渗透。通常，水杨酸 -PEG 剥脱剂在皮肤上停留 5 分钟，让其充分渗透入毛囊后，用水冲洗掉，因为 PEG 基质可能会阻塞毛孔。一项双侧面部的自身对照研究显示，30% 水杨酸 -PEG 对痤疮的疗效优于 30% 水杨酸乙醇溶液，且无明显不良反应[4]。

总体而言，水杨酸剥脱剂使用安全，尤其是改良基质后，适合深肤色人群使用。由于水杨酸在使用过程中会析出晶体，自限了它的作用，所以更易实现均匀的作用，操作更简单，不需要中和。水杨酸对痤疮有较好的疗效，但对光老化的治疗作用较弱。值得注意的是，部分患者可能对水杨酸过敏，会引起荨麻疹和血管性水肿。如果水杨酸剥脱剂需要大范围使用，还要注意药物的系统吸收，可能会引起头痛、眩晕、耳鸣、视听力减退甚至精神错乱等水杨酸中毒反应。此外，水杨酸和乙酰水杨酸存在交叉过敏。

2. β- 脂羟基酸 β- 脂羟基酸或 C8- 脂羟基酸（也称为辣椒水杨酸、2- 羟基 -5- 八氯苯甲酸或 β- 脂质羟基酸）是一种水杨酸亲脂衍生物[5]。它由一个 8 碳烷脂肪链组成，该链附着在苯环的第五碳上。脂羟基酸靶向角质桥粒的蛋白结构，从而分解角质细胞。亲脂性的提高意味着相比水杨酸，β- 脂羟基酸在表皮和毛囊皮脂腺单元有更强的靶向机制和角质松解效应[6]。β- 脂羟基酸也有抗菌、抗炎和抗粉刺形成的作用，其使用浓度为 5%～10%，不需要中和。

（三）扁桃酸和水杨酸的复合配方

这种将 AHA 和 BHA 结合的复合酸配方中，扁桃酸是分子量最大的 AHA，表皮穿透速度慢但均匀，因此是一种适合敏感性皮肤选用的剥脱剂。水杨酸透皮吸收快，有抗炎作用，可以降低炎症后色素沉着产生的风险。因此，这种复合酸应用于深肤色人种更安全。有研究显示，相比甘醇酸，水杨酸和扁桃酸的复合酸能更有效地治疗痤疮和痤疮后色素沉着，而且不良反应更少[7]。

（四）Jessner 溶液

Jessner 溶液配方中含有 14% 间苯二酚、14% 水杨酸和 14% 乳酸，加乙醇至 100 ml。配方中的三种成分都有各自的作用：水杨酸可去除表皮细胞角化包膜上共价连接的细胞间脂质，同时提高其他成分的穿透性；间苯二酚在结构和化学性质上都和苯酚类似，能破坏角质间微弱的氢键；乳酸可使角质形成细胞松解并脱落。由于配方中的间苯二酚具有一定的毒性，遇光和空气具有不稳定性，需要在棕色瓶中避光保存。此外，间苯二酚有引起接触过敏的风险，与氢醌也存在发生交叉过敏的风险。因此，Bridenstine 和 Dolezal 医生改良了 Jessner 溶液，将水杨酸和乳酸的浓度提高至 17%，并用 17% 柠檬酸替换了间苯二酚。

Jessner 溶液一般需要涂抹 2～3 遍直至出现红斑或细小、片状的白霜反应。在治疗过程中，患者会有刺痛的感觉。它不需要中和，可作为其他剥脱剂（如三氯醋酸）使用前的一种预处理剥脱剂，以增强皮肤的渗透性。

Jessner 溶液整体安全性高，适合深肤色人群，而且疗效确切，术后停工期很短，恢复快。但由于 Jessner 溶液是一种复合配方，配制方法的差异会导致产品疗效的不稳定，在某些患者会出现剥脱作用增强或不均匀的情况。

（五）丙酮酸

丙酮酸（pyruvic acid，PA）也被称为乙酰甲酸，不同于 AHA，PA 在羧基的位置有一个羰基，兼具酸和酮的特性。PA 是一种强效的化学剥脱剂，并有抗菌活性。其 pKa 值为 2.39，可溶于水和乙醇，并可被生理性地转化为乳酸。它通过剥脱角质层和分离真表皮，从而减少表皮厚度，还能刺激真皮乳头层胶原和弹力纤维的增生及糖蛋白的沉积[8]。PA 的使用浓度为 40% ~ 60%，作用强度取决于它的浓度、溶剂、治疗时间和次数，可用于深肤色人群。PA 在治疗中会引起强烈的疼痛感，而且有强烈刺鼻和刺激感。使用 PA 后需要进行中和。Berardesca 医生对 PA 进行了改良，在 5 ml 60% 丙酮酸乙醇溶液中加入 8 滴乳化剂（如聚乙烯桂冠醚）和 1 滴克罗托油，更有利于它的均匀渗透，使其应用时没有明显的红斑反应，患者治疗时耐受性增强[4]，对光老化皮肤、浅表瘢痕和黄褐斑有良好的治疗效果。

（六）间苯二酚

间苯二酚是一种苯酚的衍生物，也是氢醌的异构体，其结构和化学性质都与苯酚类似。其 pKa 值为 9.32，可溶于水、醚和乙醇。间苯二酚具有角质松解和抗菌活性[9]。其使用浓度为 10% ~ 50%，会引起白霜反应。改良的 Unna 糊剂配方为间苯二酚 40 g、氧化锌 10 g、西沙白土 20 g、苯甲酸 28 g。间苯二酚可用于治疗痤疮、痤疮瘢痕、炎症后色素沉着和黄褐斑等。副作用包括过敏和刺激性皮炎，长期使用可能引起甲状腺功能损伤、黏液性水肿和高铁血红蛋白血症等。

间苯二酚使用简单，易于均匀涂抹和渗透，治疗过程中的灼热和刺痛反应非常轻微。但间苯二酚有一定毒性，并且治疗后的脱屑反应常常让人难以接受，还可引起光敏感、脱色反应等，不适用于深肤色患者。

（七）三氯醋酸

三氯醋酸（trichloroacetic acid，TCA）是一种无色晶体，高度溶解于水，即使 90% 浓度的 TCA 溶液也没有结晶。其 pKa 值为 0.26，常以一定浓度溶解于蒸馏水中。目前普遍接受的标准配制方法是按质量体积比配制，比如要配制 30% TCA 溶液，则取 30 g TCA 加蒸馏水至 100 ml，以确保使用浓度的准确性。其他配制方法还包括按质量分数配制，用于配制软膏或霜，但浓度不一定准确。也有将现有一定浓度 TCA 稀释至较低浓度，但这种配制方法可能使 TCA 最终的浓度升高，从而增加并发症的风险，所以不推荐使用。

TCA 可凝固表皮蛋白并破坏真皮上层结构，从而达到剥脱作用。剥脱深度与溶液的浓度直接相关。TCA 治疗过程中需要仔细评估终点反应，以避免过度治疗。浓度为 10% ~ 30% 时，TCA 是一种浅层剥脱剂，引起一级白霜反应；30% ~ 50% 浓度的 TCA 是一种中层剥脱剂，引起二级白霜反应；而当浓度超过 50% 时，为深层剥脱剂，引起三级白霜反应。TCA 的剥脱深度不仅与溶液浓度相关，还与作用时间相关。值得注意的是，一旦 TCA 凝固了一定数量的蛋白质，就会自我中和，不需要使用中和液，因此需要重复涂抹以实现更深层次的剥脱。需要结合患者的皮肤状态来判断作用深度，所以使用 TCA 进行化学剥脱非常依赖操作者的经验。高浓度 TCA 常常作为局部使用，比如用牙签头点涂的方式使用 70% ~ 100%TCA 来局部治疗萎缩性瘢痕和异色性瘢痕。

TCA 溶液便宜，易于配制和保存。与 Baker 苯酚溶液不同，TCA 没有系统毒性，不会引起过敏反应。有经验的操作者可以根据白霜反应来及时掌握剥脱深度，使其使用起来安全有效。但 TCA 使用过程中有明显的刺痛感，而且浓度高于 40% 时，穿透深度不容易把握，可能引起炎症后色素沉着和瘢痕，在深肤色人群中使用要谨慎。

降低 TCA 浓度可降低产生瘢痕的风险，但为了提高低浓度 TCA 的穿透性和疗效，常常将它与其他治疗方法联合。常用的联合治疗包括 CO_2 激光联合 35% TCA（Brody 剥脱法）、Jessner 溶液联合 35% TCA（Monheit 剥脱法）、70% 甘醇酸联合 35% TCA（Coleman 剥脱法）。其中，Monheit 剥脱法应用最广，35% TCA 与 Jessner 溶液经典配方混合使穿透更均匀，而且每种酸的浓度更低、更安全，相较于同浓度的单一酸疗效更好 [4]。这种溶液治疗面部和颈部老化主要包含四步法 [9]：①先用乙醇洁面；②使用丙酮去除皮脂；③使用 Jessner 溶液浅层剥脱，以提高 TCA 的作用深度和作用的均匀性；④纱布片浸透 TCA 溶液，然后拧至不滴水状态，用这样的纱布片涂抹 TCA 剥脱剂。可以反复涂抹直至出现合适的终点反应。治疗中度皱纹的终点反应是出现均匀的白霜，治疗浅表皱纹的终点反应是表皮白霜伴淡粉色斑片。

（八）Obagiblue 剥脱剂

Zein E. Obagi 医生配制了一种封包系统以控制 TCA 的剥脱深度，已被广泛采用，称为 Obagiblue 剥脱剂。这种剥脱剂含有一种去离子化染料、甘油、皂苷以及一定量 30% 浓度的 TCA，最终形成 15% ~ 20% 浓度的 TCA 蓝色剥脱剂溶液。这种蓝色剥脱剂涂抹更均匀，而其中的皂苷作为一种乳化剂成分，可形成一种更均质的 TCA 油水混合体系，使渗透更缓慢、更均匀。

（九）苯酚

苯酚也被称为石碳酸或羟基苯，是一种芳香类碳氢化合物，其 pKa 值为 9.99。它主要来自煤焦油，纯状态下以透明晶体形式存在。苯酚的作用深度取决于它的浓度，当浓度超过 80% 时，可迅速引起不可逆转的变性和表皮角质及蛋白质的凝固，这一作用会形成屏障，阻止剥脱剂再进入真皮深层。相反，当稀释苯酚至 50% 时，它就成了角质松解剂，破坏角质细胞间的紧密连接而促使苯酚进一步穿透至真皮层，引起更大的破坏和系统吸收。

20 世纪 60 年代，随着 Baker-Gordon 溶液的发明，苯酚剥脱剂迅速风靡。Baker-Gordon 配方即含有 88% 苯酚 [10]。对于 Baker-Gordon 溶液原始的配方，人们开始时认为苯酚是其中的活性剥脱成分。2000 年，Hetter 医生发表一系列文章分析 Baker-Gordon 苯酚剥脱，明确证实了其中的巴豆油是更关键的剥脱剂，而不是苯酚。他认为配方中 2.1% 浓度的巴豆油是产生“全或无”深层剥脱效应，导致致密白霜反应和色素减退的原因。同时，他发表了五种易于实现的苯酚配方。基于这一新的认识，操作者不仅可以通过改变剥脱剂的用药步骤方式来调整剥脱深度，还可以通过改变配方中巴豆油的浓度，来调节治疗区域的剥脱深度。这使得操作者更易于灵活掌握皮肤的剥脱深度（表 2–3）。Stone 医生进一步改良了剥脱方法，特别指出涂抹的次数是决定穿透深度的主要因素。他指出使用标准的棉球涂抹，提高涂抹次数，用力并摩擦，酸的用量与皮肤的接触时间等都是影响剥脱深度的因素。此外，他发现白霜反应并不是最可靠的判断方法，需要根据不同部位皮肤的厚度、皱纹的严重程度来决定具体的操作方法 [11]。

还有其他一些深层剥脱剂的配方，包括不同浓度的苯酚和其他成分混合，如巴豆油、水、蒸馏水、六氯酚、橄榄油和甘油。这些剥脱剂配方包括 Litton、Brown 和 Venner-kellson 配方，苯酚浓度为 45% ~ 80%，巴豆油浓度为 0.16% ~ 2.05%。当然，并不是所有的配方中都含有六氯酚。一些配方中含有橄榄油或芝麻油，尽管油在配方中的作用至今还未阐明，但根据使用经验，似乎含油的苯酚溶液以一种更慢、更可控的方式渗透入皮肤。到目前为

表 2-3 Hetter 的 Heresy 苯酚配方[12-15]

配方名称	使用部位	药物配比	最终浓度
极浅层剥脱	眼睑和颈部	3 ml 上述混合物再加入 2 ml 88% 苯酚、5 ml 水	27.5% 苯酚，0.105% 巴豆油
浅中层剥脱	通常全面部使用	1 ml 88% 苯酚，6 ml 水，1 滴巴豆油	33% 苯酚
中深层剥脱	禁用于颞、眼睑、耳前区域或颈部	2 ml 88% 苯酚，6 ml 水，16 滴六氯酚，2 滴巴豆油	33% 苯酚，0.7% 巴豆油
深层剥脱	禁用于颞、眼睑、耳前区域或颈部	4 ml 88% 苯酚，6 ml 水，16 滴六氯酚，3 滴巴豆油	33% 苯酚，1.1% 巴豆油
极深层剥脱 Baker-Gordon 配方	禁用于颞、眼睑、耳前区域或颈部	3 ml 88% 苯酚，2 ml 水，8 滴六氯酚，3 滴巴豆油	50% 苯酚，2.1% 巴豆油

止，对苯酚各种不同的配方还没有临床或者组织学的研究加以比较。

苯酚化学剥脱非常疼痛，常需要使用麻醉药甚至深度麻醉。在深肤色人种中使用时有引起严重炎症后色素沉着的风险。苯酚对心肌具有毒性作用，亲脂性的苯酚可迅速被皮肤吸收而进入血液循环。随着剥脱剂浓度升高，毒性也进一步增强。严重的不良反应包括诱发心律失常、心力衰竭、肾衰竭和肝毒性。在接受全面部苯酚剥脱术中，有 23% 的患者在 30 分钟之内会发生心律失常，因此必须同时有心电监护并建立静脉通路。苯酚是一种深层剥脱剂，使用起来有难度，目前多被相应的激光治疗所取代。

（十）维 A 酸类药物

维 A 酸类药物可用于浅表剥脱。通过降低角质形成细胞间凝聚力，刺激表皮细胞更新，促进角质形成细胞脱落，还可以抑制黑色素生成，促进胶原蛋白增生，减轻毛囊角化，改善皮肤肤质。维 A 酸剥脱可以单独使用，但更多是作为强化剥脱使用，在使用甘醇酸、水杨酸等剥脱治疗后，再使用维 A 酸，可以促进角质脱落，强化治疗效果。维 A 酸剥脱不需要中和剂中和，治疗后 4 ~ 8 小时用水清洗即可。

（十一）酶类

虽然大多数化学剥脱剂是酸，但是蛋白水解酶也有角质剥脱作用，常用于浅层剥脱。常用的酶类包括蛋白酶（来自菠萝）、乳糖（来自酸奶）、木瓜蛋白酶（来自木瓜）、胃蛋白酶、南瓜、西红柿和蘑菇提取物。应用于皮肤时，酶类通常需要水来活化，可以通过用蘸水的指尖局部涂抹，联合蒸汽热喷或用湿热纱布涂抹。治疗时，患者通常感觉温暖舒适，而非酸治疗时的烧灼、刺痛感。一般治疗后 2 ~ 10 分钟用清水清除。

（十二）其他新型化学剥脱剂

1. 植酸 植酸是一种 AHA，有效 pH 值低，不需要中和。这种剥脱剂是以一种非激进方式逐步发挥作用，所以没有其他 AHA 那种典型的刺痛感。通常植酸在面部可保留整个晚上，而不像甘醇酸需要立即中和。植酸可以每周使用一次，如果需要更强的累积效果，也可以每周使用两次。植酸用于亮肤一般需要 5 ~ 6 次治疗，也是治疗黄褐斑一种非常安全有效的剥脱剂。

2. 氨基水果酸 这种剥脱剂是强效的抗氧化剂，可以有效抗老化及对抗光老化色斑。在浅肤色人群的研究中发现，氨基水果酸和甘醇酸一样有效，而且耐受性更好。

二 化学剥脱剂的保管和储存

AHA 和 BHA 等化学剥脱剂结构和性质稳定，只要在干燥、常温和不暴晒的环境中储存即可。

部分化学剥脱剂（如间苯二酚）有还原性，暴露于光和空气中易于氧化，需要密闭和避光保存。Jessner 溶液这种琥珀色的溶液需要在棕色瓶中避光保存以免被光氧化。TCA 溶液清澈无色，无光敏感，性质稳定，可保存至少 2 年，但由于 TCA 具有高度吸湿性，其晶体必须密闭保存，以免潮化。

化学剥脱剂是一种特殊的药物，有些具有毒性（如间苯二酚、苯酚），中层和深层剥脱剂都有较强的腐蚀性，因此必须在有资质的医疗机构保管使用，不能让患者带回家使用。化学剥脱剂应有批准文号，在医疗机构需设专柜保存，专人管理，在有效期内使用，并做好药品使用登记。

（严淑贤）

参考文献

[1] Khunger N. Step by Step Chemical Peels. New Delhi: Jaypee, 2014.

[2] Fabbrocini G, De Padova MP, Tosti A. Chemical peels: what's new and what isn't new but still works well. Facial Plast Surg, 2009, 25(5): 329–336.

[3] Sharquie KE, Al-Tikreety MM, Al-Mashhadani SA. Lactic acid as a new therapeutic peeling agent in melasma. Dermatol Surg, 2005, 31(2): 149–154.

[4] Zakopoulou N, Kontochristopoulos G. Superficial chemical peels. J Cosmet Dermatol, 2006, 5(3): 246–253.

[5] Dainichi T, Ueda S, Imayama S, et al. Excellent clinical results with a new preparation for chemical peeling in acne: 30% salicylic acid in polyethylene glycol vehicle. Dermatol Surg, 2008, 34(7): 891–899.

[6] Oresajo C, Yatskayer M, Hansenne I, et al. Clinical tolerance and efficacy of capryloyl salicylic acid (C8–LHA) peel compared to a glycolic acid peel in subjects with fine lines and wrinkles. J Cosmet Dermatol, 2008, 7(4): 259–262.

[7] Rendon MI, Berson DS, Cohen JL, et al. Evidence and considerations in the application of chemical peels in skin disorders and aesthetic resurfacing. J Clin Aesthet Dermatol, 2010, 3(7): 32–43.

[8] Garg VK, Sinha S, Sarkar R. Glycolic acid peels versus salicylic-mandelicacid peels in active acne vulgaris and post-acne scarring and hyperpigmentation: a comparative study. Dermatol Surg, 2009, 35(1): 59-65.

[9] Rohrich RJ, Herbig KS. The role of modified Jessner's solution with 35% trichloroacetic acid peel. Plast Reconstr Surg, 2009, 124(3): 965–966.

[10] Matarasso SL, Glogau RG. Chemical face peels. Dermatol Clin, 1991(1), 9: 131–150.

[11] Stone PA, Lefer LG. Modified phenol chemical face peels: recognizing the role of application technique. Clin Plast Surg, 2001, 28(1): 13–36.

[12] Hetter GP. An examination of the phenol-croton oil peel: Part Ⅰ. Dissecting the formula. Plast Reconstr Surg, 2000, 105(1): 227–239; discussion 249–251.

[13] Hetter GP. An examination of the phenol-croton oil peel: Part Ⅱ. The lay peelers and their croton oil formulas. Plast Reconstr Surg, 2000, 105(1): 240–248; discussion 249–251.

[14] Hetter GP. An examination of the phenol-croton oil peel: Part Ⅲ. The plastic surgeons' role. Plast Reconstr Surg, 2000, 105(2): 752–763.

[15] Hetter GP. An examination of the phenol-croton oil peel: Part Ⅳ. Face peel results with different concentrations of phenol and croton oil. Plast Reconstr Surg, 2000, 105(3): 1061–1083; discussion 1084–1087.

第 3 章 化学剥脱术对皮肤的作用

一 皮肤的结构和生理功能

化学剥脱通过多种生物作用启动皮肤的再生机制，达到皮肤外观的改善。其效果不仅取决于化学剥脱剂的类型和操作方式，也与被治疗者本身的皮肤基本状态有关。化学剥脱对皮肤的再生作用是通过损伤诱导的，因此，我们在了解皮肤结构和生理功能的同时，对表皮屏障再生和真皮伤口愈合的基本原理和机制也应有所了解。

（一）皮肤的基本结构

皮肤由外向内主要由三层结构组成：表皮、真皮和皮下组织（图 3–1）。皮肤附属器如毛囊、皮

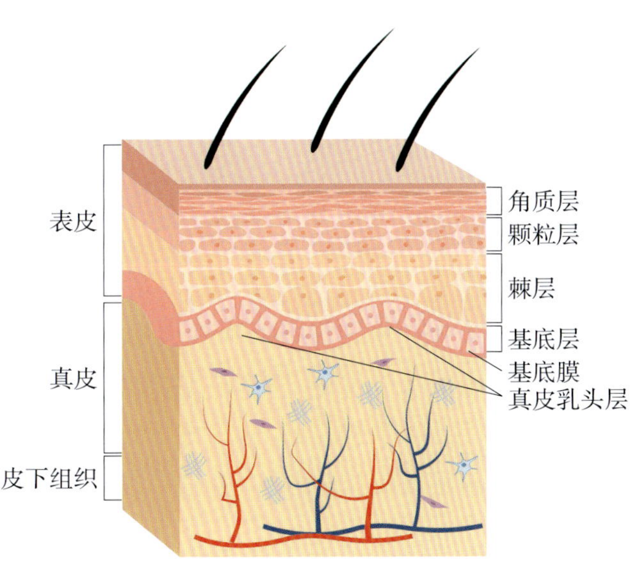

图 3-1　皮肤结构示意图

脂腺和汗腺起源于表皮基底层，但位于真皮深处。真皮由中胚层起源的结缔组织组成，它的基本结构由纤维、基质和细胞成分组成。血管、淋巴管和神经末梢也是真皮的重要组成部分。表皮与真皮之间由基底膜带相连接。皮下组织内有疏松的结缔组织，它的主要功能是缓冲抵抗外来的冲击。皮肤借皮下组织与深部附着，并受真皮纤维束牵引，形成致密的皮沟。

1. 表皮的结构　表皮起源于外胚层，在组织上属于复层鳞状上皮，其主要由角质形成细胞、黑素细胞、朗格汉斯细胞和梅克尔细胞等构成。从外到内依次为：角质层、透明层、颗粒层、棘层、基底层。角质形成细胞之间及角质形成细胞与下层结构之间存在一些连接结构。

（1）基底层：基底层由单层立方形或圆柱状角质形成细胞排列组成。细胞胞质呈嗜碱性，胞核卵圆形，核仁明显，核分裂象较常见。其借助半桥粒与基底膜带相附着。位于基底层的黑素细胞起源于外胚层，占基底层细胞总数的 10%。每个黑素细胞通过树枝状突起与 10 ~ 36 个角质形成细胞接触，并为其提供黑色素，形成一个表皮黑色素单元。黑素细胞以这种方式保护皮肤免受紫外线辐射。半桥粒将基底细胞锚定在基底层，与真皮接触，因此也与血管系统（真皮 - 皮外膜连接区）接触。基底层细胞中分布有朗格汉斯细胞和梅克尔细胞。

（2）棘层：棘层位于基底层上方，由 4 ~ 8 层

多角形扁平细胞构成，细胞轮廓较为扁平。这些细胞表面有很多小的突起，相邻细胞的突起互相连接，形成桥粒。棘层细胞的合成速率增加，导致细胞质体积和细胞器增加，部分细胞中有角质小体，能将脂质前体输送到角质形成细胞间隙。棘层也分布有具有免疫活性的朗格汉斯细胞，它们和黑素细胞一样，也具有树枝样突起，能够快速接触表皮内的任何外来物质。郎格汉斯细胞能捕获外来物质，并将其以加工过的肽片段形式呈现在细胞表面，其主要功能是免疫识别和抗原提呈。

（3）颗粒层：颗粒层内角质形成细胞的代谢活性特别高，凝固的细胞核进一步退化，呈明显的扁平状，细胞内泡状脂质（层状小体）增多。在颗粒层，它们被运送到质膜，形成不被膜包裹的角质透明颗粒，颗粒层因此而得名。颗粒层的细胞长轴与皮面平行，细胞核和细胞器溶解，胞质中可见大量形态不规则的透明角质颗粒，其主要成分包括前丝聚合蛋白、角蛋白和兜甲蛋白等。

（4）透明层：透明层位于颗粒层与角质层之间，仅见于掌跖等部位，由 2～3 层较为扁平的细胞构成。细胞界线不清，易被伊红染色，光镜下胞质呈均质状并有强折光性。

（5）角质层：角质层位于表皮最上层，由 5～20 层已经死亡的扁平细胞构成，在掌跖部位可厚达 40～50 层，细胞正常结构消失。细胞内聚力主要是由角质层桥粒保证的，在到达最外层的角质层之前，这些桥粒会被蛋白水解酶降解，这样才能出现角质脱落。角质层主要由末期细胞组成，并形成一种特殊的保护壳（角质化的包膜），这使它们成为几乎不透水的结构。这一结构加强了角质层的封闭作用，其是通过细胞间脂质基质的形成而实现的。细胞间脂质基质由特殊的蛋白质和脂质组成，是层状小体的修饰成分，并在角质层和颗粒层之间进行胞外分泌。同时皮下释放的酶催化细胞外神经酰胺的形成，神经酰胺与胆固醇和游离脂肪酸一起形成长链的脂质薄片[1]。通过与脂质和角化膜直接连接，这些片层将角化细胞嵌入半透明的脂质基质中。这就产生了一个紧密的扩散屏障，为身体提供了防止脱水的作用，并能够抵抗各种外部环境包括化学品的危害。这意味着角质层功能不仅涉及角质层细胞本身，还延伸到整个细胞外[2]。

（6）桥粒：桥粒是角质形成细胞连接的主要结构，由相邻的细胞膜发生卵圆形致密增厚而共同构成。桥粒由两类蛋白质构成：一类是跨膜蛋白，位于桥粒芯，主要由桥粒芯糖蛋白和桥粒芯胶蛋白构成；另一类为胞质内的桥粒斑蛋白，是盘状附着板的组成部分，主要成分为桥粒斑蛋白和桥粒斑珠蛋白。桥粒本身即具有很强的抗牵张力，加上相邻细胞间由张力细丝构成的连续结构网，使得细胞间连接更为牢固。在角质形成细胞的分化过程中，桥粒可以分离，也可重新形成，使表皮细胞上移至角质层并规律地脱落。桥粒结构的破坏可引起角质形成细胞之间相互分离，临床上形成表皮内水疱或大疱[3]。

2. 表皮与真皮间的结构

（1）半桥粒：半桥粒是基底层细胞与下方基底膜带之间的主要连接结构，系由角质形成细胞真皮侧胞膜的不规则突起与基底膜带相互嵌合而成，其结构与半个桥粒类似。电镜下可见半桥粒内侧部分为高密度附着斑，基底层细胞的角蛋白张力丝附着在其上。胞膜外侧部分为基底层下致密斑，与中央胞膜构成夹心结构。

（2）基底膜带：基底膜带位于表皮与真皮之间，皮肤附属器与真皮之间、血管周围也存在基底膜带。其由胞膜层、透明层、致密层和致密下层 4 层结构组成。

1）胞膜层：为基底层细胞真皮侧胞膜，厚 8 nm，在基底膜带中发挥“铆钉”样的连接作用。

2）透明层：厚 35～40 nm，电子密度较低，主要成分是板层素及其异构体，组成了细胞外基质和锚丝。

3）致密层：厚 35～45 nm，主要成分是Ⅳ型胶原，是基底膜带的重要支持结构。

4）致密下层：也称网状层，与真皮之间互相移行，无明显界线。其将致密层和下方真皮连接起来，维持表皮与下方结缔组织之间的连接。

这 4 层基底膜带结构通过各种机制有机结合在一起，除了使真皮与表皮紧密连接外，还具有渗透和屏障等作用。表皮无血管分布，血液中的营养物质就是通过基底膜带才得以进入表皮，而表皮代谢产物也是通过基底膜带方可进入真皮。

3. 真皮的结构 真皮由中胚层分化而来，分为浅层的乳头层和深层的网状层，两者之间并无明显界线。它主要是弹性结缔组织，由细胞成分（成纤维细胞、纤维细胞等）和细胞外基质组成。除了结构性的胶原蛋白和弹性蛋白等，细胞外基质也含有糖蛋白和多糖等物质。成纤维细胞是真皮的特征细胞，负责胶原纤维、弹力纤维和细胞外基质的合成。它们对皮肤的结构以及合成胶原蛋白和弹性蛋白的前体至关重要，这些前体被释放到细胞外基质中。成纤维细胞也分泌酶，负责真皮结构的构建和降解（如基质金属蛋白酶）。真皮也有少量组织细胞、肥大细胞和淋巴细胞。真皮的其他组成部分包括毛细血管以及与之相关的静脉和动脉系统、淋巴管、感觉细胞和神经细胞。

真皮内的纤维成分主要是由胶原纤维、网状纤维和弹力纤维组成。胶原纤维由胶原原纤维组成，在真皮中的含量最为丰富，尤其在真皮中下部可见几乎与皮肤表面平行的粗大的胶原纤维束。它韧性大、抗拉力强，但缺乏弹性。网状纤维主要分布在乳头层及皮肤附属器、血管和神经周围，以Ⅲ型纤维为主。弹力纤维具有较强的弹性，但仅占真皮总体积的 2%～4%。

乳头层是由胶原纤维（Ⅰ型和Ⅱ型）和弹性纤维组成的精细网络，周围有丰富的基质。营养物质和代谢产物与无血管表皮的交换通过真皮 - 表皮连接处发生。网状层由网状纤维和粗束的波状突起的Ⅰ型胶原纤维组成。深部血管丛、神经和基质也在这里。

4. 皮下组织的结构 皮下组织位于真皮下方，其下与肌膜等组织相连，由疏松结缔组织及脂肪小叶组成，又称皮下脂肪层。皮下组织含有血管、淋巴管、神经、小汗腺和顶泌汗腺等。皮下脂肪可作为能量储备、提供隔热和缓冲外界压力。脂肪的基本分布取决于年龄、性别和某种程度上个人的营养状况。从美学角度来说，皮下组织还具有赋予区域体积和建立轮廓等功能。

5. 皮肤附属器结构 皮肤附属器包括毛发、皮脂腺、汗腺和甲，都由外胚层分化而来。多数位于真皮层或皮下组织。

（二）皮肤的生理功能

皮肤最大的功能是维持体内的内环境温度，这包括屏障、吸收、感觉、分泌和排泄、体温调节、物质代谢、免疫等多种功能。本章主要就与化学剥脱较为相关的屏障功能和吸收功能作较为详细的阐述。

1. 皮肤屏障功能 狭义上的皮肤屏障功能通常是指皮肤的物理性屏障结构，即角质层细胞的完整性等。广义的屏障功能包括物理性、色素性、神经性和免疫性屏障作用。完整皮肤屏障与皮肤中的相关酶活性有关。这种酶活性是 pH 依赖性的，比如表皮脂质水解酶（β- 葡萄糖脑苷酶和酸性鞘磷脂酶）的 pH 值约为 5.0，而磷脂酶 A1、A2 和丝氨酸蛋白酶的 pH 值均在 7.0 以上。所有这些酶对表皮屏障都有重要作用，它们的生理活性受到上述表皮 pH 值梯度和颗粒层 - 角质层界面的酸性膜隔层的调节，对角质层 pH 值梯度的影响改变了这些酶的活性，进而影响整个表皮的结构和功能[4]。同时我们要知道，对于化学剥脱术来说，不论多么浅层的化学剥脱操作，都会对皮肤表层的角质层结构、脂质膜成分、微生态状态产生影响，从而导致皮肤屏障功能的暂时性破坏[5]，也正是这种适度的破坏，为后期的皮肤重建和新生提供了可能。

2. 皮肤吸收功能 经皮吸收是皮肤外用药物治疗的理论基础，主要是通过角质层、毛囊、皮脂腺、汗腺的吸收完成。皮肤的吸收能力受到皮肤结构和部位、角质层的水合程度、被吸收物质的理化性质、外界环境因素和皮肤基本状态的影响[6]。因此，我们在进行化学剥脱术前后进行充分的皮肤水合治疗（比如涂抹易吸收的精华等），可以增加皮肤的吸收能力，部分增加疗效；但是我们也要明确所采用的剥脱剂的理化性质，比如水杨酸、苯酚等存在全身吸收，导致系统副作用的可能。另外，如果皮肤屏障功能本身已经存在缺陷的亚健康皮肤状态，对剥脱剂的吸收能力与正常皮肤也是不同的。

3. 皮肤损伤和再生功能 皮肤损伤会引起愈合过程，目的是使皮肤恢复到原来的状态，受损的和功能损伤的结构被破坏并被完整的结构取代，这种再生可以改善皮肤的临床外观。因此，对表皮和（或）真皮组织的适度损伤是皮肤美容医学主要的治疗策略。

根据化学剥脱术涉及的两种愈合机制，我们将其划分为表皮再生和真皮创面愈合。但这两种机制并非完全独立，而是互相影响的。

（1）表皮再生：表皮受到损伤后，基底层细胞有丝分裂和合成的速率增加，调节了角质形成细胞从基底层向上分化的周期，促进了表皮全层细胞的更新，导致已经成熟的角质层脱落。从而当新生细胞达到一定数量时，表皮就表现出紧凑、光滑，皮肤屏障功能完好的状态。

（2）真皮创面愈合：一般来说，皮肤的伤口愈合可分为三个连续的阶段：第一阶段，炎症阶段（<1 周）；第二阶段，修复阶段（1 至数周）；第三阶段，重塑阶段（数月）[7]。

炎症阶段的持续时间取决于已经发生的破坏程度以及个人因素。真皮组织受到足够广泛的损伤后，首先出现炎症反应（炎症期），这一时期炎症介质（细胞因子、趋化因子、前列腺素等）导致巨噬细胞、白细胞和成纤维细胞聚集，血管周围细胞浸润，血管反应性扩张；神经末梢变得敏感，这可能导致皮肤疼痛和过敏（瘙痒）的敏感性短暂增加。

在随后的修复阶段，基质金属蛋白酶和巨噬细胞参与真皮修复，启动重新上皮化。真皮结缔组织的重塑期可长达数月。炎症期聚集的成纤维细胞负责细胞外基质成分的重新合成。随后，嵌在水结合基质中的胶原和弹性蛋白重新组合成稳定而有弹性的纤维网络。面部皮肤的完全更新可能需要几天到几周的时间，这取决于损伤的程度和面积。

在真皮严重损伤的病例中，伤口的愈合过程最后可能导致瘢痕、色素沉着等长期改变。与皮脂腺较少的区域相比，具有高密度皮脂腺的区域能更快速、更彻底地再生。中、深层剥脱会损伤表皮和真皮结构，剥脱后的临床症状与创面愈合的三个阶段涉及类似的分子机制。如何有效和快速地再上皮化是完全愈合的先决条件。皮肤愈合的生理过程提示我们：剥脱深度不宜超过毛囊的深度，术后注意控制过度炎症反应，可以减少剥脱术后的副作用。

二 化学剥脱术的作用机制

化学剥脱术主要是利用不同的化学物质作用在皮肤，通过不同程度地损伤表皮和（或）真皮，刺激新生组织，改变皮肤结构，治疗某些皮肤疾病（如毛周角化病、日光性皮肤病等），从而达到皮肤外观的整体美学改善。

剥脱能达到皮肤的层次以及皮肤结构如何受到影响，在很大程度上取决于剥脱活性物质的化学性质和剥脱的方法。因此，具备剥脱化学物质的基本化学和生化反应知识对于充分理解这种治疗方式及其适应证至关重要。同时需要认识到，剥脱前后的辅助性治疗，包括使用相应的处方药物、医学护肤品以及患者生活习惯的科普教育，对于化学剥脱的最终疗效都很重要。本部分首先介绍化学剥脱所涉及的基本作用机制，接着就不同化学剥脱剂的作用机制进行深入讨论。

由于化学物质的作用机制多出于对化学物质作用特性的理解和临床现象的分析，部分缺乏强有力的试验数据证明，应被视为经验性理论描述和分析。根据化学剥脱的层次，我们通常将其大致分为对表皮的影响和对真皮的影响，但大多数情况下，这两种作用在个体案例中很难区分。一般来说，临床上根据化学剥脱可以达到不同的深度，我们将其分为浅层剥脱、中层剥脱和深层剥脱 [8]。①浅层剥脱：局限于表皮层；②中层剥脱：深入真皮乳头，能够实现真皮重塑；③深层剥脱：深入网状真皮，能够实现广泛持久的真皮重塑。

化学剥脱的美容效果主要取决于剥脱穿透的深度以及随后的皮肤再生过程。剥脱层次越深，对皮肤重建新生作用就越明显，但同时也意味着更大的临床反应和副作用。而化学剥脱的深度，取决于化学剥脱剂的化学特性、配方的组成、涂抹方法和患者的皮肤类型。除了家用的低浓度酸类护肤品，原则上，任何化学剥脱术都应该在医生指导下进行，以达到最大疗效，避免不可控的副作用。

同时，我们需要注意在临床实践中，所谓的可以达到不同的深度等级并不是能精准划分和把握的。某些情况下，我们也会根据皮肤反应将其区分为有霜剥脱和无霜剥脱 [9]。无霜剥脱在剥脱过程中一般不会出现白色的结霜反应。一般作用层次在基底层以上，主要用于表皮再生的表面剥脱。而作用层次深入真皮乳头的剥脱被认为是中层剥脱。此外，某些剥脱剂（三氯醋酸、苯酚等）可能会渗透到皮肤深层，起到深层剥脱作用，从而能够实现皮肤重塑和长期的临床效果，这取决于具体的配方和使用的技术。使用时要谨慎，因为发生并发症的风险很高，如瘢痕或色素沉着。

鉴于每一种剥脱剂都作用于表皮层，针对皮肤中层或深层剥脱的配方也可以用于浅层剥脱的治疗，但需要操作者对于所采用的化学剥脱剂的作用机制非常熟悉并具有良好的操控能力。而浅层剥脱剂仅可以在有限的范围内影响皮肤中层或深层。皮肤重建年轻化的两个关键步骤是表皮的剥脱和再生，以及真皮的从头合成，特别是细胞外基质的重建。

（一）化学剥脱剂对表皮的作用机制

具有表面效应的化学剥脱剂（如 α- 氨基酸、丙酮酸、水杨酸等）可以导致皮肤表面 pH 值降低，从而改变角质层的生理 pH 梯度；影响表皮细胞酶活性，修饰表皮层部分蛋白；使细胞间内聚力减小，导致角质松解，增加角质层新陈代谢；导致皮肤屏障的轻度损伤。这些都可以解释浅层剥脱处理后临床上表现出来的剥离效应。如果采用三氯醋酸等可用于深层剥脱的化学物质，还可以导致表皮的蛋白质变性。

同时，化学剥脱后随之而来的表皮修复过程导致角质形成细胞的增殖和分化增加，促进皮肤屏障功能的修复。一旦再生完成，表皮就显示出健康的功能和致密的角质层，色度均匀，质地光滑，具有新生的皮肤状态，显示出其“美容”的效果。多种病理学研究证实 [10-11]，虽然表皮剥脱后角质层在层次厚度上变得更“薄”，但由于它的优化再生，角质层也变得更紧凑。在理想情况下，这不仅恢复了屏障的完整性，而且优化和加强了屏障的完整性。所以，一味强调和过度考虑剥脱类治疗对皮肤屏障的损伤，而不从整体去权衡它对于皮肤屏障修复的利弊，是不可取的。

在表皮的老化征象中，表皮的去角质和再生作用的治疗效果是明确的。经过规律性的定期轻度剥脱治疗，老化征象会得到明显的改善。此外，表皮角质的剥脱作用可以促进表皮角质化异常的暂时正常化，同时可能调节角质形成细胞的角化功能，适用于过度角质化引起的皮肤疾病（如鱼鳞病等）的持续性治疗，有利于从症状上控制此类疾病的进一步发展，从外观上改善角化过度性疾病。

不论是为了促进皮肤 pH 值的恢复，还是加强术后皮肤屏障的修复，即使是采用浅层剥脱，治疗前后都应该辅助应用局部药物。这样做是为了优化生理酶活性和为表皮快速有效的再生提供更好的条件。

（二）化学剥脱剂对真皮的作用机制

化学剥脱对于真皮的效应一般见于中、深层剥脱，属于侵入性的医疗干预。一般来说，中、深层剥脱剂被认为会导致在处理范围内的所有细胞外和细胞结构的变性。在这个过程中，蛋白质变性，其结构被完全破坏，在某些情况下会引起皮肤真表皮细胞坏死。一些物质（间苯二酚和苯酚）直接破坏细胞膜，并通过破坏选择性渗透膜而导致细胞死亡。不同于浅层剥脱的主要作用在皮肤表面，中、深层剥脱可能使皮肤全层被完全破坏，这些破坏性的效应可能一直延伸到真皮网状层，引发创面级联愈合，伴随炎症反应，导致真皮结缔组织重组。化学剥脱重建真皮组织的结构，可以治疗老年相关的真皮改变，如弹性纤维变性，也可以治疗一些凹陷性瘢痕。

伤口愈合研究认为，真皮再生修复过程中，基质金属蛋白酶家族的表达启动受损组织的分解，而活化的成纤维细胞确保细胞外基质成分的合成，甚至在结缔组织合成之前，再生上皮化就开始了，预计将持续几天；而胶原新生完成可能经过数个月。新生的真皮内胶原纤维和弹性纤维的数量增加，真皮结构的改善也导致功能的修复，真皮结合水的能力得到改善，从而表皮也更致密、光滑。真皮剥脱后的再生往往从毛囊向外发生，因此，我们要明白化学剥脱层次上不能超过网状层，并且在皮肤附属器较少的位置更需要特殊护理。

在涉及真皮损伤的中、深层剥脱治疗前后，辅助性药物的使用要比浅层剥脱更为重要。专业的术前和术后用药指导决定了治疗是否会导致炎症后色素沉着，甚至瘢痕。

（三）不同化学剥脱剂的作用机制

1. α-羟基酸与丙酮酸 α-羟基酸（AHA）最初是从水果中分离出来的酸类物质，也被称为果酸，包括甘醇酸、乳酸、柠檬酸等。丙酮酸（PA）是细胞天然有氧和无氧代谢的常见中间产物。

AHA 常用浓度是 20%～70%，主要作用机制是调节表皮的 pH 梯度，降低角质形成细胞间的凝聚力[12]，诱导角质形成细胞增殖，促进表皮结构正常化，刺激表皮脱落和促进表皮再生。临床上可观察到浅层角质层剥落和致密新生的表皮。机制研究证实，长期使用 AHA 可以刺激表皮中间糖胺聚糖和真皮乳头胶原的合成[13]。此外，小鼠模型研究发现，AHA 诱导角质形成细胞释放浓度依赖性的白细胞介素 1α（interleukin 1α，IL-1α），而 IL-1α 能促进成纤维细胞中基质金属蛋白酶 -1 的合成，诱导Ⅰ型胶原和Ⅲ型胶原增生，引起皮肤基质的初始降解和随后的再生。柠檬酸可以增加半胱氨酸蛋白酶 -8 的产生，激活细胞的死亡受体或通过角质形成细胞中线粒体途径诱导细胞凋亡，增加皮肤的更新率。这些改变都可能促使果酸治疗后皮肤结构的正常优化，从而达到皮肤外观趋于健康化，达到美学改善的目的。

PA 剥脱的效果类似于 AHA 剥脱，但较之更容易穿透表皮屏障。一项豚鼠模型研究发现，PA 可以导致浅层角质层脱落，表皮厚度减少，真皮表皮分离，真皮乳头层中的胶原蛋白、弹性纤维以及糖蛋白持续增加。

2. 水杨酸 水杨酸（SA）是一种浅层剥脱剂，可促进角质剥离和调节角质层角化作用，同时也可以抑菌和杀菌。SA 作为阿司匹林的代谢物，具有抗炎作用。通过反复的 SA 剥脱，紫外线诱导的小鼠肿瘤得到抑制[14-15]。与 AHA 和 PA 不同的是，SA 不仅可以通过改变表皮 pH 值引起表皮剥脱，而且它本身具有导致蛋白质变性的特性，使细胞间黏附成分消融，减小角质细胞之间的附着力[16]。此外，SA 配方的有效性不仅取决于产品的配方，也取决于被剥脱区域的水化程度。在化学剥脱中，SA 的浓度在 10% ~ 30%。在较低的浓度下，该物质主要具有抗菌作用和促进角化的特性。超分子 SA 被认为是一种改良的 SA，在低 pH 值环境下减少了 SA 治疗的刺激性。部分研究证明它具有抗氧化的特性和对酪氨酸酶表达的抑制作用，从而可用于色素性皮肤病的治疗。

值得注意的是，SA 具有亲脂性，易吸收，如果长期大面积使用后会出现 SA 中毒，特别是在屏障损伤的皮肤病变区域。

3. 三氯醋酸 三氯醋酸（TCA）与果酸类剥脱剂的作用机制完全不同，它主要基于其凝结蛋白质的能力。根据其浓度的不同，TCA 溶液同样适用于浅层和中层剥脱。TCA 治疗后，表皮明显棘皮化，角质形成细胞变平，外观更规则、更紧密。颗粒细胞变大，并且透明质酸颗粒的含量变大和变密。棘细胞大小增加，形状变得更均匀，表皮细胞内黑色素的数量明显减少；真皮内 Ⅰ 型胶原和 Ⅲ 型胶原蛋白含量显著增加，成纤维细胞的数量和大小增加，活性增加。

在为数不多的机制研究中，TCA 可以导致整个表皮完全坏死，诱导细胞增殖，糖胺聚糖显著增高。在进行 TCA 剥脱后，某些生长因子和细胞因子包括血小板衍生生长因子、血管内皮生长因子、转化生长因子、IL-1 和 IL-10 等，可以参与到伤口愈合过程中，并且有文献提出皮肤应激反应系统的参与可能是 TCA 剥脱作用机制之一[17]。和其他的中、深层剥脱术一样，需要考虑 TCA 可能会导致炎症后过度色素沉着和瘢痕形成的潜在风险。因此，在治疗皮脂腺分布比较少的身体部位时，一般的治疗浓度在 10% ~ 20%。

4. 苯酚和间苯二酚 亲脂性苯酚容易穿透表皮，并迅速通过皮肤被吸收。苯酚使皮肤中的蛋白质变性和酶失活，同时也增加了细胞膜的通透性，从而导致细胞死亡。适当浓度的苯酚溶液能迅速渗透到真皮的网状层，诱导致密的真皮新生凝固带生成，并可以持续 16 周左右，直到新生弹性纤维代替变性的弹性纤维，因此非常适合深层剥脱，用于治疗皮肤的深度老化（光老化）、严重痤疮瘢痕和皮肤癌前病变。在老鼠模型中，苯酚所产生的炎症可以达到皮下脂肪层，2 周后可以看到胶原纤维和弹性纤维的新生，并可持续 2 ~ 4 周[18]。此外，苯酚还可用于治疗 Bowen 病（一种原位皮肤鳞状细胞癌）[19]。

间苯二酚会导致角蛋白氢键的破坏，细胞膜坏死并具有杀菌作用。间苯二酚常以低浓度添加于化学溶剂中（如 Jessner 溶液），诱导表皮脱落，具有抗炎作用，可用于痤疮、色素性疾病等的治疗。使用间苯二酚几小时后，伴随着血管舒张，颗粒细胞层有丝分裂增加，1 周后，基底细胞层有丝分裂增加，成纤维细胞增殖，血管舒张，形成增厚的真皮带。

（简　丹）

参考文献

[1] Moore DJ, Rawlings AV. The chemistry, function and (patho)physiology of stratum corneum barrier ceramides. Int J Cosmet Sci, 2017, 39(4): 366–372.

[2] Lee T, Friedman A. Skin barrier health: regulation and repair of the stratum corneum and the role of over-the-counter skin care. J Drugs Dermatol, 2016, 15(9): 1047–1051.

[3] Kasperkiewicz M, Ellebrecht CT, Takahashi H, et al. Pemphigus. Nat Rev Dis Primers, 2017, 3: 17026.

[4] Proksch E. PH in nature, humans and skin. J Dermatol, 2018, 45(9): 1044–1052.

[5] Al-Talib H, Al-Khateeb A, Hameed A, et al. Efficacy and safety of superficial chemical peeling in treatment of active acne vulgaris. An Bras Dermatol, 2017, 92(2): 212–216.

[6] Li BS, Cary JH, Maibach HI. Stratum corneum substantivity: drug development implications. Arch Dermatol Res, 2018, 310(7): 537–549.

[7] Gonzalez Ana Cristina de Oliveira, Costa TF, Andrade Zilton de Araújo, et al. Wound healing – A literature review. An Bras Dermatol, 2016, 91(5): 614–620.

[8] Starkman SJ, Mangat DS. Chemical peel (deep, medium, light). Facial Plast Surg Clin N Am, 2020, 28(1): 45–57.

[9] Pathak A, Mohan R, Rohrich RJ. Chemical peels: role of chemical peels in facial rejuvenation today. Plast Reconstr Surg, 2020, 145(1): 58e–66e.

[10] Dainichi T, Ueda S, Furue M, et al. By the grace of peeling: the brace function of the stratum corneum in the protection from photo-induced keratinocyte carcinogenesis. Arch Dermatol Res, 2008, 300 Suppl 1: S31–38.

[11] Cameli N, Mariano M, Ardigò M, et al. Comparative instrumental evaluation of efficacy and safety between a binary and a ternary system in chemexfoliation. J Cosmet Dermatol, 2018, 17(5): 788–796.

[12] Tang SC, Yang JH. Dual effects of alpha-hydroxy acids on the skin. Molecules, 2018, 23(4): 863.

[13] Yamamoto Y, Uede K, Yonei N, et al. Effects of alpha-hydroxy acids on the human skin of Japanese subjects: the rationale for chemical peeling. J Dermatol, 2006, 33(1): 16–22.

[14] Dainichi T, Ueda S, Isoda M, et al. Chemical peeling with salicylic acid in polyethylene glycol vehicle suppresses skin tumour development in hairless mice. Br J Dermatol, 2003, 148(5): 906–912.

[15] Dainichi T, Amano S, Matsunaga Y, et al. Chemical peeling by SA-PEG remodels photo-damaged skin: suppressing p53 expression and normalizing keratinocyte differentiation. J Invest Dermatol, 2006, 126(2): 416–421.

[16] Azza Mahfouz Abdel Meguid, Dalia Abd Elaziz Ahmed Attallah, Omar H. Trichloroacetic acid versus salicylic acid in the treatment of acne vulgaris in dark-skinned patients. Dermatol Surg, 2015, 41(12): 1398–1404.

[17] Kimura A, Kanazawa N, Li HJ, et al. Influence of chemical peeling on the skin stress response system. Exp Dermatol, 2012, 21 Suppl 1: 8–10.

[18] Han SH, Kim HJ, Kim SY, et al. Skin rejuvenating effects of chemical peeling: a study in photoaged hairless mice. Int J Dermatol, 2011, 50(9): 1075–1082.

[19] Kaminaka C, Yamamoto Y, Yonei N, et al. Phenol peels as a novel therapeutic approach for actinic keratosis and Bowen disease: prospective pilot trial with assessment of clinical, histologic, and immunohistochemical correlations. J Am Acad Dermatol, 2009, 60(4): 615–625.

插图来源

图 3–1 由四川大学华西医院齐锦心医师提供。

第 4 章 化学剥脱术的适应证与禁忌证

一 化学剥脱术的适应证

目前，化学剥脱术已成为一种快速、安全、有效的美容治疗手段，在皮肤科特别是皮肤美容领域得到了广泛应用，成为热门的皮肤美容项目。除了用于皮肤美容外，化学剥脱术还能治疗一些皮肤疾病。化学剥脱术主要应用于以下治疗领域：轻、中度痤疮的辅助治疗；轻度萎缩性瘢痕，例如痤疮瘢痕、外伤性瘢痕和手术后瘢痕；色素性疾病，如雀斑、黄褐斑和炎症后色素沉着等；自然老化和光老化，如改善细纹、浅层和中等深层的皱纹，实现面部年轻化的治疗效果；表皮增生性疾病，如脂溢性角化病、毛周角化病等[1]。具体介绍如下。

1. 痤疮 目前，国内临床化学剥脱术最常用于轻、中度痤疮的辅助治疗，改善痤疮后的色素沉着和浅层痤疮瘢痕。治疗痤疮最常用的化学剥脱剂包括 α- 羟基酸、水杨酸、三氯醋酸和 Jessner 溶液等[2]。不同化学剥脱剂对痤疮的疗效差异尚无定论。Jessner 溶液治疗痤疮的疗效与 70% α- 羟基酸疗效相当，亦有研究报道水杨酸联合杏仁酸治疗痤疮的疗效优于 35% α- 羟基酸[3]。

2. 瘢痕 治疗瘢痕最常用的化学剥脱剂是 35% ~ 70% α- 羟基酸和 35% ~ 100% 三氯醋酸。根据患者具体情况，可单独使用或联合其他化学剥脱剂（如 Jessner 溶液）使用。低浓度三氯醋酸可用于治疗萎缩性或波浪状瘢痕，而 100% 三氯醋酸对难治性冰锥样瘢痕有一定治疗效果[4]。化学剥脱联合磨削术治疗外伤性瘢痕疗效显著，手术深度可控，出血少，术后疼痛轻，局部和系统并发症少，疗效持久。

3. 色素异常性疾病 适用的色素异常性疾病包括黄褐斑、炎症后色素沉着等。化学剥脱术常用于治疗表皮型或混合型黄褐斑。然而，化学剥脱术治疗混合型黄褐斑有一定的概率导致增生性瘢痕或永久性色素脱失，这一点也是治疗前需要认真评估患者黄褐斑类型的重要原因。对此，建议化学剥脱术仅作为黄褐斑治疗的二线选择，在难治性黄褐斑中限制使用，在深色肤色人群中应谨慎使用[5]。国内有报道使用 20% α- 羟基酸治疗外伤后色素沉着，α- 羟基酸联合 CO_2 点阵激光治疗光老化、术后色素沉着，结果显示此类治疗可安全有效地改善皮肤色泽和减轻色素沉着[6]。

4. 皮肤老化 皮肤老化是一个较为宽泛的概念，主要包括自然老化和光老化。自然老化不必赘言，光老化一般指皮肤长期受到紫外线辐射引起的皮肤受损。化学剥脱剂主要是通过增加黏多糖和胶原蛋白含量，以及重构弹性纤维改善老化的皮肤[7]。对于轻度的光老化，浅层化学剥脱术就能达到较好的治疗效果；对于皮肤纹理的异常改变，如细小皱纹，中层剥脱是有效的；但对于重度皱纹，需要进行深层化学剥脱术才能获得满意疗效，有效去除光损伤导致的物理改变，刺激真皮胶原形成，达到改善皮肤纹理、光泽和肤色的效果。中、深层剥脱对于面部年轻化尤其有效[8]。

5. 其他 苯酚溶液对白癜风色素恢复有一定疗效，并且能诱导斑秃患者毛发重新生长[9]。70% α-羟基酸可用于改善指甲的干燥、粗糙、变色和角化过度。国内有学者使用α-羟基酸治疗皮肤淀粉样变和毛周角化症也取得了良好的疗效[10-11]。

二 化学剥脱术的禁忌证

像认识化学剥脱术的适应证一样，认识它的绝对和相对禁忌证同样非常重要。了解患者的治疗需求，有助于帮助患者选择最合适的治疗方式。在接受治疗前，患者也应该对化学剥脱术的禁忌证有一定的了解，医生有责任解释清楚化学剥脱治疗的局限性，将患者的期望值调整到适当的程度。通常经过适当的治疗前宣教，可以使患者具有现实的治疗期望，能够减少发生不满意的可能性。此外，术后应避免阳光照射或采取遮阳措施。阳光暴露会增加色素变化的风险，从而影响化学剥脱治疗的效果。

对于急性皮肤感染，在治疗前应准确诊断并着手进行适当治疗，感染消退后方可实施剥脱术。单纯疱疹在成年人中比较常见，有活动性病变的患者应该先行抗病毒治疗。有效的抗病毒治疗使得单纯疱疹病毒感染史不再是化学剥脱治疗的绝对禁忌证。不过，如预期施行剥脱术，应在治疗前直到表皮再生完成的期间内，采取预防措施以防止单纯疱疹等病毒感染的复发。如患者同时有经培养确诊的细菌、病毒或真菌感染，只有在感染完全控制后方可进行剥脱术治疗。具体的绝对和相对禁忌证[1, 13]如下：

1. 绝对禁忌证

（1）发热。

（2）妊娠或哺乳期。

（3）对化学剥脱剂中的配方成分过敏。

（4）治疗区域皮肤有开放性伤口。

（5）治疗区域皮肤在6个月内进行过外科手术。

（6）存在一些基础疾病并在治疗期间控制欠佳，比如冠心病、高血压、2型糖尿病、系统性红斑狼疮活动期、癫痫和肝肾功能不全等。

（7）对化学剥脱术抱有不切实际的过高诉求的患者。

（8）有精神障碍的患者。

2. 相对禁忌证

（1）活动性病毒感染，如唇周出现单纯疱疹不能行化学剥脱治疗。但术前行抗病毒预防性治疗的患者可以考虑化学剥脱。

（2）口服维A酸药物治疗期间。

（3）由于户外工作和生活方式导致皮肤晒伤或暴露于紫外线。

（4）面部湿疹/特应性皮炎不适宜使用果酸/复合酸/三氯醋酸/水杨酸。

（5）有色素减退病史不适宜使用苯酚。

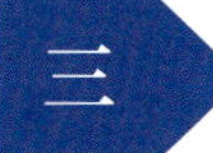

三 常用化学剥脱剂的适应证与禁忌证

（一）α-羟基酸

1. 适应证 α-羟基酸是一种重要的化学剥脱剂，常用于痤疮、光老化、玫瑰痤疮、黄褐斑等的治疗。此外，它还可以用于一些角化过度性皮肤病的治疗，如鱼鳞病、干皮病等。α-羟基酸被广泛用于治疗表皮和真皮乳头层病变，可改善皮肤亮度、皮肤色素沉着、细小浅层皱纹和皮肤纹理等。其使用浓度从20%至70%不等，取决于具体治疗所要获得的效果。

2. 禁忌证 接触性皮炎、妊娠以及对乙二醇酸盐过敏的患者禁忌使用α-羟基酸。此外，α-羟基酸可以增加皮肤对紫外线的敏感性，在治疗前后尤其应当注意防晒。

（二）水杨酸

水杨酸具有较好的脂溶性和角质溶解作用，20% ~ 30% 水杨酸可用于浅层化学剥脱。早期研究表明，水杨酸适用于深肤色患者，但尚缺乏前瞻性对照研究结果。目前国内主要使用的是以泊洛沙姆作为增溶剂的乳剂型水杨酸，其外涂于皮肤后即刻浓度为 5% ~ 8%，在保持稀释的状态下，水杨酸释放逐渐加速，浓度可逐渐升至 30% 左右[7]。

1. 适应证　水杨酸的有效性已经在多项研究中得到了验证。20 世纪 90 年代中期，水杨酸被引入化学剥脱术领域。其常见的适应证包括寻常痤疮、玫瑰痤疮、黄褐斑、炎症后色素沉着、雀斑、轻度至中度光损伤和皮肤纹理增粗等。

2. 禁忌证　一般来说，水杨酸在化学剥脱治疗中的禁忌证很少。所有皮肤类型（Fitzpatrick 分型中的Ⅰ ~ Ⅵ型）和不同种族族人群对水杨酸都有很好的耐受性。一般禁忌证包括对水杨酸盐过敏、患者的治疗期望过高、治疗部位存在急性炎症、患者处于妊娠状态等情况。

（三）丙酮酸

丙酮酸是一种羧酸，在脂肪族碳原子的位置有酮基。由于它的低 pKa 值和小分子结构，它能够迅速和深入地穿透皮肤，被认为是一种有效的化学剥脱剂。丙酮酸具有角质溶解、抗菌的特性，并能促进胶原和弹性纤维的形成。其使用浓度一般在 40% ~ 70%。

1. 适应证　常见的适应证包括活动性痤疮特别是油性皮肤，轻微的痤疮瘢痕，扁平疣，轻度至中度光老化，以丘疹、脓疱为主要表现的玫瑰痤疮，黄褐斑等。

2. 禁忌证　对于有复发性单纯疱疹病毒感染史、存在自身免疫性皮肤病、妊娠、瘢痕疙瘩和增生性瘢痕等患者，避免使用丙酮酸。

（四）三氯醋酸

1. 适应证　三氯醋酸的化学剥脱深度与制剂浓度和涂抹层数有很大关系，如 10% 浓度的三氯醋酸外涂一次只作用于角质层，10% ~ 30% 浓度的三氯醋酸为浅层剥脱，35% ~ 40% 的浓度可用于中层剥脱，而 40% 以上的浓度可剥脱至深层。因此，使用三氯醋酸作为剥脱剂有广泛的应用价值，具体的适应证取决于所使用的药物浓度。三氯醋酸可用于治疗各类增生性疾病、光老化等情况。

在确定使用三氯醋酸作为剥脱剂时，最重要的原则是准确评估治疗的条件和作用深度。如表皮型黄褐斑和脂溢性角化，很容易用化学剥脱处理，只需要表面剥脱剂。而更深层的病变情况，如混合型黄褐斑和严重皱纹，治疗可能是困难的。一般来说，高浓度的三氯醋酸穿透能力更强，能产生更彻底和更持久的治疗效果。但值得注意的是，多次浅层化学剥脱不等于单一中、深层化学剥脱的功效，并不是所有的情况都需要用更深层次的化学剥脱来治疗，必须考虑到正在治疗的是哪种类型的疾病，最重要的是要考虑到患者对化学剥脱治疗的目标和耐受度如何。对于增生性疾病，如日光性角化或脂溢性角化，在充分评估患者皮肤的各项指标后，可以使用浓度为 25% ~ 35% 的三氯醋酸。使用三氯醋酸通常可以有效治疗轻度至中度光老化，多次重复的浅层剥脱就可以实现满意的疗效。但中层化学剥脱可能会产生更多的炎症，从而导致色素沉着的进一步加重。因此，在治疗中最好先用多个浅层化学剥脱剂与漂白剂结合，然后再尝试进行中、深层次的剥脱。使用高浓度（如 65% ~ 100%）三氯醋酸治疗痤疮瘢痕已被证明是一种有效的治疗方式。

2. 禁忌证　禁忌证包括对三氯醋酸过敏、妊娠等。由于三氯醋酸使蛋白质沉淀后产生“白霜”，故常被作为治疗的终点反应。但对于 Fitzpatrick 皮肤分型中的Ⅳ ~ Ⅵ型皮肤，若见白霜形成，则意味着术后可能出现色素异常，需要警惕。

（五）Jessner 溶液

1. 适应证 Jessner 溶液被用于治疗表皮过度角化病变已有 100 多年的历史。使用 Jessner 溶液的治疗方案通常会导致到真皮乳头层水平的化学损伤，已广泛用于治疗痤疮、黄褐斑、炎症后色素沉着、雀斑和光损伤等疾病。有研究显示，改良的 Jessner 溶液与三氯醋酸结合，在对 Fitzpatrick 皮肤分型中Ⅲ和Ⅳ型的黄褐斑女性治疗中，使黄褐斑面积和严重程度指数（melasma area and severity index，MASI）评分降低了 70% 以上，并且之后发生炎症后色素沉着的概率变小。Jessner 溶液与 5% 5- 氟尿嘧啶溶液结合，至少清除了 80% 的日光性角化病病变，并且全面部肤质得到了改善。

2. 禁忌证 由于可能会引起过敏性接触性皮炎、刺激性接触性皮炎和皮肤变色等副作用，因此对 Jessner 溶液成分过敏的患者避免使用。其他禁忌证包括妊娠、治疗部位存在感染等。

四 化学剥脱术的注意事项

1. 化学剥脱治疗需谨慎操作，在治疗前提前涂抹凡士林保护好眼、鼻、口等薄嫩处皮肤，药液切勿接触眼、鼻、唇部。一旦不慎将药液渗入黏膜，应立即用大量生理盐水冲洗。很多时候，化学灼伤往往发生于发际线后、外耳道皮肤、下巴等药液重力流淌区域，建议在治疗结束后，立即用配置的中和溶液冲洗治疗皮肤和周边区域，以减轻药液的剥脱作用。

2. 当大面积长时间使用某些制剂例如苯酚封包治疗，药物成分可被吸收入血。苯酚有细胞毒性，对心、肝、肾功能会有影响。建议分次治疗大面积皮损，每次剥脱不宜超过全身面积的 25%。治疗后需嘱咐患者 24 小时内定时勤饮水和排尿。

3. 剥脱术后建议使用 pH 值弱酸性、含有氨基酸的温和清洁剂来清洁面部。不建议使用含皂基或者月桂硫酸盐的清洁剂，因为过强的清洁剂会破坏皮肤屏障，升高的 pH 值会丧失对皮肤微生物的抑制作用，引起皮肤感染和持续炎症。

4. 剥脱术后应注意做好防晒，使用帽子、墨镜、口罩等物理遮挡阳光的方式比防晒霜更佳。

5. 剥脱术完成后，可酌情选择保湿剂，避免使用动物油、植物油等致粉刺的配方成分。

（王兴旺　杨慧兰）

参考文献

[1] 中华医学会皮肤性病学分会皮肤激光医疗美容学组，中华医学会皮肤激光技术应用研究中心，中国医师协会美容与整形医师分会激光亚专委会，等．化学剥脱术临床应用专家共识．实用皮肤病学杂志，2019，12（5）：257-262.

[2] 刘建盟，杨智．化学剥脱在痤疮治疗中的应用．皮肤病与性病，2019，02：185-189.

[3] Handog EB, Datuin Ms, Singzon IA. Chemical peels for acne and scars in Asians: evidence based review. J Cutan Aesthet Surg, 2012, 5(4): 239-246.

[4] 陈小玫，李咏．化学换肤在皮肤科的应用．皮肤病与性病，2016，38（3）：173-176.

[5] Rivas S, Pandya AG. Treatment of melasma with typical agents, peels and lasers: an evidence-based review. Am J clin Dermatol, 2013, 14(5): 359-376.

[6] 孟慧敏，李利．果酸的作用机制及临床应用．皮肤病与性病，2014，36（6）：155-157.

[7] 李晓雪，高星雅，蒋献，等．化学剥脱术在损容性

皮肤病及面部年轻化中的应用．中华皮肤科杂志，2019，52（3）：200–203.

[8] Landau M. Chemical peels. Clin Dermatol, 2008, 26(2): 200–208.

[9] Savant SS, Shenoy S. Chemical peeling with phenol: for the treatment of stable vitiligo and alopecia areata. Indian J Dermatol Venereol, 1999, 65(2): 93–98.

[10] 陈奕，栾琪．果酸治疗皮肤淀粉样变 8 例．中国激光医学杂志，2012，21（5）：345.

[11] 高琳，陈奕，高天文，等．毛周角化症的果酸治疗经验分享．中国激光医学杂志，2012，21（5）：328.

[12] 吴艳，朱学骏．化学换肤．临床皮肤科杂志，2006，35（4）：262–263.

[13] 中华医学会皮肤性病学分会皮肤美容学组．果酸化学剥脱术临床应用专家共识．中华皮肤科杂志，2014，47（10）：748–749.

第 5 章 影响化学剥脱术的相关因素

一 化学剥脱剂的性质

目前，在皮肤科领域最常使用的化学剥脱剂主要包括 α-羟基酸（AHA）、β-羟基酸（BHA）、三氯醋酸（TCA）、Jessner 溶液与其他复合酸、维 A 酸类药物、酶类等。不同的化学剥脱剂由于化学性质不同，对皮肤产生的剥脱深度有所不同；同一种化学剥脱剂，浓度不同，对皮肤产生的作用也是不同的。化学剥脱主要是通过溶解蛋白质和凝固角质层来促进皮肤表层剥离。例如乳酸、甘醇酸等具有角质溶解作用，能穿透角质层，破坏细胞间的桥粒连接，降低角质形成细胞间的黏附力；而三氯醋酸具有角质凝固作用，可使蛋白质变性，角质形成细胞凝固坏死，从而加快角质层脱落。以上两种作用机制都可促进皮肤角质形成细胞的新陈代谢，加快角质层脱落。联合应用不同的化学剥脱剂，理论上可以产生更好的剥脱效果，但是也会带来更多的潜在不良反应发生的风险。因此，有必要了解不同化学剥脱剂的化学特性和作用机制，以便于更好地应用于临床，加强对临床疗效的把控和不良反应的预防。

根据化学剥脱剂的种类不同，其化学性质也有不同。比如甘醇酸是水溶性的，而水杨酸具有脂溶性。另外，在使用过程中，有些化学剥脱治疗是需要中和反应的，其中和剂可以是碱（如 10%～15% 碳酸氢钠溶液），也可以是稀释的酸，通过提高 pH 值来终止剥脱治疗。是否需要中和反应来终止治疗，主要取决于剥脱剂的类型和特性，例如甘醇酸和丙酮酸，如果不使用中和剂，它能一直作用于角质层，并向皮肤深处渗透；一旦使用碱性中和剂后，甘醇酸能迅速被中和，治疗立即终止。另外一类化学剥脱剂属于“自中和的酸”，不需要使用中和剂来终止治疗。治疗后，治疗区域接触水或者其他物质，这类酸就能迅速被稀释、中和，治疗反应自动终止，如三氯醋酸和水杨酸。

是否需要中和，有时也与药物的配方、浓度有关。如低浓度的乳酸（15%）可自行中和，但高浓度的乳酸（例如 45%）需要碱性中和剂中和。

二 影响化学剥脱术的相关因素

影响化学剥脱术治疗效果的因素很多，最重要的因素是化学剥脱剂的种类，除此之外还与化学剥脱剂浓度、pH 值、作用时间、涂抹技术、涂抹遍数、皮肤治疗前准备和皮肤类型有关[1-6]。总体而言，就特定的某一种化学剥脱剂而言，浓度越高，pH 值越小，治疗前使用过维 A 酸、羟基酸等外用产品，或有过皮肤磨削、磨砂等破坏角质屏障功能，或者皮肤有破损时，药物的渗透性越强，化学剥脱效应越强，潜在的不良反应也越多。

1. 化学剥脱剂浓度 同一化学剥脱剂，浓度不同，侵入的深度也不同，浓度越高，侵入的深度越深，治疗强度越高，所以需要根据治疗目的选择不同的浓度。比如，在较低的浓度下，α- 羟基酸会降低角质形成细胞附着力，而在高浓度时可促进表皮松解。表 5–1 列出了常用化学剥脱剂在特定浓度下的剥脱深度。

表 5–1　不同化学剥脱剂在皮肤中的剥脱层次

化学剥脱的分类	剥脱层次		剥脱剂
浅层剥脱	表皮层	极浅层	10% ~ 20% TCA
			10% ~ 50% AHA
			10% ~ 30% SA
			1% ~ 10% 维 A 酸
		浅层	20% ~ 30% TCA
			70% GA
			Jessner 溶液（14% 乳酸 +14% SA+14% 间苯二酚液）
			20% SA +15% TCA
中层剥脱	表皮到真皮乳头		30% ~ 50% TCA
			40% 丙酮酸
			35% TCA+ Jessner 溶液
			35% TCA+70% GA
			固态 CO_2–35% TCA
			88% 苯酚
深层剥脱	表皮到真皮网状层		赫特芬巴豆油
			Baker-Gordon 苯酚巴豆油
			>50% TCA

注：TCA：trichloroacetic acid，三氯醋酸；AHA：alpha-hydroxy acid，α-羟基酸；SA：salicylic acid，水杨酸；GA：glycolic acid，甘醇酸。

2. pH 值和 pKa 值　pKa 值在化学剥脱中是一个重要的概念，是一半溶液处于游离酸状态时的 pH 值。低 pKa 值意味着有更多可利用的游离酸，因此有更强的剥脱作用。但是溶解度（亲脂性 / 亲水性）又决定了其透皮吸收的能力，不同化学剥脱剂的亲脂性越高，在相同时间透皮吸收的作用越强。亲脂性决定了药物的渗透性。表 5–2 总结了不同剥脱剂的基本化学特性。对 α- 羟基酸而言，经典的浅表剥脱治疗中，pH 范围在 2.5 ~ 3.0，此时甘醇酸（GA）浓度应超过 70%。在此范围内，浓度越高，pH 越低，生物反应越强；过酸时（pH<2）会增加水疱、坏死、结痂等风险，但是却并不会增加疗效。

表 5–2　不同剥脱剂的基本化学特性

试剂	结霜 / 非结霜	主要用途	25 ℃的 pKa 值	溶解度（亲水性 / 亲脂性）
甘醇酸（AHA 型）	非结霜	浅表剥脱	3.83	亲水性
乳酸（AHA 型）	非结霜	浅表剥脱	3.90	亲水性
丙酮酸（PA）	非结霜	浅表剥脱	2.49	亲水性
柠檬酸（AHA 型）	非结霜	浅表剥脱	3.13	亲水性
水杨酸（SA）	非结霜 *	浅表剥脱	2.75	亲脂性
三氯醋酸（TCA）	结霜	浅表到中层剥脱	0.65	亲水性
苯酚	结霜	中到深层剥脱	9.99	亲脂性
间苯二酚	结霜	Jessner 溶液的成分，浅表到中层剥脱	9.48	亲脂性

注：AHA：alpha-hydroxy acids，α- 羟基酸；PA：pyruvic acid，丙酮酸；SA：salicylic acid，水杨酸；TCA：trichloroacetic acid，三氯醋酸；*SA 化学剥脱过程中会有白色沉淀形成，但不是结霜。

3. 试剂在皮肤的停留时间　同一浓度的化学剥脱剂停留在皮肤的时间越长，透皮吸收的作用越强，化学剥脱的效应也就越强。需要中和的剥脱治疗在中和治疗前，剥脱剂停留时间越长，其作用效果越强。例如，在甘醇酸阶梯性剥脱治疗中，延长甘醇酸在皮肤的停留时间就是常用的方法：先用 20% 甘醇酸治疗 3 分钟，下一次为了提高疗效，延长治疗时间 3 ~ 5 分钟。

4. 涂抹技术　将化学剥脱剂涂抹到皮肤上的方式有很多，包括使用无纺纱布（或者棉纱布块和薄纱海绵）、刷子和海绵。涂抹时要力求含有药液的纱布能紧贴皮肤，甚至要给予一定的压力。有一些化学剥脱剂可以多遍治疗，如 Jessner 溶液、三氯醋酸等。一般而言，第一次涂抹时要将药物均匀地、无遗漏地涂抹在整个治疗区域，观察一段时间后（通常为数分钟），看有无临床治疗终点反应出现，如果没有则可以再次进行治疗。再次涂抹药液时，涂抹的方向应与上一遍治疗涂抹的方向垂直，这样可确保完全覆盖治疗区域。

5. 涂抹次数 每次将剥脱剂完整均匀地涂抹在治疗区域视为一次，增加次数可以增加剥脱剂的局部沉积量，从而使其渗透更深。

6. 皮损类型 不同的化学剥脱剂对不同的皮损疗效不同，需要根据不同的治疗目的选择不同的化学剥脱剂。水杨酸、甘醇酸和维A酸常用于痤疮和油性皮肤；乳酸常用于干性皮肤；杏仁酸、乳酸和水杨酸常用于玫瑰痤疮和敏感皮肤。联合治疗时，维A酸也用来促进剥脱，增强剥脱疗效。Jessner溶液和三氯醋酸常用于更严重的光老化改变，包括皱纹。对于Fitzpatrick皮肤分型Ⅳ～Ⅵ型的深色皮肤，建议谨慎使用20%三氯醋酸、Jessner溶液多遍治疗等强烈的剥脱治疗，以免发生炎症后色素沉着。对于面部毛细血管扩张、敏感性皮肤，也尽量减少使用，以免症状加重。

7. 皮肤类型 根据患者的Fitzpatrick皮肤分型选择合适的化学剥脱剂。与Fitzpatrick皮肤分型中的浅色皮肤（Ⅰ～Ⅲ型）患者相比，深色皮肤（Ⅳ～Ⅵ型）患者发生炎症后色素沉着等色素问题的风险高很多，因此要尽量避免采用深度剥脱，而是需要更温和的治疗[7-8]。20%～30%水杨酸对这类深肤色患者的治疗更加安全。对男性患者假性毛囊炎的治疗而言，尽管一系列的甘醇酸（50%～70%）和Jessner溶液都有效，但是一部分临床医生更倾向于采用水杨酸来治疗。另外，一种较新的剥脱剂——β-脂羟基酸（一种水杨酸衍生物），以及水杨酸-扁桃酸和氨基果酸，已经显示出治疗痤疮和皮肤异色症的潜力。如果用浅表和中等深度的表皮剥脱来治疗深肤色人群，有些注意事项需要关注。例如，白霜可作为三氯醋酸治疗浅肤色人群的终点反应，但是在深肤色人群中却要避免，以免产生瘢痕和色素异常。此外，通过对皮肤类型进行分类可预测三氯醋酸治疗的反应和可能的常见并发症。

对于肤色较深的患者，在使用化学剥脱治疗之前至少7天要避免使用维A酸类药物和其他去角质剂，以降低化学剥脱剂在皮肤中浸入更深层次发生剥脱，从而引起炎症后色素改变的风险。有学者建议在剥脱前使用美白剂包括氢醌等，以减轻发生色素异常的风险。

8. 化学剥脱剂的剂型 各种配方的化学剥脱剂常为溶液、凝胶或乳霜等剂型。酶类通常配制成粉剂、乳霜和磨砂剂。溶液的优点在于涂抹治疗区域只需要外用很少的剂量；外用凝胶和药膏具有均匀一致的特点，不宜流淌、滴漏，使用时易于控制。磨砂剂是一类含有轻度黏性成分的乳霜，能增强去除浅层角质层的效果。使用酶类制剂需要治疗时间较长，特别是粉剂，并需要水调和活化。不同的剂型对疗效有不同程度的影响。

9. 皮肤治疗前准备 治疗前皮肤的准备好坏也影响化学剥脱的疗效。通常，治疗前需要做好皮肤的清洁和去油脂。常规准备需要依次使用温和的洁面乳、含弱酸的清洁剂清洁面部，然后用收敛爽肤水去油脂。对于油性皮肤，如果常规处理效果不佳时，可以使用温和的洁面乳、含羟基酸的清洁剂清洁面部，含羟基酸的清洁剂中的微珠能去除表面的碎屑，然后用收敛爽肤水或乙醇去油脂以强化清洁皮肤，可确保治疗更彻底，加大药物的渗透。

10. 其他 皮肤组织的解剖位置、表皮完整性、附属器官密度和皮肤厚度也影响化学剥脱剂剥脱的深度。

三 化学剥脱术前准备和术后护理

1. 术前准备 化学剥脱之前外用一些产品，如维A酸、防晒霜、保湿剂和抗氧化产品等，可提高剥脱效果，促进治疗后恢复，并减少并发症的发生。外用产品常在剥脱治疗前4～6周开始使用。外用产品也可作为光老化皮肤的早期治疗方案，Fitzpatrick 皮肤分型中的深色皮肤（Ⅳ ~ Ⅵ型）或易发生色素沉着的患者，可使用美白药物如氢醌（2% ~ 6%），有利于减少炎症后色素沉着的发生。

治疗前外用维 A 酸可使皮肤角质层变薄，后期药物的分布和渗透更均匀。国外一般建议治疗前 1 ~ 2 周停用处方类维 A 酸类药物，这样有助于确保皮肤的表皮在剥脱治疗期间是完整的。对于破损的皮肤，剥脱剂渗透深度通常比预期更深，会产生更多的副作用，比如治疗时有刺痛、发红，治疗后会出现炎症后色素沉着等。

2. 术后护理 化学剥脱术后，皮肤可能会感觉敏感、紧绷、干燥、轻微发红或红斑。必要时，治疗区域每 1 ~ 2 小时冷敷 15 分钟，可口服对乙酰氨基酚或者布洛芬等非处方药止痛，但基本不需要使用；化学剥脱治疗后，皮肤剥脱反应会有不同，主要与使用的剥脱剂和治疗前的皮肤状况有关。具体表现从局部轻微发红到大片皮肤结痂脱落，均可出现。反应轻微并不代表治疗无效或者强度不够。建议患者勿因局部结痂、敏感而抓挠或撕扯皮肤，以免导致炎症后色素沉着或瘢痕。

治疗后 1 ~ 2 周建议持续使用舒缓修复类护肤品，但不应含有刺激性成分；皮肤完全恢复正常后，仍可按原方案使用护肤品 1 ~ 2 周。治疗后至少 4 周严格防晒，避免暴晒，以减少并发症。建议每日外用 SPF≥30，含有氧化锌或者二氧化钛的广谱防晒产品。建议患者在治疗后 1 ~ 2 周内避免使用维 A 酸类和爽肤水、脱毛剂等刺激性产品。

（尹　锐）

参考文献

[1] Weissler JM, Carney MJ, Carreras Tartak JA, et al. The evolution of chemical peeling and modern-day applications. Plast Reconstr Surg, 2017, 140(5): 920–929.

[2] Dayal S, Amrani A, Sahu P, et al. Jessner's solution vs. 30% salicylic acid peels: a comparative study of the efficacy and safety in mild-to-moderate acne vulgaris. J Cosmet Dermatol, 2017, 16(1): 43–51.

[3] Committee for Guidelines of Care for Chemical Peeling. Guidelines for chemical peeling in Japan (3rd edition). J Dermatol, 2012, 39(4): 321–325.

[4] Zakopoulou N, Kontochristopoulos G. Superficial chemical peels. J Cosmet Dermatol, 2006, 5(3): 246–253.

[5] O'Connor AA, Lowe PM, Shumack S, et al. Chemical peels: a review of current practice. Australas J Dermatol, 2018, 59(3): 171–181.

[6] Jackson A. Chemical peels. Facial Plast Surg, 2014, 30(1): 26–34.

[7] Salam A, Dadzie OE, Galadari H. Chemical peeling in ethnic skin: an update. Br J Dermatol, 2013, 169(Suppl 3): 82–90.

[8] Been MJ, Mangat DS. Laser and face peel procedures in noncaucasians. Facial Plast Surg Clin North Am, 2014, 22(3): 447–452.

第 6 章 常用化学剥脱剂——α- 羟基酸

一 概述

α- 羟基酸（AHA）是指一系列 α 位有羟基的羧酸的统称。由于最初发现它来源于水果，因此俗称“果酸”。从其自然界的来源看，果酸是一种天然的有生理作用的有机酸，分子结构相对简单，水溶性好，分子量小。性状上基本无臭、无毒，具有较强的组织渗透性，可透过皮肤的角质层，达到改善肤质或治疗的效果。果酸最早由美国皮肤科专家 Van Scott 和 Yu[1] 于 1974 年从水果中提取并用于皮肤。α- 羟基酸是目前临床中最常用的化学剥脱剂。对于大多数患者和求美者来说，果酸剥脱术（果酸换肤）对肤质和肤色都有一定程度的改善，而且具有治疗副作用小、护理简单、恢复快等特点，基本没有休工期，所以在美容市场上也被称为“午休美容术”。

目前使用的 α- 羟基酸至少有 30 多种，主要从水果及乳制品中提炼而来，如苹果（苹果酸）、葡萄（酒石酸）、柠檬和柑橘（柠檬酸）、苦杏仁（扁桃酸）、甘蔗（甘醇酸）和酸牛奶（乳酸）。按其分子量由小到大，依次为甘醇酸、乳酸、苹果酸、酒石酸、枸橼酸、杏仁酸等[2]。临床上最常使用的 α- 羟基酸是甘醇酸（GA），也称为羟基乙酸（乙醇酸）或甘蔗酸，其为果酸家系中分子量最小的酸，最易渗透皮肤的角质层，因此吸收后产生的临床剥脱效果也最为明显和稳定[3]。乳酸是果酸中分子量第二小的酸，其保湿性较强，且具有促进角质形成细胞更新的功能，性质柔和，对皮肤刺激性小，是临床中常用的护肤保湿成分。由于 α- 羟基酸作用的部位主要是在表皮角质层到基底层，所以临床上将其剥脱归类为浅层剥脱[4]。

二 α - 羟基酸化学剥脱作用机制

1. α - 羟基酸对表皮的作用 由于表皮的更新建立在角质形成细胞脱落速率和角质层生成的基础上，Scholz 等[5]采用丹磺酰氯荧光标记法来评估外涂 α- 羟基酸后皮肤细胞更新的速度，发现表皮更新时间较对照组增快 34%，且表皮更新速率随 α- 羟基酸浓度的增加而增加，表明 α- 羟基酸化学剥脱术可加快皮肤的新陈代谢速度；α- 羟基酸还可通过改善过度堆积的角质细胞，改变皮肤的透亮度，减少色素颗粒[6]；另外，它可抑制黑色素合成，促使基底层黑色素分散，从而减轻色素沉着[7]；它还具有抗氧化作用，可以促进氧化性色素颗粒还原为颜色较浅的色素颗粒；同时下调黑素细胞的酪氨酸酶活性和减少黑色素含量，并通过剥脱作用加速表皮更替、促使黑素颗粒脱落，从而淡化色斑、提亮肤色[8]。

此外，α- 羟基酸能通过活化类固醇硫酸酯酶和丝氨酸蛋白酶，降解角质形成细胞间的桥粒连接，促使老化角质层脱落，减少角质堆积，使角质层排列更致密整齐；同时清除堆积在皮脂腺开口处的死亡细胞，疏通皮脂腺的排泄，从而避免毛囊口被皮脂堵塞，使其导管口角化趋于正常[9]；α- 羟基酸呈酸性，绝大多数细菌在酸性环境中无法正常生长，故它还可以部分抑制痤疮丙酸杆菌的生长繁殖[10]。

2. α- 羟基酸对真皮的作用 α- 羟基酸通过启动皮肤损伤修复的重建机能，激活真皮内成纤维细胞的合成和分泌功能，使胶原蛋白、黏多糖合成增多，弹力纤维重新排列，使皮肤厚度增加，并变得紧实、有弹性，从而达到除皱及减少皱纹产生的作用。Ditre 等[11-12]对平均接受 6 个月 α- 羟基酸治疗的光老化患者进行检测，发现其皮肤厚度平均增加 25%，其中真皮乳头层厚度增加明显，弹力纤维较治疗前延长、增粗及稠密，胶原纤维的数量和致密度也明显增加。研究结果表明，化学剥脱术可刺激内聚葡萄糖胺与其他细胞间基质的合成，在皮肤内形成稳定的毛细血管网，增加黏多糖和透明质酸含量，提高皮肤的保水能力，使角质形成细胞和真皮含水量增加，提高水饱和度，保持皮肤柔润，富有弹性。

由于皮肤是一个整体，不同的细胞之间通过细胞因子相互作用。因此，即使浅层化学剥脱术只作用于表皮层细胞，也可以在一定程度上使表皮和真皮乳头层的皮肤结构发生变化。α- 羟基酸不仅可以加速角质形成细胞的新陈代谢，还能通过刺激角质形成细胞释放白细胞介素等细胞因子，参与真皮基质的降解，促进成纤维细胞合成胶原[13]。

三 α- 羟基酸化学剥脱剂的选择

α- 羟基酸的代表性种类为甘醇酸，几乎适用于所有皮肤类型及各种角化性皮肤疾病，本章主要介绍甘醇酸剥脱。甘醇酸分子量小，易渗透皮肤，是临床上最常用于剥脱的 α- 羟基酸。市场上的产品有低浓度（20% 和 35%）、中浓度（50%）和高浓度（70%）四种不同规格[14-15]。不同浓度、不同作用时间在不同皮肤类型的不同个体上具有明显的差异性，一些敏感的患者可能用 20% 的浓度不到 3 分钟即出现强烈的红斑反应和刺痒，而部分耐受的患者可能用 70% 的浓度作用 7 分钟仅有轻度的红斑反应。医生需要根据临床诊断、上次剥脱治疗的反应来分析目前的皮肤屏障情况，综合预判本次需要使用的浓度。

甘醇酸剥脱一般应从低浓度开始，建立皮肤耐受后可逐渐增加浓度。面部浓度起始一般为 20%，一般治疗时间为 3 ~ 5 分钟，此浓度治疗 1 ~ 3 次，皮肤耐受后，可以逐渐递增浓度。躯干和四肢的皮肤厚度比面部厚，一般选择起始浓度为 35%，浓度逐渐递增。应注意的是，浓度越高或者停留时间越长，甘醇酸化学剥脱作用就越强，所以当使用高浓度甘醇酸时应特别注意停留时间不应过长[16-17]。

四 α- 羟基酸化学剥脱的适应证

α- 羟基酸化学剥脱术需要由专业且操作熟练者进行。操作前需正确诊断并判断适应证，评估所使用的酸的种类、浓度和作用时间等。操作者应事先与患者充分沟通 α- 羟基酸剥脱的作用、益处和可能风险，并签署知情同意书。临床上，α- 羟基酸化学剥脱的适应证如框 6–1 所示[18-20]。

框 6–1 α- 羟基酸化学剥脱的适应证

- 皮肤光老化（包括浅表细纹、脂溢性角化等）
- 寻常型痤疮（轻度和中度为主）
- 黄褐斑
- 炎症后色素沉着
- 毛周角化症、鱼鳞病和皮肤淀粉样变
- 毛孔粗大或浅表的痤疮瘢痕
- 玫瑰痤疮（丘疹脓疱型）
- 光电治疗前的预处理
- 肤色不均匀或肤色暗沉

皮肤光老化是α-羟基酸化学剥脱术最常见的适应证[6,8]，浅层化学剥脱术特别适用于轻度的光老化。甘醇酸可以改善皮肤光老化，包括细纹、肤色暗沉或肤色不均、色素沉着及肤质粗糙。因此，对于追求皮肤质地或肤色改善的患者和求美者来说，甘醇酸是相对适合的选择。需要注意的是，事先需和患者说明甘醇酸剥脱通常需要一系列的疗程才能达到较满意的效果，建议每个月做1次，通常大部分人需要4～6次或者以上的疗程。

对于中等程度或以上的皮肤光老化，包括较隆起的脂溢性角化或日光性雀斑样痣等，若患者希望通过单次治疗就达到较明显的效果，则应建议患者进行中层或深层的化学剥脱术或激光磨削剥脱，可联合使用剥脱性的红外线激光重建术或点阵激光重建术。

针对轻度和中度痤疮包括粉刺（闭口粉刺和开口粉刺）、炎症性的丘疹脓疱，以甘醇酸为主的化学剥脱术一般都有较好的临床效果[2,21]，但是对重度痤疮包括结节或囊肿，甘醇酸化学剥脱术的效果有限。

对于黄褐斑、炎症后色素沉着、玫瑰痤疮等与皮肤屏障受损相关的损容性皮肤病，部分皮疹可能伴随比较严重的皮肤屏障功能受损，包括皮肤干燥和皮疹下的炎性红斑等。这种情况尽管符合α-羟基酸化学剥脱术的适应证，但是在实际操作中容易出现较为严重的皮肤刺激反应，也更易出现色素沉着和瘢痕等，需要提前研判和更专业的操作流程，尽量避免这些不良反应。

需要指出的是，针对上述这些适应证，α-羟基酸化学剥脱术并不是无可替代的技术，而是一种可供选择的治疗方法。临床上，有经验的医生还需要同时考虑患者的皮肤类型、治疗部位、治疗区域皮肤的屏障功能等，进行进一步的研判和选择。

施行化学剥脱术的皮肤科医师或操作技术人员需要进一步了解患者治疗部位的皮肤情况，包括皮肤屏障功能情况。要求在治疗前了解患者相关的病史包括用药史和护肤史，仔细观察并评估患者治疗前的皮肤状况及系统情况，在符合化学剥脱适应证的基本前提下，针对患者的不同皮肤问题选择恰当的剥脱方式，以达到安全有效的治疗效果，这样才能减少或避免不良反应。面部是绝大多数求美者希望改善最多的部位，需要注意的是口周和鼻翼周围、颧弓区域的皮肤屏障相对较弱，颈部的皮肤也特别敏感，这些部位均容易产生剥脱术后的不良反应。尽管这些薄弱部位都可以采用甘醇酸剥脱，但是应该适当注意适应证的管控，建议在初次剥脱的时候，先使用较低浓度的甘醇酸，根据个体化反应再进一步调整浓度和时间。身体的其他部位如手臂、胸背部等，也是不少患者想要改善的区域，这些部位的皮肤屏障功能较强，建议可以直接使用相对高浓度的甘醇酸剥脱。

五 α-羟基酸化学剥脱的禁忌证

在进行α-羟基酸化学剥脱术前，需要考虑和评估治疗区域的感染情况、皮肤受损情况和皮肤屏障功能等，包括联合治疗项目的干扰和不良反应的风险。临床上，α-羟基酸化学剥脱的禁忌证如框6–2所示[3,17]。

由于疱疹病毒或人乳头瘤/疣病毒都有一定的接种传染性，更有可能感染剥脱后新生的皮肤，因此患者如果有活动性的疱疹感染或处于病毒疣进展期，一般不建议进行化学剥脱，建议先等到这些感染性皮肤疾病治疗消退或稳定后，再行化学剥脱治疗。此外，对于联合维A酸治疗的患者，要注意中、大剂量的维A酸类药物治疗会影响皮肤的屏障功能并影响皮肤组织的新生，患者会出现皮肤干燥甚至明显脱屑，不宜进行化学剥脱。国外一般建议术前1～2周停用外用维A酸药物，笔者建议外用维A酸药物停用至少1个月以上，系统维A酸药物停用3个月以上甚至6个月以上。此外，如果患者无法做好剥脱术后的防晒工作，不宜进行化学剥脱治疗。

框 6-2　α- 羟基酸化学剥脱的禁忌证

- 存在活动性的病毒、细菌或真菌感染（如单纯疱疹、带状疱疹和传染性软疣等）
- 微晶磨削或激光磨削术（包括点阵激光）治疗后半月内
- 去角质护肤包括去角质面膜护理后 1 周内
- 2 周内局部接受过肉毒毒素治疗
- 近 1 个月内口服中至大剂量异维 A 酸类药物
- 1 个月内局部有外伤破损史（或者皮肤上有未愈合的伤口）
- 存在活动性过敏性疾病或皮肤炎症（包括日晒伤后）
- 有精神和心理障碍或对 α - 羟基酸化学剥脱治疗有过高期望值者
- 妊娠 / 哺乳期女性、未控制的糖尿病患者或免疫力十分低下者
- 近期接受过放射性治疗

六　α - 羟基酸化学剥脱的术前准备

在进行 α- 羟基酸化学剥脱治疗操作前，需要进行一系列的充分准备，包括建立 α- 羟基酸耐受性的居家准备工作、解说注意事项和签署知情同意书，以及拍摄标准化的治疗前皮肤照片[17, 22]。

1. 建立 α- 羟基酸耐受性的居家准备工作　最好建议患者在进行化学剥脱前，预先在家中每天局部使用含较低浓度甘醇酸的居家产品来进行皮肤的耐受性护理。国家食品药品监督管理局审批通过的居家使用的甘醇酸产品浓度范围为 4%～8%。若患者既往没有使用过任何含有 α- 羟基酸的产品，在首次使用这类居家产品时，可能会出现刺激反应，因此建议从低浓度和低频次开始。根据患者的耐受程度，逐步增加产品的使用频次或者增加浓度。

需要强调的是，需要告诉患者早期使用 α- 羟基酸居家产品可能会出现一些短暂的局部刺激反应或轻微的皮肤刺痒感觉，一般数分钟内会逐渐消退并产生耐受。皮肤刺激反应和对产品成分过敏需进行鉴别，前者刺激很快消退；若对产品成分过敏，则会进一步出现红斑、丘疹、瘙痒等接触性皮炎的过敏反应，消退过程也相对较慢。

此外，可根据患者的皮肤类型选择甘醇酸居家产品的基质。如果属于偏油性的肤质，可以选择精华液型或凝胶剂型的甘醇酸产品；如果属于偏干性的肤质，可以选择乳霜剂型；如果属于中性肌肤，可以选择乳液剂型。相关的居家产品最好在化学剥脱术治疗前至少 2 周时间开始使用，起初可以每天晚上使用 1 次，耐受以后可以增加频次到每天使用 2 次。如果患者在术前不适应甘醇酸居家产品使用后产生的脱屑和刺激反应，则不建议做进一步的化学剥脱治疗。

2. 解说注意事项和签署知情同意书　α- 羟基酸化学剥脱术属于专业性的皮肤治疗和医疗美容治疗项目，因此在治疗前需要与患者充分沟通，了解他们的需求及预期，记录病史，评估皮肤类型和屏障功能情况，包括评估皮肤光反应类型（建议使用 Fitzpatrick 分型）、干 / 油性皮肤分型、皮肤敏感或耐受的分型，并诊断和评估是否是 α- 羟基酸剥脱的适应证，是否排除了禁忌证。

治疗前，根据医疗美容知情同意的原则，医务人员需要详细告知患者剥脱的治疗过程、治疗感受（可能的瘙痒感、刺痛或灼热），术后可能出现的体征或不良反应（结痂、红斑、色沉、脱屑等治疗风险）及相关注意事项，并签署知情同意书（图 6–1）。此外，医生需要根据以上的诊断和评估、上次化学剥脱的反应、目前的皮肤屏障情况等，综合预判本次需要使用的 α- 羟基酸浓度。

3. 标准化拍照　患者需要完全卸妆，清洁面部后，在治疗前进行标准化的正位、左右侧位的影像学拍照。为保证照片质量，建议使用标准化的数字图像摄影技术。

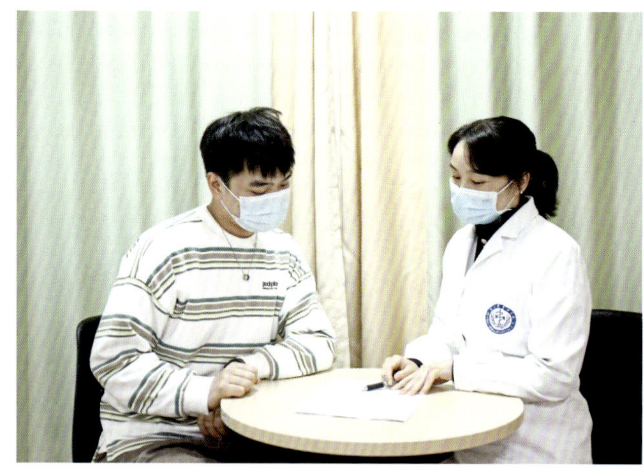

图 6-1 术前沟通并签署知情同意书

七 α-羟基酸化学剥脱的步骤

为确保操作顺利进行，需要熟练掌握 α-羟基酸化学剥脱术标准化的操作流程。以下以甘醇酸为例，介绍具体的操作流程[14-17]。

（一）物品准备

操作者需要准备好剥脱所需要使用的相关物品（图 6-2），常用物品包括：剥脱前清洁剂，剥脱后保湿乳霜，手持式的小电风扇，定时器，浴帽及毛巾包括洁面巾，相关治疗浓度的甘醇酸剥脱液和盛装小容器，剥脱中和液和中和液喷洒器（建议提前备用两份），凡士林或含凡士林的油性软膏，棉签、棉球、纱布和一次性专业治疗笔刷，手套，冷喷机或冷敷贴。

（二）清洁面部和检查

1. 患者仰卧在治疗床上，头部需轻微抬起，用包头毛巾包裹住头部和颈部，包括部分耳部。

2. 医护人员需要三查七对，常规清洁面部后（图 6-3），再次检查患者的皮肤情况，男士需要特别询问近日有无刮胡须行为，确定没有皮肤外伤，并且皮肤没有明显的病毒活动性感染和刺激过敏反应。

3. 对于油性皮肤的患者，可以在清洁后的脸上使用剥脱前清洁液（通常是变性乙醇）以清除残留在皮肤上的油脂和皮屑，促进 α-羟基酸更好地渗透，并通过变性乙醇的皮肤刺激反应，再次判断皮肤可能的微破损，明确需要保护的区域。

4. 对于皮肤偏干燥的患者，此时可以增加使用冷喷方法（5～10 分钟）来增加皮肤含水量，目的是使接下来的剥脱液均匀渗透，减少术后不良反应的发生。冷喷结束后，使用洁面巾擦干面部。

（三）保护措施

1. 在患者的内外眼角、口角及鼻翼两侧凹陷

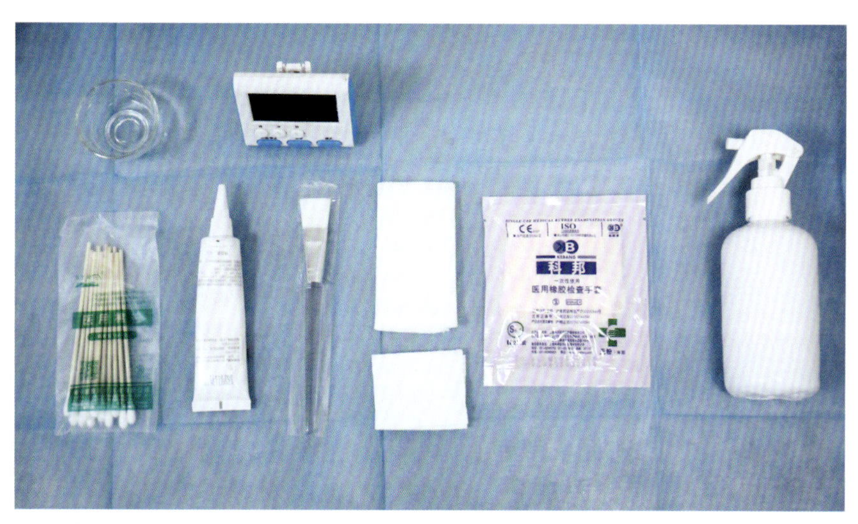

图 6-2 α-羟基酸化学剥脱相关物品准备完善后放于治疗台

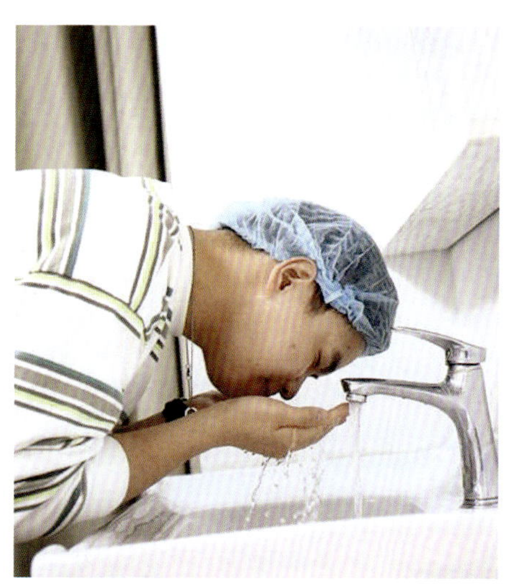

图 6-3 清洁面部

部位涂上凡士林或含凡士林的油性软膏，以减少甘醇酸剥脱液在这些地方的堆积而造成刺激。

2. 患者闭上双眼，用湿润的纱布盖住并保护眼睛，也可以用棉球保护耳朵。

（四）甘醇酸剥脱治疗

该步骤主要为涂刷甘醇酸和中和治疗。

1. 准备工作完成后，开启计时器的同时，立即开始在脸上均匀快速地涂敷剥脱液（图 6–4）。可以用治疗笔刷或毛刷蘸取适量的甘醇酸剥脱液，从额头开始，从“T”区到面颊中央扩展，快速均匀地涂抹到全面部（额部→鼻背部→下颌部→面颊部），避开眼周，最后到嘴唇周围和嘴唇上方。一般来说，将剥脱液涂刷均匀一遍即可，如有涂抹不均匀的重点区域可以适当重复。

2. 涂抹完成后，仔细观察治疗区域变红的时间以及发红或发白（结霜）的反应，同时询问患者感受（出现轻中度的发痒和刺痒是正常现象），期间可以使用小电风扇朝面部吹风来减轻不适感（可能会加速剥脱液的蒸发）。

3. 理想状态的中和点是皮肤达到均匀的轻度到中度的发红，可停止计时器，并立即喷洒中和液（碳酸氢钠水溶液）于脸部进行中和，需快速和均匀，同时另一只手配合毛巾将泡沫轻轻擦干（图 6–5）。中和可反复多次，直到喷洒中和液后，局部不再产生泡沫及面部皮肤不再感受到刺痛。

4. 充分中和结束后，为了让患者更舒适，也可以在患者面部喷洒一些冷喷雾水（或者用冷水毛巾湿敷），这样可以减少由于酸碱中和产热造成的不适感。

5. 整个过程要特别注意观察两方面的内容：第一是如果发现剥脱处有产生变白及结霜的现象，表示已经产生了表皮溶解现象，需要即刻在该处进行中和，同时继续观察其他部分的皮肤发红反应；第二是大范围中和结束后，为了避免中和的遗漏点，仍然需要继续观察并排除皮肤上有没有进一步发红或结白霜的部位，同时询问有没有继续的刺痛或刺痒部位，主要是观察口角窝、鼻沟窝、耳前和发际线区。

6. 不同制造厂商生产的 α- 羟基酸剥脱剂有不同的操作方式。有的是瓶装的液体，需要用刷子来刷；也有的是用单独包装的棉片来擦涂（剥脱棉片一般是单片式包装或是 30 ~ 60 片装的一罐），棉片擦涂的方式比较容易操作。医疗机构可以根据本机构的设备及医护人员化学剥脱的操作能力来决定使用哪种方式。两种包装的 α- 羟基酸的剥脱方式

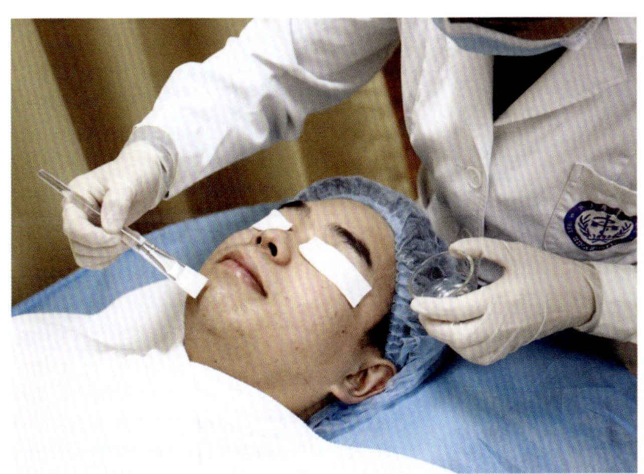

图 6–4　涂刷剥脱液

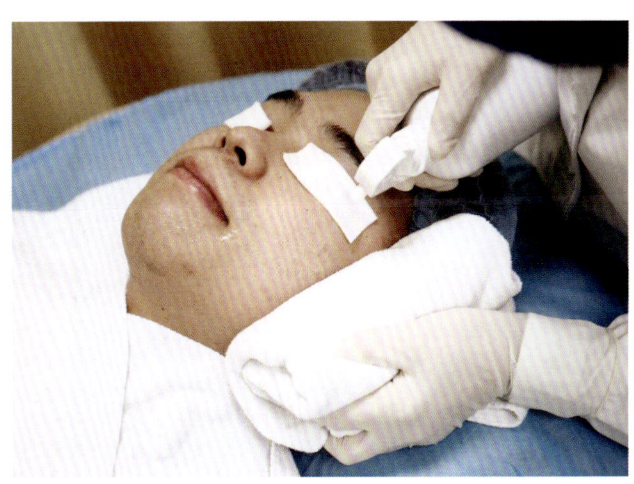

图 6–5　术中及时观察，出现终点反应或已达到治疗时间后及时喷洒中和液

作用原理是一样的。

7. 鉴于安全治疗的原则和使患者获得良好的体验感，对初次使用甘醇酸进行面部剥脱治疗的患者，往往推荐使用较低浓度（常用的是20%～35%），第一次治疗可以视为基础剥脱。操作者应该仔细观察患者的耐受程度。通常在甘醇酸留置2～5分钟后，皮肤就会发红。如果在5～7分钟后还没有看到发红反应，仍建议停止剥脱过程并进行中和反应，下一次的甘醇酸剥脱治疗可以采用更高的浓度或更长的刷酸时间。假如还未到5分钟就开始产生发红反应并中和的话，下一次剥脱建议还是采用上次的浓度，并尽量达到5分钟。

八 α-羟基酸化学剥脱终点的评判

操作者需要在刷酸过程中仔细观察皮肤的发红或白霜反应，并不断询问患者的治疗感受，采用两者相结合的方法来判断治疗终点[17]。

使用甘醇酸剥脱的视觉终点反应是皮肤上有均匀的发红反应（根据不同的皮肤类型和不同的部位，可以表现为轻度为主到中度的发红）（图6–6）。

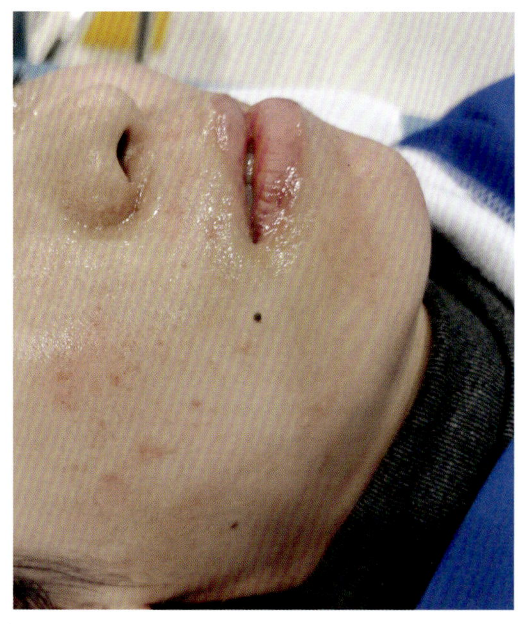

图6–6 甘醇酸治疗后5分钟出现均匀性红斑反应

一般首次进行化学剥脱治疗时，甘醇酸涂抹在面部皮肤上2～5分钟后就会发生均匀性红斑反应（躯干和四肢的发红反应时间一般会延长）。在这一过程中，患者往往会有一定程度的刺痒感，但是刺痒或刺痛仍然处于可耐受的状态。如果甘醇酸剥脱首次治疗5分钟或以上时间未见到面部皮肤的发红反应，出于安全性考虑，建议仍要停止剥脱过程并进行中和，但是下一次的剥脱就可以采用更高浓度来进行。中间一旦出现白霜现象，就说明局部已经出现化学灼伤，需要立即局部中和。此外，如果患者出现了难以忍受的疼痛/痒痛或其他严重的不适感，只要主诉不能耐受，就需要立即终止剥脱，并加强全程护理，不需要等到皮肤发红或发白。疼痛或者其他不适感完全是患者的主观感受，没有仪器评估，但是需要得到尊重和认可。

九 α-羟基酸化学剥脱的术后护理

α-羟基酸剥脱后的护理分为治疗后即刻的护理和居家护理[23]。化学剥脱操作完成后，为了让患者更舒适，可以继续冷喷或者冷湿敷5～15分钟，也可以用医用冷敷贴面膜舒缓降温10～20分钟（图6–7）。在术后冷护理以后，患者面部发红多能明显消退，可以外用保湿产品。

在术后3～10天，由于暂时性皮肤屏障受损，患者可出现干燥、轻度红斑或轻度水肿，会自觉皮肤紧绷和皮肤敏感等，也可能出现皮肤脱屑反应和结痂脱落反应，甚至皱纹更加明显。此时建议居家使用保湿舒缓修复类护肤品，温和洁面，加强保湿，严格防晒（建议使用SPF 30，PA+++以上的防晒霜）。另外，α-羟基酸剥脱治疗后1周内暂时避免继续使用剥脱类成分产品，如水杨酸类、维A酸类、过氧化苯甲酰凝胶等。

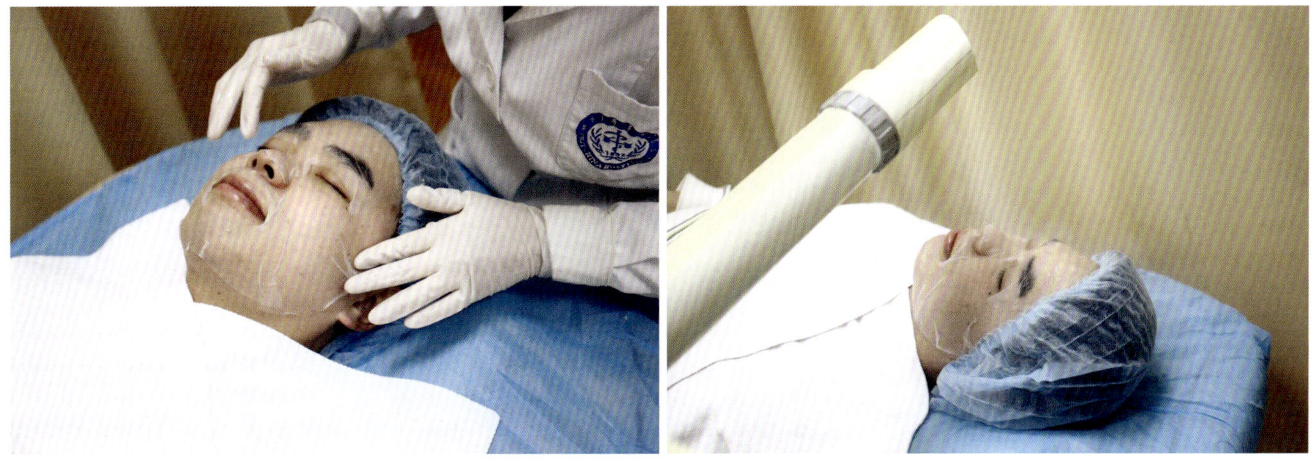

图 6-7　术后根据患者反应可予面膜舒缓和冷喷治疗

十　α-羟基酸化学剥脱的不良反应

α-羟基酸剥脱的不良反应与患者的皮肤类型、剥脱程度、剥脱并发的局部感染、免疫反应和术后护理方式等有一定的关系[24]。不良反应包括表皮松解、反应性痤疮、色素沉着等。

1. 表皮松解和红肿渗出　表皮松解的主要症状和体征包括剥脱术过程出现明显的白霜反应，中和后出现结痂、持续性红斑、水肿和渗出，患者感到类似局部烧伤的灼痛感。引起大范围表皮松解的原因可能是患者在化学剥脱前 1 周未停止外用维 A 酸类药物（如他扎罗汀、阿达帕林、维 A 酸乳膏等）[25]；或者持续口服中大剂量的维 A 酸药物，这是由于维 A 酸会增加甘醇酸的穿透深度而加强它的作用。引起中小范围表皮松解的原因是多方面的，包括在剥脱前频繁使用去角质产品或物理性摩擦去角质方式，或者进行了类似微晶磨削的治疗，或者是操作的医务人员临床观察不仔细，未能及时发现起白霜反应的剥脱区域，引起了过度剥脱，或者中和反应不充分或有遗漏。

一旦临床上出现了表皮松解的症状和体征，需要告诉患者会出现进一步的结痂甚至水疱、渗出反应，而且通常需要 1～2 周的时间才能逐渐恢复。可以使用保湿产品、治疗烧伤的药物（例如湿润烧伤膏等）来护理，也可以根据皮肤松解的程度选择局部使用弱效或软性糖皮质激素外用药物来治疗。对于严重水肿或渗出反应的患者，可以短期全身性使用糖皮质激素药物。在联合物理治疗改善方面，可以联合外用 633 nm 的红光或 590 nm 的黄光进行治疗区的照射，每次 10～15 分钟，每 2～3 天一次，这样通过光调作用也可以加强创面的修复。

2. 反应性痤疮　一部分患者可能在化学剥脱后的数日内发生“痤疮样皮炎”，也称为“反应性痤疮”，表现为在下颌和口周突然暴发痤疮样皮疹，出现多发的丘疹和脓疱。其机制尚不十分清楚，目前多认为是 α-羟基酸刺激引起的皮肤免疫反应。这种由化学剥脱术引发的“爆痘”现象可能会影响患者的治疗信心，应提前沟通出现这种现象的可能性。反应性痤疮一般在半月内可以逐步自行消失。出现该反应后，可以等粉刺或脓疱消退后再继续剥脱治疗。如果有囊肿形成，则需要加用口服药或者更换其他治疗方式。

3. 色素沉着或色素脱失　剥脱术后护理不当（尤其是未能按要求防晒）会导致炎症后的色素沉着[26]。此外，使用的酸浓度越高，渗透的深度越深，发生色素沉着的概率越大。如果剥脱剂渗透过深后出现表皮松解，临床上会出现结痂或水疱。由于皮肤屏障的受损和炎症反应，在这些结痂、破皮或水疱的区域，很可能产生炎症后色素沉着或色素脱失，尤其是在颧部和口周等皮肤薄嫩的部位。但是这种色素改变的现象一般是暂时性的，一般在 2～6 个月内可以逐渐改善和自行消失。另外，与患者皮肤的个体差异也有关系，如对于 Fitzpatrick 分型属于Ⅳ型或Ⅴ型的深色皮肤，更容易出现色素沉着。为了预防或减轻 α- 羟基酸剥脱后出现色素改变的风险，需要严格防晒，水疱部位可以给予适度的冷湿敷护理，但是在创面渗出的情况下不要立即使用防晒产品。

十一 α- 羟基酸化学剥脱的评价

α- 羟基酸剥脱是化学剥脱术中最基本和常用的类别，其成分安全、操作相对简便和标准化，是一种性能优良的化学剥脱方法，广泛应用于多种损容性皮肤病，同时还能改善求美者的肤色和肤质，改善皮肤的光老化[14,27]。因此，以甘醇酸为代表的 α- 羟基酸剥脱剂在临床使用的频次较高，尤其是在人们医学求美需要较短复原期的现代社会，甘醇酸剥脱已成为浅表化学剥脱的代表，被广大求美者称为“午休美容”。

α- 羟基酸化学剥脱剂可以在医院、门诊部和诊所中标准化使用，同时不必采购太多额外的医疗仪器和设备，深受医疗机构和医务人员的欢迎。近年来，α- 羟基酸化学剥脱技术和多种皮肤医疗美容技术包括激光光电和注射技术联合使用，不仅在治疗黄褐斑、痤疮和面部年轻化等方面取得了更好的临床效果，也可以作为光电治疗前的预处理，具有非常好的相容性和安全性，值得临床广泛使用和推广。

（宋为民）

参考文献

[1] Van Scott EJ, Yu RJ. Hyperkeratinization, corneocyte adhesion and hydroxyacids. J Am Acad Dermatol, 1984, 11: 867–968.

[2] 项蕾红. 痤疮的非药物治疗. 皮肤病与性病，2012，34（1）：17–19.

[3] 中华医学会皮肤性病学分会皮肤美容学组. 果酸化学剥脱术临床应用专家共识. 中华皮肤科杂志，2014，47（10）：748–749.

[4] Jackson A. Chemical peels. Facial Plast Surg, 2014, 30(1): 26–34.

[5] Scholz D, Brooks GJ, Parish DF, et al. Fruit acid extracts, a fresh approach to skin renewal. Int J Cosmet Sci, 1994, 16(6): 265–272.

[6] O'Connor AA, Lowe PM, Shumack S, et al. Chemical peels: a review of current practice. Australas J Dermatol, 2018, 59(3): 171–181.

[7] 王聪敏，王爱华，李海涛. 化学剥脱治疗轻中度痤疮的不良反应分析及护理对策. 中国美容整形外科杂志，2001，28（5）：308–310.

[8] 肖燕，李青峰. 化学剥脱术治疗皮肤光老化. 实用美容整形外科杂，2003，14（1）：49–50.

[9] 李琳，赵梓纲，马长生，等. 果酸抗兔耳模型黑头粉刺作用的研究. 中国麻风皮肤病杂志，2008，24（11）：855–857.

[10] Takenaka Y, Hayashi N, Takeda M, et al. Glycolic acid chemical peeling improves inflammatory acne eruptions through its inhibitory and bacteri-cidal effects on Propionibacterium acnes. J Dermatol, 2012, 39(4): 350–354.

[11] Ditre CM, Griffin TD, Murphy GF, et al. Effects of alpha-hydroxyl acids on photoaged skin: a pilot clinical, histologic, and ultrastructural study. J Am Acad Dermatol, 1996, 34(2 Pt 1): 187–195.

[12] Saleh F, Moftah NH, Abdel-AzimE, et al. Q-switched Nd: YAG laser alone or with modified Jessner chemical peeling for treatment of mixed melasma in dark skin types: a comparative clinical, histopathological, and immunohistochemical study. J

Cosmet Dermatol, 2018, 17(3): 319–327.

[13] Bulbul Baskan E, Tilki Günay I, Saricaoglu H. Efficacy of peeling during different periods of the menstrual cycle on acne. J Cosmet Laser Ther, 2017, 19(6): 373–375.

[14] 魏彬，陈阳美，刘瑜．果酸的面部年轻化机制及其在损容性皮肤病治疗中的临床应用．中国美容医学杂志，2017，26（1）：795–797.

[15] 肖晓庆，项蕾红，郑志忠．果酸疗法在痤疮治疗中的应用．中国美容医学杂志，2007，16（6）：40–43.

[16] 李利．果酸活肤术在皮肤美容中的应用．皮肤病与性病，2015，37（6）：322.

[17] 杨蓉娅，蒋献．化学剥脱术临床应用专家共识．实用皮肤病学杂志，2019，12（05）：7–12.

[18] Truchuelo M, Cerdá, P, Fernández, LF. Chemical peeling: a useful tool in the office. Actas Dermo-Sifiliográficas (English edition), 2017, 108(4): 315–322.

[19] Green BA, Edison BL, Sigler ML. Antiaging effects of topical lactobionic acid: results of a controlled usage study. Cosmet Dermatol, 2008, 21(2): 76–82.

[20] Ahn HH, Kim IH. Whitening effect of salicylic acid peels in Asian patients. Dermatol Surg, 2006, 32(3): 372–375.

[21] Vries FMC de, Meulendijks AM, Driessen RJB, et al. The efficacy and safety of non-pharmacological therapies for the treatment of acne vulgaris: a systematic review and best evidence synthesis. J Eur Acad Dermatol Venereol, 2018, 32(7): 1195–1203.

[22] Anitha B. Prevention of complications in chemical peeling. J Cutan Aesthet Surg, 2010, 3(3): 186–188.

[23] Monheit GD. Chemical peels. Facial Plast Surg Clin North Am, 2001, 9(2): 0–79.

[24] Grover C, Reddu BS. The therapeutic value of glycolic acid peels in dermatology. Indian J Dermatol Venereolo Leprol, 2003, 69(2): 148–150.

[25] Perić S, Bubanj M, Bubanj S, et al. Side effects assessment in glicolyc acid peelings in patients with acne type I. Bosn J Basic Med Sci, 2011, 11(1): 52–57.

[26] Vemula S, Maymone M B C, Secemsky EA, et al. Assessing the safety of superficial chemical peels in darker skin: a retrospective study. J Ame Acad Dermatol, 2018, 79(3): 508–513.

[27] 魏娇，程培华，蒋增琼，等．果酸在皮肤美容中的临床应用现状及进展．中国美容医学杂志，2017，26（9）：125–128.

插图来源

图 6–1 ~ 6–5、图 6–7 由四川大学华西医院杜丹医师和刘绪医师提供。

图 6–6 由四川大学华西医院李焰梅医师提供。

α- 羟基酸化学剥脱术操作视频

第7章 常用化学剥脱剂——水杨酸

一 概述

水杨酸（SA）化学名为邻羟基苯甲酸，是阿司匹林（乙酰水杨酸）的水解产物，可从柳树皮、甜桦树、冬青树等天然物质中提取或人工合成。水杨酸对角质层有双向调节作用，该作用与水杨酸的浓度有关。其中，1%～3% 浓度的水杨酸具有促进角质形成的作用；5% 及以上浓度的水杨酸具有促进角质剥脱的作用；而用于化学剥脱的水杨酸浓度一般高于 20%。外用水杨酸在皮肤科的使用历史悠久，早在公元前一世纪，便有使用柳树皮治疗胼胝和角化性疾病的记录。到 20 世纪 90 年代，α- 羟基酸开始流行。随后，水杨酸被作为 β- 羟基酸与之竞争。至今，水杨酸仍被描述为 β- 羟基酸，但事实上，β- 羟基酸是指羟基与脂肪族或脂环族 β 位碳原子相连的羧酸，而水杨酸的羟基是与苯环上的碳原子相连的（图 7-1）。β- 羟基酸的羟基基团属于中性，而水杨酸的羟基基团是酸性的。因此，

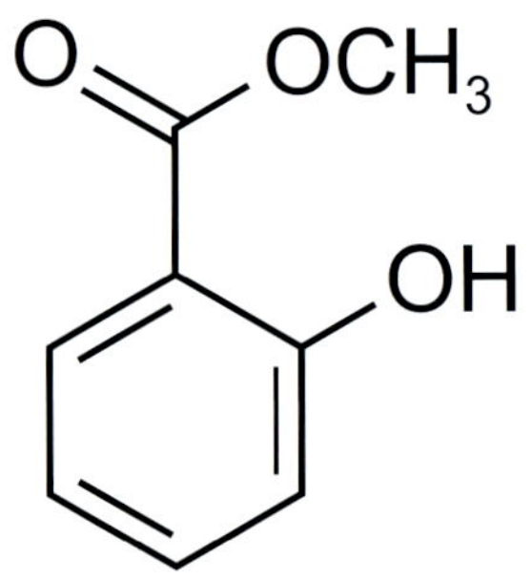

图 7-1　水杨酸的化学结构

将水杨酸归类为芳香酸可能更恰当。

水杨酸的酸度系数（pKa）为 2.98，饱和溶液 pH 为 2.4，为有机弱酸。水杨酸呈白色结晶状粉末，微溶于水，易溶于乙醇、醚或甲醇。水杨酸乙醇制剂具有较强的皮肤刺激性，乙醇挥发后致使水杨酸结晶，一方面影响疗效，另一方面不利于储存，故限制了其在临床的使用。目前国内使用的是一种新型的以泊洛沙姆 407 为增溶剂的水杨酸乳膏。不同剂型水杨酸的作用特点将在后文详述。

水杨酸和 α- 羟基酸是目前临床最常用的化学剥脱剂，但两者的作用特点存在差异。α- 羟基酸包括甘醇酸、杏仁酸、柠檬酸等，以最常用的甘醇酸为例，其有多个浓度梯度，主要用于极浅表、浅表甚至中层剥脱，损伤层次分别在角质层、基底层上方和真皮乳头层。而水杨酸进行化学剥脱的常见浓度为 20% 和 30%，损伤层次局限于角质层和颗粒层，属于极浅表剥脱。水杨酸可与其他化学剥脱剂联合，如与乳酸、间苯二酚 / 柠檬酸组成 Jessner 溶液，可用作浅表剥脱。水杨酸剥脱对真皮细胞外基质的重构作用会明显弱于高浓度的 α- 羟基酸和其他中、深层化学剥脱剂。但由于水杨酸剥脱层次浅，且分子量大，渗透更缓慢、均匀，出现过度剥脱的风险小，安全性更高。对深肤色的痤疮、黄褐斑及炎症后色素沉着的患者进行水杨酸剥脱术是安全的。一方面，水杨酸具有抑制皮脂分泌、抗炎、抗菌等特点，对治疗痤疮、玫瑰痤疮具有一定优势，同时也广泛应

用于黄褐斑、炎症后色素沉着等色素性皮肤病，以及轻中度皮肤光老化的治疗。另一方面，低浓度水杨酸常被添加于化妆品中，用于痤疮、头皮脂溢性皮炎等疾病的辅助治疗。

二　水杨酸化学剥脱作用机制

1. 水杨酸对表皮的作用　水杨酸具有溶解角质和粉刺的作用，但具体作用机制尚不明确，可能与水杨酸溶解桥粒蛋白和细胞间脂质有关，作用过程随着水杨酸的结晶析出而自动终止。水杨酸不会对表皮细胞有丝分裂产生影响，但可诱导表皮细胞的更替。

通过动物实验可在组织学水平观察到水杨酸对皮肤的影响。在使用不同浓度水杨酸对无毛小鼠皮肤进行剥脱治疗后发现，7.5% 和 15% 水杨酸仅引起非常轻微的组织学改变；而 30% 水杨酸作用之后，角质层和表皮（棘层和颗粒层）厚度在术后出现一过性增厚、逐渐变薄，再恢复正常的变化过程，术后 48 小时观察到表皮厚度大致恢复正常。同时，30% 水杨酸剥脱术后，毛囊角栓逐渐膨出，术后 48 小时内脱落。经水杨酸剥脱治疗后，表皮细胞排列更整齐，基底层细胞增殖活性增加[1]。

2. 水杨酸对真皮的作用　作为浅表化学剥脱剂，水杨酸虽然不会直接作用于真皮，但仍可一定程度上激活真皮成纤维细胞、诱导胶原合成。通过观察无毛小鼠皮肤真皮层在水杨酸剥脱术前、术后的变化，发现术后真皮乳头层可有暂时性的轻度水肿，同时毛囊周围可见少量淋巴细胞浸润。其中，水杨酸乙醇溶液作用后，水肿和炎症发生更早、消退更快，而聚乙二醇溶液则反之。在术后 48 小时可见真皮层部分梭形细胞增殖活性增加，一定程度上表明水杨酸可在不损伤表皮和诱发明显炎症的基础上，间接激活真皮成纤维细胞活性[1]。此外，有临床研究纳入了 10 例患者，研究 30% 水杨酸剥脱术（每周 1 次，共 6 次）前后耳后皮肤的组织学变化，通过图像分析发现，真皮胶原纤维和弹力纤维含量在治疗后均增加[2]。

3. 水杨酸对皮脂腺的作用　水杨酸具有脂溶性，可与皮脂及细胞间脂质混溶，减少皮脂含量。此外，也有研究显示，水杨酸可抑制皮脂腺细胞的增殖活性，抑制皮脂腺合成，还可以抑制痤疮皮损的炎症反应[3]。基于上述基础，有学者认为，相较于其他化学剥脱剂，水杨酸具有更优越的皮脂抑制作用。然而临床试验的结果不尽相同，有研究报道 30% 水杨酸对皮脂分泌的抑制作用强于 50% 丙酮酸，但也有报道水杨酸剥脱术后患者的皮脂含量并无明显减少[4-5]。

我们在临床研究中发现，以泊洛沙姆 407 为增溶剂的水杨酸乳膏和传统甘醇酸对比，两种治疗均可显著降低皮脂含量，但两种治疗对比无显著差异。事实上，对皮脂分泌的影响与溶液的酸碱性亦相关，同时皮脂含量的测量较易受其他因素干扰。而丙酮酸制剂并不稳定，在生理状态下即可转换为乳酸，后者作为一种保湿成分，可能对皮脂分泌产生影响。此外，上述研究均是在化学剥脱术后某一时间点测量，并不能很好地反映水杨酸剥脱术后患者油脂分泌的动态变化过程。

4. 水杨酸的抗炎作用　乙酰水杨酸是经典的非甾体类抗炎药，通过抑制前列腺素生成发挥抗炎作用。水杨酸是乙酰水杨酸的水解产物，外用水杨酸可能具有轻度的抗炎作用。在水杨酸治疗痤疮的临床研究中，水杨酸剥脱术对炎性痤疮皮损具有较好的疗效。在早期的研究中，有学者通过紫外线照射后的红斑消退情况判断外用药物的抗炎特性，分别比较了丁苯羟酸、水杨酸、氢化可的松、乙酰水杨酸、苯基丁氮酮、吲哚美辛等多种药物外用时的抗炎特性，结果发现水杨酸的抗炎作用仅强于丁苯羟酸（分别为 37%、36%）[6]。但以紫外线照射后红斑情况来判断药物的抗炎作用并不准确。

5. 水杨酸的抗菌作用　水杨酸被认为对细菌和真菌的生长具有一定的抑制作用，但研究多集中于水杨酸的抗菌作用在农业生产中的应用。有研究报道了水杨酸可在转录水平下调细菌毒力因子的表达，对金黄色葡萄球菌引起的心内膜炎具有潜在治疗作用[7]。另有研究发现，水杨酸通过改变铜绿假单胞菌膜蛋白的表达，可轻度增加铜绿假单胞菌对碳青霉烯类抗生素的抵抗性；同时动物实验显示，水杨酸（30 mM）可改善铜绿假单胞菌引起的小鼠角膜炎症状[8]。此外，水杨酸具有一定的抗真菌作用，可与苯甲酸联合作为外用抗真菌药使用。

6. 水杨酸的光保护作用 低浓度水杨酸对UVA和UVB均具有光保护作用，可减弱紫外线诱导的急性红斑反应和慢性致癌作用。美国国家毒理学项目（National Toxicology Program）曾资助了一项为期52周的动物研究，探究了4%和10%甘醇酸（pH 3.5）以及2%和4%水杨酸（pH 3.5）是否增加紫外线诱导的皮肤癌发生风险。结果显示，甘醇酸对紫外线的致癌作用无影响，而4%水杨酸可减少皮肤癌的发生[9]。需要指出的是，高浓度的水杨酸具有明显的角质剥脱作用，而角质层的完整性是发挥光保护的重要前提。因此，对于水杨酸剥脱术后的患者仍需要严格防晒。在紫外线诱导的光损伤小鼠模型中，采用以聚乙二醇为基质的30%水杨酸（pH 1.16）对光损伤小鼠皮肤进行化学剥脱，发现治疗后p53蛋白表达被抑制，同时丝聚蛋白和兜甲蛋白表达上调；此外，经水杨酸剥脱术治疗的患者，其角质层中可检测到更多的成熟角化套膜（cornified encelope，CE），表明水杨酸剥脱对光损伤皮肤具有修复作用[10]。

7. 水杨酸对黑色素的作用 水杨酸可有一定美白作用，这与表皮剥脱、角质形成细胞内黑色素清除加快有关。而水杨酸对黑色素合成仅有轻度抑制作用。

三 水杨酸化学剥脱剂的选择

水杨酸在皮肤科的使用历史悠久，不同浓度水杨酸在皮肤疾病及皮肤美容中的应用如表7–1所示。其中，面部剥脱常用浓度为20%和30%。多种水杨酸制剂可用于化学剥脱，包括乙醇溶液、凝胶和乳膏。40%和50%水杨酸软膏不用于面部剥脱，可用于表皮增生性疾病的治疗，如脂溢性角化病、疣。

表7–1 不同浓度水杨酸在皮肤疾病及皮肤美容中的应用

水杨酸浓度	临床应用
≤2%	皮肤驻留类产品和淋洗类产品
≤3%	发用淋洗类产品
3% ~ 6%	银屑病
6%	鱼鳞病
0.5% ~ 10%	痤疮
2% ~ 10%	浅部真菌感染的辅助治疗、局部角质增生
5% ~ 40%	疣
20% ~ 30%	面部化学剥脱
40% ~ 50%	良性表皮增生性疾病

1. 水杨酸乙醇溶液 将水杨酸粉末加至95%乙醇，可得到水杨酸乙醇溶液。如20 g水杨酸粉末加入100 ml 95%乙醇溶液中，可得到20%水杨酸溶液。进行化学剥脱时，一般浓度需要20%以上；而复方制剂如Jessner溶液，水杨酸浓度为14%或17%。使用时，由于乙醇挥发导致水杨酸结晶析出，在皮肤表面形成白色结晶，称为假霜，与三氯醋酸导致蛋白质凝结形成的白霜不同。假霜可用于判断水杨酸涂抹是否均匀。此外，水杨酸乙醇溶液需避光储存并定期更换，以防止乙醇挥发导致水杨酸浓度增加。

2. 水杨酸凝胶 凝胶具有易于涂抹、刺激性小的优点。以聚乙二醇（polyethylene glycol，PEG）为基质，可制备水杨酸凝胶（SA-PEG）。在表皮完整的情况下，SA-PEG几乎不被表皮吸收，因此发生水杨酸中毒的风险更低。此外，动物实验表明SA-PEG可降低紫外线诱导的皮肤肿瘤风险[10]。但凝胶剂型在使用时无假霜形成，不利于判断剥脱剂施加是否均匀。国内目前无商品化的凝胶型水杨酸可使用。

3. 水杨酸乳膏　目前国内使用的是以泊洛沙姆 407 作为增溶剂的乳剂型水杨酸。泊洛沙姆 407 是由聚氧乙烯、聚氧丙烯组成的共聚体，具有表面活性，能增加水杨酸在水中的溶解度，避免了水杨酸乙醇溶液的刺激性和不易存储的特点。同时形成缓释体系，有利于减轻术中的疼痛和烧灼感。治疗时将乳膏涂于皮肤，并使用少量水进行稀释。外涂于皮肤后的即刻浓度为 5% ~ 8%，在保持稀释的状态下，浓度逐渐增加至 30%[11]。

4. 辛酰水杨酸　在水杨酸苯环的 5 号位上连接脂链（氧代辛基）后可得到辛酰水杨酸。辛酰水杨酸具有更强的脂溶性，治疗痤疮时显示出良好的疗效。

四　水杨酸化学剥脱的适应证

水杨酸剥脱在皮肤科应用广泛，其适应证包括痤疮、玫瑰痤疮、黄褐斑、炎症后色素沉着、黑变病及轻中度皮肤光老化等（框 7–1）。水杨酸剥脱也可用于治疗雀斑和雀斑样痣，但随着激光治疗的发展，目前已较少使用。

框 7–1　水杨酸化学剥脱的适应证

- 痤疮（包括粉刺、炎性皮损和浅表的萎缩性瘢痕）
- 玫瑰痤疮（丘疹脓疱型）
- 炎症后色素沉着
- 色素增加性皮肤病（包括黄褐斑、黑变病）
- 轻中度光老化（包括色素沉着、细纹）

痤疮的发病与毛囊口角化异常、皮脂分泌增多、痤疮丙酸杆菌定植及炎症相关。水杨酸通过溶解角质、减少皮脂含量及轻度抗炎作用，对痤疮炎性和非炎性皮损均显示出良好的治疗效果[12]：30% 水杨酸与 30% 甘醇酸治疗中、重度痤疮疗效相当，6 次治疗后皮损消退率分别为 43% 和 47%，但治疗结束后 2 个月随访发现，水杨酸治疗后的皮损有持续消退趋势。水杨酸也可与其他化学剥脱剂联合。杏仁酸的渗透更缓慢、均匀，用于化学剥脱时面部红斑和刺激感均不明显，敏感皮肤亦可耐受。水杨酸联合杏仁酸进行化学剥脱，可增加对痤疮活动性皮损和痤疮后色素沉着的疗效。水杨酸剥脱术也可联合 20% 壬二酸治疗，可增加对痤疮炎性皮损的疗效。水杨酸对浅表的痤疮萎缩性瘢痕有一定改善作用，但并不是治疗首选。

玫瑰痤疮的发病机制复杂，涉及遗传、免疫、血管和神经功能异常，以及皮肤微生态失调及屏障受损等因素，传统分型包括红斑毛细血管扩张型、丘疹脓疱型、鼻赘型和眼型。对于伴有明显阵发性潮红的玫瑰痤疮患者，在化学剥脱术后可能出现疾病加重。对于丘疹脓疱型玫瑰痤疮，有研究报道了乳剂型水杨酸联合口服四环素类抗生素可取得良好疗效[13]。

化学剥脱术是黄褐斑的二线治疗，常用制剂包括甘醇酸、杏仁酸、乳酸、水杨酸、Jessner 溶液及三氯醋酸。化学剥脱主要是通过加快角质形成细胞中黑色素的清除发挥作用，因此，联合其他抑制黑色素合成的治疗效果更佳，如酪氨酸酶抑制剂和抗氧化剂。甘醇酸对黄褐斑的疗效可能优于其他化学剥脱剂，但对深肤色患者，水杨酸剥脱更安全。有研究对比了 4% 氢醌每日外用与 4 次水杨酸剥脱术治疗黄褐斑的疗效，结果显示两者疗效相当[14]。水杨酸也可用于改善炎症后色素沉着、眶周色素沉着、黑变病等。

尽管苯酚剥脱对于皮肤光老化有显著疗效，但术后恢复时间长，且由于苯酚毒性和术后并发症，临床基本已不使用。光电治疗、注射美容等是目前治疗皮肤光老化的主要手段，但费用昂贵。因此，水杨酸剥脱术在皮肤光老化的治疗中仍有一席之地。30% 水杨酸剥脱可用于轻中度光老化的治疗，对皮肤粗糙度、色素沉着和皮肤细纹均有改善。有研究报道，5%～10% 辛酰水杨酸和 20%～50% 甘醇酸对轻中度皮肤光老化的改善作用相当，两者对皮肤细纹的改善程度分别为 41% 和 30%，对色素沉着的改善程度分别为 40% 和 34%[15]。

五 水杨酸化学剥脱的禁忌证

水杨酸剥脱对于所有皮肤类型（Fitzpatrick Ⅰ～Ⅵ型皮肤）均是安全的。治疗的禁忌证详见框 7-2。既往观点认为，化学剥脱术前半年应避免服用维 A 酸类药物，因为联合治疗会导致过度剥脱，增加术后增生性瘢痕或瘢痕疙瘩发生的风险，这种情况通常见于中层和深层剥脱。现有证据显示，浅表化学剥脱术联合口服异维 A 酸并不会增加术后瘢痕和愈合延迟的风险，化学剥脱术联合口服异维 A 酸可能增加疗效[16]。在充分评估患者皮肤状态后，可以尝试水杨酸剥脱术联合口服小剂量异维 A 酸治疗。

框 7-2 水杨酸化学剥脱的禁忌证

绝对禁忌证

- 对水杨酸制剂中任一成分过敏
- 治疗部位有皮肤创伤、急性炎症或感染
- 皮肤恶性肿瘤
- 处于妊娠期
- 处于哺乳期
- 具有不切实际的期望

相对禁忌证

- 口服维 A 酸类药物

六 水杨酸化学剥脱的术前准备

化学剥脱术前准备的第一步是对患者进行评估和选择。应对患者进行详细的问诊和查体，明确诊断，同时对患者的用药史、既往史、过敏史、日光暴露情况和皮肤类型等进行评估。评估的目的包括：确保患者符合水杨酸治疗的适应证，且无治疗禁忌；选择合适的治疗方案和时机，以确保疗效，同时减少不良反应。如对近期或正在口服维 A 酸类药物的患者，需评估是否停药或与水杨酸剥脱术联合治疗；对乙酰水杨酸过敏的患者，可能存在对水杨酸交叉过敏或诱发荨麻疹和血管性水肿的风险。应详细告知患者水杨酸剥脱术的操作流程、可能的获益与风险以及术后注意事项等，并确保患者理解正确。在交流过程中，应对患者的治疗期望进行评估。对于期望值过高的患者，或无法接受术后可能出现红斑、脱屑等治疗相关反应的患者，应谨慎治疗或不治疗。治疗前需签署知情同意书（图 7-2）。

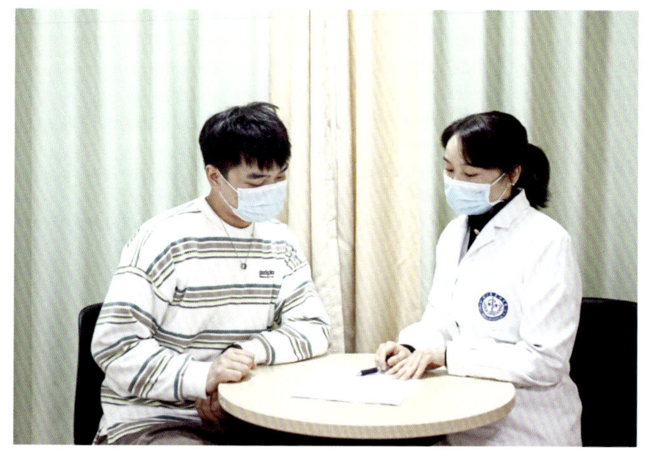

图 7-2 术前沟通并签署知情同意书

拍照记录患者皮损情况。拍照环境应光线充足，照片应清晰，并应包含患者全脸的正面和左右侧面。每次拍照尽可能保证光线、角度相同。

在整个治疗期间，患者均应进行有效防晒，防晒措施包括减少外出、使用广谱防晒霜和物理方式防晒。近期有日光暴晒史的患者不宜马上进行化学剥脱。

与所有化学剥脱术一样，在水杨酸剥脱术前对皮肤进行预处理，对保证疗效和减少术后不良反应十分重要。皮肤预处理可使用低浓度 α- 羟基酸类、水杨酸、氢醌、熊果苷、壬二酸、维生素 C 等。

不同疾病和皮肤状态的患者，其预处理方案不同。在治疗色素增加性皮肤病时，或深肤色患者为减少术后色素沉着风险时，可使用 2%～4% 氢醌进行皮肤预处理。氢醌是一种有效的酪氨酸酶抑制剂，浓度为 4% 时对黑色素合成的抑制作用更佳。但需要注意，外用氢醌可能引起接触性皮炎，过量使用还可导致褐黄病。其他替代方案包括壬二酸、维生素 C、烟酰胺、曲酸、熊果苷及甘草提取物，但疗效弱于氢醌，且同样可能产生皮肤刺激性。此类药物可在水杨酸剥脱术前 2～4 周开始使用，术前 2 天停用，术后待皮肤刺激症状完全消失后可继续使用。

对痤疮和玫瑰痤疮患者，水杨酸治疗联合外用或系统治疗更佳。对于口服多西环素或米诺环素等药物的患者，可在水杨酸剥脱术前 2～4 周启动治疗，治疗期间不必停药。对于口服维 A 酸类药物的患者，除非期望达到更深层剥脱的效果，一般在水杨酸剥脱术前 1～2 周停药。国外有学者建议术前 3～6 个月停口服维 A 酸类药物，但目前临床最新的研究也有报道水杨酸联合口服异维 A 酸。对于使用外用药物的患者，可在术前数天停药，术后表皮完全上皮化后继续使用。

七　水杨酸化学剥脱的步骤

不同化学剥脱剂的操作方法略有差异。下面以水杨酸乙醇溶液和具有缓释特点的乳剂型水杨酸为例，介绍具体操作步骤。

（一）术前准备

1. 物品准备：包括剥脱前清洁剂、剥脱后保湿乳霜，手持式的小电风扇，定时器，洁面巾，相关治疗浓度的乳剂型水杨酸和盛装小容器，凡士林或含凡士林的油性软膏，棉签、棉球、纱布和一次性专业治疗笔刷，手套，冷喷机或冷敷贴等（图 7-3）。

2. 治疗当天患者不应使用彩妆类产品，治疗前使用温和洁面产品或清水进行面部清洁（图 7-4）。

3. 患者平躺于治疗床上，头发用发带向后梳理或佩戴治疗帽。

4. 使用乙醇浸湿纱布片，擦拭患者面部皮肤，以脱去皮肤表面油脂。脱脂的目的是促进化学剥脱剂的均匀渗透。

5. 将凡士林涂抹于面部敏感区域，包括眼角、鼻唇沟、鼻孔和嘴唇，可予棉球或纱布遮住眼部区域。

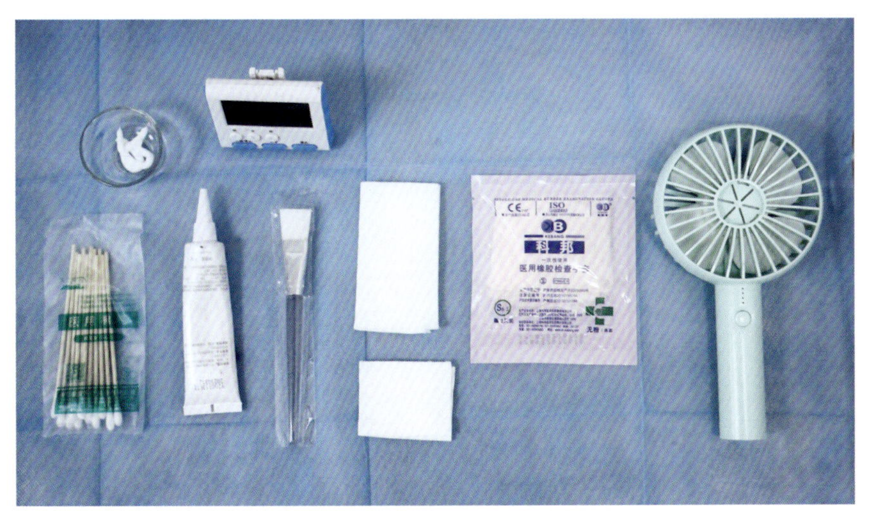

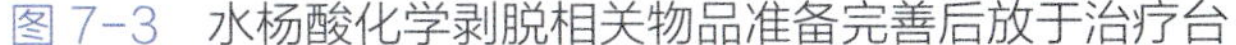

图 7-3　水杨酸化学剥脱相关物品准备完善后放于治疗台

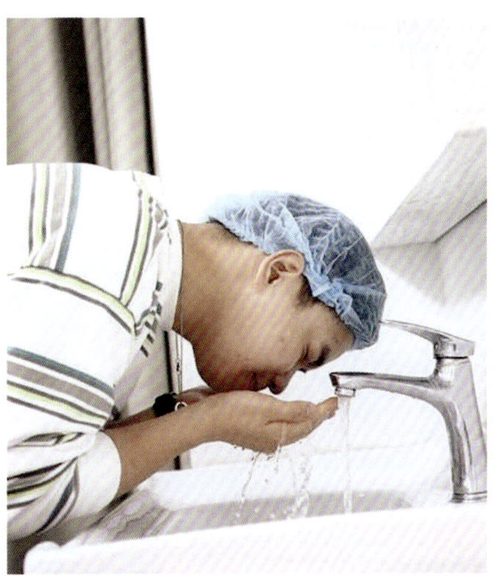

图 7-4　清洁面部

（二）水杨酸乙醇溶液操作步骤

1. 进行面部化学剥脱时，水杨酸浓度可选20%或30%。初次治疗应从低浓度开始。

2. 将水杨酸溶液倒入干净的治疗小碗中，使用扇形刷子或棉签将水杨酸均匀涂抹于患者面部，涂抹应按照一定顺序进行，如前额、鼻部、下颌、面颊，共涂抹2～3层。整个操作应尽量在30秒内完成。

3. 患者在治疗中可有不同程度的烧灼和刺痛感，小部分患者可有瘙痒不适，面部皮肤可有不同程度的红斑。应注意观察皮肤反应及询问患者状态，可使用便携式风扇减少烧灼感。

4. 随着乙醇挥发，水杨酸结晶析出，形成假霜，出现时间通常为开始治疗后30秒至1分钟。

5. 随着反应的进行，患者的烧灼感和刺痛感逐渐减弱至消失，此时可终止治疗。通常时间为3～5分钟。治疗结束后用流动清水洁面，并涂抹保湿霜。若患者红斑和烧灼感较明显，可予以冷喷或冷敷治疗。

（三）水杨酸乳剂操作步骤

1. 将水杨酸乳剂倒入干净的治疗小碗中，使用扇形刷子将水杨酸均匀涂抹于患者面部（图7-5）；或佩戴医用橡胶手套后，直接将水杨酸乳膏涂于患者皮肤。

2. 用扇形刷子或指间（佩戴手套）蘸取适量清水，使水杨酸保持湿润状态，间歇、轻柔按摩以促进水杨酸吸收。

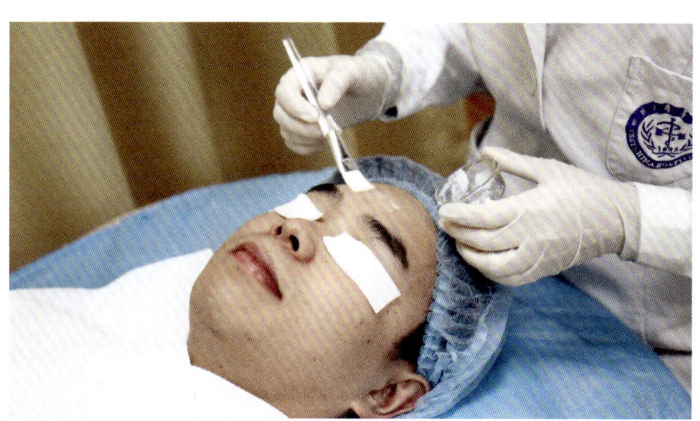

图7-5　涂刷剥脱剂

3. 与水杨酸乙醇溶液相同，乳剂型水杨酸治疗中也有不同程度皮肤刺痛、烧灼感以及红斑反应，应注意观察患者治疗反应。

4. 乳剂型水杨酸也可形成假霜，但由于水杨酸本身也呈现乳白色，故不利于观察。通常，由于水杨酸具有亲脂性，更容易在毛囊周围形成假霜。

5. 乳剂型水杨酸具有缓释特点，停留时间一般为10～30分钟。在治疗结束后用流动清水洁面（图7-6），涂抹保湿霜。若患者红斑和烧灼感较明显，可予以冷喷或冷敷治疗（图7-7）。

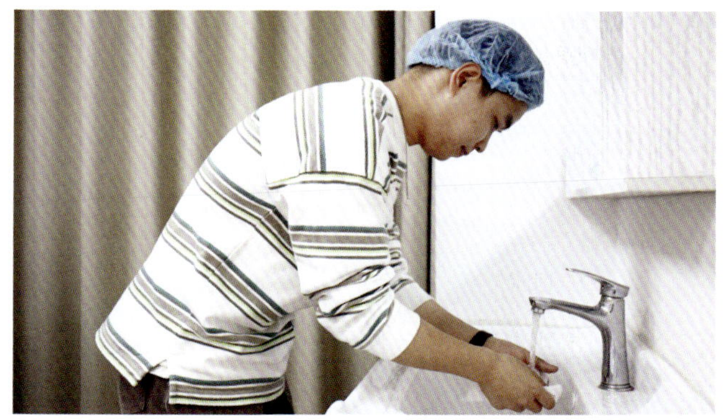

图7-6　治疗结束后二次洁面

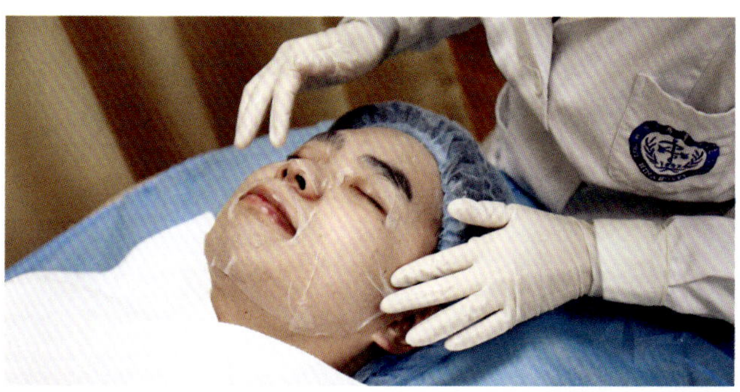

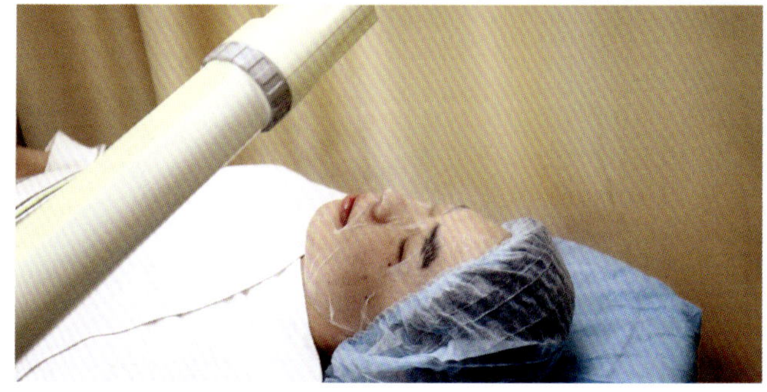

图7-7　术后根据患者反应可予面膜舒缓和冷喷治疗

（四）治疗间隔与周期

水杨酸剥脱的时间间隔为 2～4 周，通常治疗 3～6 次起效。

八 水杨酸化学剥脱终点的评判

水杨酸渗透速度缓慢、渗透深度浅。由于水杨酸结晶后反应即停止，故不需要使用碱性溶液进行中和。尽管水杨酸剥脱层次浅，但若治疗不当，也可能出现过度剥脱导致的不良反应；而若治疗时间过短，则会降低疗效。因此，在治疗过程中需仔细观察患者的皮肤反应，询问患者疼痛程度，正确判断治疗终点。

术中烧灼感和疼痛感消失时即代表反应终点，此时水杨酸乙醇溶液停留时间通常为 3～5 分钟，控缓释乳膏停留时间通常为 10～30 分钟。但若患者在术中出现不能耐受的疼痛、烧灼感或有其他不适，则应立即停止治疗。

白霜常被作为化学剥脱术的终点反应，而出现白霜的区域在术后出现结痂、色素异常和瘢痕的风险较大。不同于 α- 羟基酸和三氯醋酸剥脱术中出现的白霜，水杨酸剥脱术中形成的白霜系水杨酸结晶所致，故称为假霜（图 7–8），此时应根据具体情况决定是否终止治疗。在治疗皮肤光老化时，为提高治疗效果，在评估患者皮肤状态可耐受的前提下，可以接受在治疗时间内出现均匀的假霜。而治疗痤疮和黄褐斑时，一般倾向于不出现假霜，对于有假霜形成迹象的区域，应即刻用棉签或纱布拭去局部多余的水杨酸或直接停止治疗。

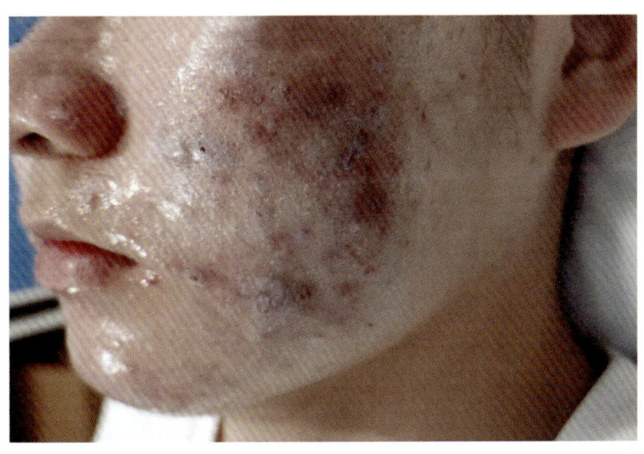

图7–8 水杨酸化学剥脱术后出现均一红斑和“白霜”（假霜）

九 水杨酸化学剥脱的术后护理

水杨酸剥脱会破坏皮肤表面的皮脂膜，并会产生不同程度的皮肤屏障功能受损的表现，包括皮肤红斑、脱屑、干燥、敏感性增加等。因此，在水杨酸剥脱术后的皮肤护理非常重要。

应注意使用温和的洁面产品，适当减少洁面次数。同时嘱咐患者注意加强保湿，选用保湿效果更好的油包水（W/O）剂型，避免使用含香料以及刺激成分（如 α- 羟基酸、水杨酸等）的保湿产品。保湿产品的使用频率可以是每天 3～4 次或更多。部分敏感皮肤的患者在治疗后皮肤红斑、刺痛感的持续时间稍长，可适当使用具有皮肤屏障修复功能的敷贴或面膜。应避免使用彩妆类护肤品。待皮肤刺激症状和术后反应完全消失后，可逐步恢复至正常的护肤状态。正确的皮肤护理可促进表皮再生，减少并发症的发生。

化学剥脱术前、术后均应注重防晒。除了使用防晒产品以外，对于皮肤耐受性差者，建议主要以物理遮蔽的方式为主，包括使用太阳伞、宽檐遮阳帽、太阳镜、面罩或口罩等。

水杨酸剥脱术后皮肤恢复较快，待皮肤恢复正常状态后，患者可适当恢复外用维 A 酸类、低浓度 α- 羟基酸类、低浓度水杨酸和氢醌等治疗。

十 水杨酸化学剥脱的不良反应

水杨酸化学剥脱术后常见的不良反应如框 7–3 所示。主要不良反应包括治疗区域出现红斑、表皮脱屑和痂壳形成等，这些反应与化学剥脱治疗本身有关。

框 7-3 水杨酸剥脱术的不良反应

常见不良反应	罕见不良反应
• 红斑	• 色素脱失
• 干燥	• 瘢痕
• 剥脱	• 水杨酸中毒
• 结痂	

少见不良反应

- 炎症后色素沉着
- 暂时性色素减退

1. 红斑 通常是暂时性的，持续时间为 1～3 天，少于 10% 的患者术后红斑持续时间超过 2 天。若出现持续性红斑，可能提示色素沉着的风险增加，可适当使用含有修复皮肤屏障功能的敷贴或面膜，必要时可短期外用弱效糖皮质激素，并告知患者严格防晒。

2. 干燥 约 1/3 的患者在水杨酸剥脱术后出现干燥，这与术后皮脂减少以及皮肤屏障暂时受损引起的经皮水分丢失增加有关，可通过涂抹保湿霜缓解。

3. 剥脱和结痂 由于剥脱层次局限在角质层，仅部分患者在水杨酸剥脱后出现表皮剥脱现象，具体表现为皮肤表面半透明的片状薄痂，通常 1 周左右可缓解。若术中出现假霜，则可能出现结痂。部分患者在剥脱术后仍有轻度的皮肤刺痛感。

4. 色素沉着和色素减退 水杨酸化学剥脱术后出现水肿和炎症后色素沉着的风险较低，但若术后护理不当，则可能皮肤出现局部炎症反应，进而引起水肿、色素沉着或暂时性色素减退。

5. 色素脱失和瘢痕 水杨酸剥脱的损伤层次不突破基底层，因此色素脱失和瘢痕罕见。

6. 水杨酸中毒 是指血液中水杨酸过量导致的多系统损伤。水杨酸血浆浓度大于 100 mg/ml，超过 2 天可发生毒性反应，表现包括头晕、眩晕、耳鸣、耳聋、恶心、呕吐和意识错乱；血浆浓度大于 300 mg/ml，可导致电解质紊乱、神经系统损伤等严重不良反应。由于水杨酸透皮吸收导致的水杨酸中毒非常罕见。有报道 20% 水杨酸外用面积为体表面积 50% 时出现了水杨酸中毒。目前没有面部进行水杨酸剥脱出现水杨酸中毒的报道。有学者检测了全面部使用 30% 水杨酸溶液进行化学剥脱后的血药浓度，最高为 1.57 μg/ml，远低于中毒剂量。

十一 水杨酸化学剥脱的评价

水杨酸化学剥脱术属于皮肤浅表化学剥脱术，安全性较高，适用于所有皮肤类型。水杨酸具有一定的抗炎、抗菌和抑制皮脂分泌的作用，治疗痤疮和玫瑰痤疮具有一定优势，同时也适用于治疗黄褐斑和炎症后色素沉着，但对皮肤光老化及萎缩性痤疮瘢痕的改善程度有限。水杨酸剥脱术的耐受性良好，假霜是判断治疗终点的重要指征。术后不良反应轻微、持续时间短，常见不良反应包括红斑、干燥和脱屑。进行水杨酸剥脱术时，应重视皮肤预处理和剥脱术后护理。必要时，水杨酸可与其他治疗联用以增加疗效。

（李晓雪　蒋　献）

参考文献

[1] Imayama S, Ueda S, Isoda M. Histologic changes in the skin of hairless mice following peeling with salicylic acid. Arch Dermatol, 2000, 136(11): 1390–1395.

[2] Abdel-Motaleb AA, Abu-Dief EE, Hussein MR. Dermal morphological changes following salicylic acid peeling and microdermabrasion. J Cosmet Dermatol, 2017, 16(4): e9–e14.

[3] Lu J, Cong T, Wen X, et al. Salicylic acid treats acne vulgaris by suppressing AMPK/SREBP1 pathway in sebocytes. Exp Dermatol, 2019, 28(7): 786–794.

[4] Marczyk B, Mucha P, Budzisz E, et al. Comparative study of the effect of 50% pyruvic and 30% salicylic peels on the skin lipid film in patients with acne vulgaris. J Cosmet Dermatol, 2014, 13(1): 15–21.

[5] Lee HS, Kim IH. Salicylic acid peels for the treatment of acne vulgaris in Asian patients. Dermatol Surg, 2003, 29(12): 1196–1199.

[6] Weirich EG, Longauer JK, Kirkwood AH. Dermatopharmacology of salicylic acid. Ⅲ. Topical contra-inflammatory effect of salicylic acid and other drugs in animal experiments. Dermatologica, 1976, 152(2): 87–99.

[7] Herrmann M. Salicylic acid: an old dog, new tricks, and staphylococcal disease. J Clin Invest, 2003, 112(2): 149–151.

[8] Bandara M, Sankaridurg P, Zhu H, et al. Effect of salicylic acid on the membrane proteome and virulence of pseudomonas aeruginosa. Invest Ophthalmol Vis Sci, 2016, 57(3): 1213–1220.

[9] National Toxicology Program. Photocarcinogenic study of glycolic acid and salicylic acid in SKH–1 mice. Natl Toxicol Program Tech Rep Ser, 2007, 524: 1–242.

[10] Dainichi T, Amano S, Matsunaga Y, et al. Chemical peeling by SA-PEG remodels photo-damaged skin: suppressing p53 expression and normalizing keratinocyte differentiation. J Invest Dermatol, 2006, 126(2): 416–421.

[11] 李晓雪，高星雅，蒋献. 化学剥脱术在损容性皮肤病及面部年轻化中的应用. 中华皮肤科杂志，2019，52（3）：200–203.

[12] Kessler E, Flanagan K, Chia C, et al. Comparison of alpha-and beta-hydroxy acid chemical peels in the treatment of mild to moderately severe facial acne vulgaris. Dermatol Surg, 2008, 34(1): 45–50.

[13] Wang L, Li XH, Wen X, et al. Retrospective analysis of 19 papulopustular rosacea cases treated with oral minocycline and supramolecular salicylic acid 30% chemical peels. Exp Ther Med, 2020, 20(2): 1048–1052.

[14] Kodali S, Guevara IL, Carrigan CR, et al. A prospective, randomized, split-face, controlled trial of salicylic acid peels in the treatment of melasma in Latin American women. J Am Acad Dermatol, 2010, 63(6): 1030–1035.

[15] Oresajo C, Yatskayer M, Hansenne I. Clinical tolerance and efficacy of capryloyl salicylic acid peel compared to a glycolic acid peel in subjects with fine lines/wrinkles and hyperpigmented skin. J Cosmet Dermatol, 2008, 7(4): 259–62.

[16] Spring LK, Krakowski AC, Alam M, et al. Isotretinoin and timing of procedural interventions: a systematic review with consensus recommendations. JAMA Dermatol, 2017, 153(8): 802–809.

插图来源

图 7–1 ~ 7–7 由四川大学华西医院杜丹医师和刘绪医师提供。

图 7–8 由四川大学华西医院杜丹医师提供。

30% 超分子水杨酸化学剥脱术操作视频

第 8 章 常用化学剥脱剂——复合酸

一 概述

复合酸是常用的化学剥脱剂之一，是由两种或两种以上不同种类、不同作用机制的单酸，通过特殊工艺复配在一起产生的复合型化学剥脱剂，用于增加化学剥脱的深度和疗效，主要适用于皮肤化学剥脱术的治疗[1]。皮肤化学剥脱术具有快速、安全、有效的特点，目前已成为最常见的美容手段之一[2]。依据化学剥脱剂作用的深度，可分为浅层、中层和深层化学剥脱术。其中，浅层剥脱是通过对表皮层进行破坏、促进皮肤再生的方式，浅层剥脱中最深能够达到真皮乳头层；中层剥脱是指达到真皮网状层上部的治疗；而深层剥脱能够达到真皮网状层的中部[3]。有研究显示，随着剥脱深度的增加，其真皮改善的深度也随之增加，因此，深层剥脱能够达到更加明显的抗衰老效果，但其不良反应也随之增加[4]。常用的化学剥脱剂包括各类 α- 羟基酸、β- 羟基酸等，而大多数浅表化学剥脱剂都可以组成复合酸。

Jessner 溶液是最经典的复合酸制剂，由乳酸、水杨酸和间苯二酚复配而成；改良 Jessner 溶液则由柠檬酸代替间苯二酚。此外，还有乳酸 / 三氯醋酸、水杨酸 / 甘醇酸、水杨酸 / 杏仁酸等复合酸制剂。值得注意的是，若甘醇酸、乳酸、柠檬酸等多种 α- 羟基酸（果酸）混合在一起，一般称为复合果酸，而不是真正意义上的复合酸。另外，在采用单酸或复合酸进行大面积治疗的基础上，联合其他化学剥脱剂如苯酚或三氯醋酸在重点区域使用，以期实现“马赛克式”剥脱的方法，称为复合剥脱系统。

针对不同的皮肤问题，许多复合酸配方中还会额外添加一些特定作用的成分，如黑色素生成抑制剂（如曲酸、间苯二酚）、保湿剂（如大豆异黄酮）、抗炎成分（如红没药醇）和抗氧化成分（如 L- 抗坏血酸、绿茶提取物）等。单酸通常以浓度来区分，如 α- 羟基酸常用浓度为 20%、35%、50%、70%。而复合酸的浓度则不尽相同，通常都是多种低浓度化学剥脱剂组合在一起，需要根据不同的皮肤问题选用相应的复合酸。国际上的大多数复合酸配方多为厂家专利保密配方。

二 复合酸化学剥脱作用机制

复合酸体现了多种低浓度化学剥脱剂之间的协同作用，利用不同化学剥脱剂作用机制的互相弥补来增强疗效，可渗透到皮肤的不同层次，多靶点地作用于皮肤，应用范围更广；另外，复合酸中每种化学剥脱剂浓度较低，可减少对皮肤的刺激，因此更加温和、安全。

整体来说，复合酸的作用机制主要参考复合酸中的每种化学剥脱剂，这些化学剥脱剂可以作用于表皮和真皮发挥作用。如在皮肤表面应用低浓度（一般为 8% 以下）α- 羟基酸类制品后，能渗透到表皮内部，其羧基和羟基能影响细胞间黏性物质的离子键和氢键，使角质形成细胞的结合变松散。在低浓度下同时能活化类固醇硫酸酯酶和丝氨酸蛋白酶降解桥粒，使角蛋白细胞黏连性减弱，加快死亡的角质层细胞脱落，不仅可以促进角质形成细胞的新陈代谢，降低角质形成细胞的角质堆积，还可以促进表皮细胞的生长、加快细胞的更新，使表皮增厚、角质层致密及光滑，从而使皮肤光洁而富有弹性[5]。而 α- 羟基酸在高浓度（一般为 20%～100%）时，有表皮分解作用，使表皮完全从真皮层分离而剥落，启动损伤重建机制，激活真皮成纤维细胞合成及分泌，使皮肤厚度增加，尤其是真皮乳头层增厚及胶原纤维增加，从而淡化色斑，消除皱纹[5]。与传统的苯酚、三氯醋酸、间苯二酚化学剥脱剂相比，α- 羟基酸作用温和，无化学性灼伤，不良反应少，对全身无毒害作用。此外，α- 羟基酸还能改善皮肤的屏障功能并具有保湿作用。从表皮上看，皮肤老化过程除角质层堆积外，角质形成细胞含水量的减少也是一个重要方面。化学剥脱制剂可以清除堆积在皮脂腺开口处的死亡细胞，使皮脂腺排泄通畅，皮脂、表皮汗腺液和水分经乳化作用在皮肤外表面形成皮脂膜，可保护皮内水分不过多蒸发，也可防止细菌侵袭皮肤，是皮肤的天然屏障[5]。水杨酸具有一定的镇痛、抗炎、抗菌、溶解角质的作用，通过溶解破坏包裹在角质形成细胞周围的角质共价连接，来促进角质层脱落以及基底层角质形成细胞和成纤维细胞的活化代谢。水杨酸亦具有一定的亲脂性，可以通过脂质通道进入到角质及毛孔深处，以及通过皮脂腺通道纠正油脂、皮脂腺的过度分泌。

三 不同浓度复合酸剥脱剂和复合剥脱系统的选择

剥脱剂的浓度越大，则 pH 值越小，皮肤吸收越快，对皮肤角质细胞的脱落作用越强，但对皮肤的刺激性也越大。临床治疗时，一般从低浓度开始，逐渐增加浓度。化学剥脱根据其对皮肤的渗透深度分为浅层、中层和深层。临床治疗时，可根据其对不同皮肤病的作用机制及治疗时患者皮肤的反应，调整浓度或用某个浓度维持治疗，以达到最佳疗效。

轻度光老化（光线性角化病、细纹、粗糙、晒斑）、寻常痤疮、轻度痤疮瘢痕、黄褐斑、轻度色素异常、炎症后色素沉着过度等疾病，可使用浅层化学剥脱进行治疗。常用的浅层化学剥脱溶液主要包括 α- 羟基酸（20%～70% 甘醇酸、乳酸、苹果酸、丙酮酸、酒石酸）、水杨酸（10%～30%）、Jessner 溶液、脂羟基酸、间苯二酚、视黄酸、三氯醋酸（＜20%）等。轻度至中度光老化、日光性角化、细纹、皱纹、晒斑、黄褐斑、轻度至中度色素异常、脂溢性角化病、浅表萎缩性瘢痕等疾病，可使用中层化学剥脱进行治疗。用于中层化学剥脱的溶液主要包括 35%～50% 三氯醋酸、35% 三氯醋酸 + 固体 CO_2、35% 三氯醋酸 + 70% 甘醇酸、35% 三氯醋酸 + Jessner 溶液等。而深层化学剥脱可用于治疗严重的光老化（重度皱纹）、癌前皮肤病变等疾病，常用剥脱剂包括 Baker-Gordon 溶液、浓度＞50% 的三氯醋酸等。

四 复合酸化学剥脱的适应证

复合酸化学剥脱的主要适应证包括痤疮、瘢痕、色素性疾病以及光老化等。复合酸可作为轻中度痤疮的辅助治疗，改善痤疮后的色素和浅表瘢痕，临床治疗中常用的是水杨酸联合杏仁酸。复合酸也可用于治疗色素性疾病如黄褐斑、炎症后色素沉着等，表皮增生性疾病如脂溢性角化病、毛周角化病等。还可用于治疗光老化，可以提亮肤色、抗衰、改善细小皱纹。

五 复合酸化学剥脱的禁忌证

临床上，复合酸化学剥脱的禁忌证如框 8-1 所示。

框 8-1 复合酸化学剥脱的禁忌证

- 具有不切实际的预期
- 一般状况差，精神病患者或情绪不稳定者，或免疫缺陷性疾病患者
- 处于妊娠或哺乳期
- 对化学剥脱制剂或其成分过敏
- 皮肤处于敏感状态，或施术部位患有接触性皮炎、湿疹等过敏性皮肤病或活动性单纯疱疹、脓疱疮等感染性皮肤病，或未愈合的创面
- 术后不能严格防晒者
- 6 个月以内局部接受过外科手术者
- 近期接受过放射治疗者
- 2 周以内局部接受过化学剥脱术者

六 复合酸化学剥脱的术前准备

（一）术前医患沟通

治疗前的评估和患者教育对于剥脱治疗的成功很关键。有研究表明很多患者对剥脱治疗结果不满意，主要是因为患者对治疗结果抱有不切实际的幻想。因此，医生首先要向患者介绍化学剥脱术的相关信息（如治疗时间、疗程、可能的疗效、术后注意事项、可能的并发症等），并充分了解患者的需求和预期，确保患者的需求和预期与化学剥脱术的适应证、治疗过程与预期疗效相符，并就合理的治疗方案达成一致意见；提醒患者术前 1 周不宜烫发、不使用磨砂膏、不宜进行其他有损皮肤屏障的治疗[6]。其次，需要详细询问患者的病史，包括患者的既往史、过敏史、医疗美容治疗史、口服外用药物史及护肤品使用情况，排除禁忌证。就患者的皮肤类型（Fitzpatrick 分型）、皮肤耐受性、色素沉着发生率等方面进行评估；尤其需要注意对患者皮肤敏感状态进行评估。

在口头沟通后，医生需要针对医患沟通的内容、术后可能的并发症和风险以及术前拍照授权等事宜签署知情同意书。完全卸妆后，拍摄患者治疗前照片。如果治疗区为面部，应在适宜的光线下拍摄患者治疗前面部正位、左右 45° 和 90° 的侧位照片[5]。

（二）术前患者准备

建议治疗前 6 周嘱患者停止吸烟，以及避免服用抑制凝血的药物如阿司匹林。治疗前 2 周嘱患者试用 α- 羟基酸或水杨酸类的护肤品，可以帮助发现一部分对 α- 羟基酸或者水杨酸高度敏感的人群，避免过敏反应的发生，同时可以使患者建立耐受，使患者的皮肤更好地耐受化学刺激，尤其是像玫瑰痤疮这类患者[6]。

七 复合酸化学剥脱的步骤

1. 物品准备：操作者需要提前准备好洁面乳（丙酮）、凡士林、保湿霜、剥脱剂溶液、剥脱清洁液、剥脱中和碱、计时器、化妆棉（或纱布垫）、冷喷机（或其他冷敷方式）、手术帽或毛巾、小碗、刷子、手套。

2. 暴露面部：用手术帽或毛巾包裹脸的四周和头发，充分暴露全面部。

3. 洁面：患者平躺，用洁面乳和丙酮清洁面部皮脂，拍干水分，然后用专用的剥脱清洁液再次清洁皮肤，使皮肤表面的 pH 值保持一致，保持剥脱溶液渗透的均一性。

4. 涂抹凡士林：用棉签蘸凡士林油膏或无刺激的膏霜涂在眼睛内外眦、口角、鼻唇沟，避免刺激或酸液过多停留，必要时可用无菌纱布覆盖双眼。

5. 涂抹复合酸：操作者戴帽、口罩，清洁双手后戴上无菌手套。按照“T”区→下颌→面颊的顺序，将酸液均匀刷于面部皮肤，有皮损处可酌情增加药量及涂抹次数。

6. 观察皮肤反应：复合酸停留期间，皮肤微红、痒、痛、灼热等为正常反应。如出现明显潮红、疼痛甚至水疱等，是酸液过量征象，应马上终止。

7. 观察终点反应：终点反应为皮损周围皮肤微红，皮损微白或出现白霜，随后用拧干的无菌湿面巾纸迅速擦拭面部酸液，直至完全清除面部所有复合酸，彻底清洁面部。

8. 镇静舒缓：取下遮盖眼睛的无菌纱布，擦掉残留的凡士林或霜剂。立即进行喷雾机冷喷或用面膜、冷水纱布 / 毛巾对全面部进行冷敷，持续 10 ~ 20 分钟，降低皮肤热度，减轻红斑和刺激等不适。之后全脸涂抹保湿霜，尽早使用广谱防晒霜[6]。

八　复合酸化学剥脱终点的评判和术后护理

剥脱治疗的疗效终点是面部出现均匀的潮红，患者自觉中度疼痛。

术后即刻使用保湿面膜和（或）冷喷、冷敷处理，涂搽舒缓保湿的医学护肤品及防晒剂，以缓解红斑、肿胀、灼热等不适感。

剥脱术后 1 ~ 2 天，局部会轻度发红、疼痛；3 ~ 7 天后可能出现脱屑或结痂。因此，术后 1 周内应注意保湿，每天进行面部冷湿敷以及外用保湿霜。应让痂皮自然脱落，切忌使用外力强行撕脱，以防出现色素沉着。术后 7 天内避免高温环境，如热敷、热喷、泡温泉、蒸桑拿等。术后避免用力揉搓皮肤，慎用其他角质剥脱剂，如维 A 酸类药物、去角质护肤品等。使用温和的洁面产品和保湿剂，可使用含有表皮生长因子的修复类产品。化学剥脱术后需要加强防晒，防止炎症后色素沉着的出现，需要避免日晒，尽早使用广谱防晒霜，同时配合帽子、口罩、墨镜等物理防晒的方式。术后 1 ~ 2 周内尽量避免使用彩妆[1, 6]。

九　复合酸化学剥脱的不良反应和评价

化学剥脱术总体来说是非常安全的，不良反应都较轻、发生率低，多数不需要特殊处理，可以自愈[6]。复合酸剥脱术的不良反应包括持续性红斑、水肿、渗出、色素异常（色素沉着和色素脱失）、痤疮样发疹、瘢痕、感染、接触性皮炎、接触性荨麻疹、药物中毒等。术中及术后即刻出现的红斑、刺痛、烧灼感等不适属于正常的治疗反应，可自然消退。若红斑持续时间超过 3 周或伴有水肿、渗出，则可能增加出现炎症后色素沉着、色素减退及瘢痕的风险，必要时可以口服小剂量糖皮质激素，配合冷喷、冷敷以及应用医学护肤品等对症处理[1]。剥脱术后为防止色素沉着，术后要坚持使用防晒霜或采用物理防晒等。对于中、深度剥脱术，治疗前、中、后期可服用抗病毒、抗细菌和抗真菌药物，以预防感染[7]。

总的来说，与单酸治疗相比，复合酸和复合剥脱系统通常具有治疗效果更强、副作用更低、更适合有色人种治疗等优势。

（蔡　宏）

参考文献

[1] 杨蓉娅，蒋献，杨慧兰，等．化学剥脱术临床应用专家共识．实用皮肤病学杂志，2019，12（5）：257–262.

[2] Lee KC, Wambier CG, Soon SL, et al. International Peeling Society. Basic chemical peeling: superficial and medium-depth peels. J Am Acad Dermatol, 2019, 81(2): 313–324.

[3] O'Connor AA, Lowe PM, Shumack S, et al. Chemical peels: a review of current practice. Australas J Dermatol, 2018, 59(3): 171–181.

[4] Soleymani T, Lanoue J, Rahman Z. A practical approach to chemical peels: a review of fundamentals and step-by-step algorithmic protocol for treatment. J Clin Aesthet Dermatol, 2018, 11(8): 21–28.

[5] 何黎，李利，张建中，等．果酸化学剥脱术临床应用专家共识．中华皮肤科杂志，2014，47（10）：748–749.

[6] 何黎，郑志忠，周展超．实用美容皮肤科学．北京：人民卫生出版社，2018：254–259.

[7] 赵辨．中国临床皮肤病学．2 版．南京：江苏凤凰科学技术出版社，2017：2128–2129.

复合酸化学剥脱术操作视频

第9章 其他化学剥脱剂

一 三氯醋酸

三氯醋酸（TCA）又称为三氯乙酸，具有亲水性，以吸湿和潮解的晶体形式存在。三氯醋酸极易溶解于水中，可配制成临床所需的化学剥脱剂。它无须中和，无致敏性，无已知的全身毒性。可以单独使用，也可以与70%甘醇酸、Jessner溶液等联合应用[1]。

三氯醋酸作用于皮肤能够导致蛋白质变性，从而引起表皮及部分真皮层剥脱，在临床上可应用于多种皮肤疾病的治疗，最常见的适应证包括色素增加性疾病（黄褐斑、雀斑和日光性黑子）、寻常痤疮（粉刺和丘疹）、细小皱纹、毛孔粗大、瘢痕和脂溢性角化病[2]。

三氯醋酸的剥脱深度与制剂浓度和涂抹层数有关。10%三氯醋酸溶液涂抹一遍，一般只作用于角质层，实现极浅层剥脱；10%～30%三氯醋酸溶液可作用于整个表皮层，实现浅层剥脱；35%～40%三氯醋酸溶液作用深度可至真皮乳头层，实现中层剥脱，促进真皮重塑；而40%以上的三氯醋酸溶液能够深入真皮网状层，达到深层剥脱，能够实现广泛而持久的真皮重塑[3]。

使用三氯醋酸溶液进行化学剥脱时，剥脱深度的控制在治疗过程中十分重要。通常，把出现“结霜”或白霜反应作为三氯醋酸化学剥脱治疗的终点。随着剥脱深度的改变，“结霜”反应会有不同的表现。浅层化学剥脱的结霜反应表现为浅白色，由散落的白色斑点组成，犹如“粉色天空中的白星”；中层化学剥脱则表现为比较明显的白色；而深层化学剥脱为亮白色。值得注意的是，颈部皮肤化学剥脱后恢复较慢，其出现的结霜反应通常比面部的结霜反应更白。如果面部和颈部剥脱后出现的结霜表现一样，则提示颈部的化学剥脱深度较面部要浅。当颈部进行深层剥脱时，不良反应的发生风险明显增加，更应强调谨慎操作。对于局限性皮损，比如痤疮瘢痕、水痘瘢痕、睑黄瘤等，可以使用牙签点涂的方式进行局部治疗，以提高安全性[2]。

为了降低三氯醋酸化学剥脱治疗过程中不良反应的发生率，可以在操作前使用维A酸、α-羟基酸和氢醌等药物进行术前准备。相关机制为：让皮肤角质层厚度更均匀，有利于其均匀渗透；提供更多的血运，加快上皮更替速度，加快组织上皮化过程；减少炎症后色素沉着的发生。此外，操作前后还需要使用保湿霜滋润皮肤，使用广谱防晒霜来预防紫外线损伤[2]。

三氯醋酸化学剥脱术操作步骤比较简单，具体如下：用干净无菌的带尖端的棉签/木签头端蘸取适量对应浓度三氯醋酸后，轻轻点涂于需要治疗的皮损处，即刻或数秒内变为白色即为治疗终点。对于深肤色人群，如Ⅳ～Ⅵ型人群，若出现白霜，很可能会导致术后出现色素异常。为尽量减少不良反应，建议每次仅涂抹几处皮损，每次涂抹量不应过多，采用点涂方式，涂抹时不超过皮损边缘，以避免渗透至周围正常皮肤，皮损处出现"白霜"后应立刻用棉签棉球端迅速吸干残留液。三氯醋酸化学剥脱术后无须进行中和或清洗。术后护理以保湿为重点。为了增加舒适性，从剥脱治疗当天开始，加强局部保湿，可以涂抹保湿霜。术后应注意避免阳光暴晒。根据情况还可以使用皮肤美白剂或者局部外用皮质类固醇来改善色素沉着[2]。

三氯醋酸化学剥脱治疗后不良反应和并发症包括红斑、炎症后色素沉着、增生性瘢痕、疱疹病毒感染等。红斑通常在4～7天内消失。炎症后色素沉着常见于地中海人、亚洲人，特别是印度-巴基斯坦人，通常发生在术后早期出现红斑的区域，大多数情况下是暂时的。增生性瘢痕是一种罕见的并发症，通常发生在相对较深的化学剥脱术之后。三氯醋酸化学剥脱后出现持续性深红斑合并皮肤硬化是即将发生瘢痕的征象，需要在早期通过连续的皮质类固醇皮损内注射进行干预。三氯醋酸化学剥脱术后1周内，如果治疗区域有灼热或疼痛感，应怀疑疱疹病毒感染可能。必要时，可建议患者在治疗前一天开始预防性小剂量服用抗病毒药物治疗，持续至术后1周左右[2]。

二 乳酸

乳酸（LA）也是一种化学剥脱剂，可以从酸奶中分离获得。虽然不是从水果中提取，但是从分子结构来看，乳酸是一种α-羟基酸，与甘醇酸、苹果酸、柠檬酸、苦杏仁酸等具有相似的分子结构，因此，常把乳酸归入到α-羟基酸分类之中。

早在古埃及时代，人们发现使用酸牛奶可以改善皮肤状态，其实酸牛奶中的有效成分就是乳酸[4]。现代医学将乳酸作为化学剥脱剂应用于临床，对黄褐斑、摩擦性皮肤黑变病等皮肤疾病有一定治疗作用。据报道，乳酸溶液（92%，pH 3.5）是治疗黄褐斑的有效且安全的化学剥脱剂[5]，与Jessner溶液在治疗黄褐斑上的有效性和安全性相当[6]。乳酸在治疗摩擦性皮肤黑变病上也有非常好的疗效，而且无明显不良反应[7]。除了对色素性疾病具有改善作用，乳酸对细纹、色素沉着等光老化表现也有一定改善作用。据报道，70%甘醇酸和85%乳酸均能有效地减少眼外侧区的细小皱纹[8]；3.75%三氯醋酸和15%乳酸联合使用对改善眶周色素沉着有良好效果[9]；30%乳酸和12%阿魏酸联合使用对细纹、光老化和皮肤色素改变有显著疗效，且效果优于单用12%阿魏酸[10]。

乳酸对于上述皮肤问题的改善作用可能基于乳酸可以促进角质剥脱和加速表皮更替，从而促进了表皮色素的排出。此外，乳酸对酪氨酸酶活性有直接抑制作用，呈剂量依赖关系，并且与其酸性无关[11]。相比于其他α-羟基酸和β-羟基酸，乳酸在痤疮治疗方面的研究较少，可能与乳酸在痤疮治疗方面的疗效较弱有关。但乳酸比甘醇酸和水杨酸更加温和，刺激性小，耐受性好。乳酸的温和性预示着乳酸剥脱可能对治疗痤疮有良好的应用前景。

三 丙酮酸

丙酮酸（PA）是一种α-酮酸，酸度系数（pKa）为2.39，被认为是一种中强酸。丙酮酸可溶解于水和乙醇，浓度范围为40%～70%。丙酮酸只含有3个碳原子，其分子量很小。因此，当其作为化学剥脱剂使用时，容易渗透进入皮肤深层。临床上，皮肤科常将丙酮酸溶液当作中深层化学剥脱剂使用[12]。

丙酮酸化学剥脱可促使角质形成细胞脱落，表皮层变薄；可渗透至真皮乳头层，诱导真皮胶原纤维、弹力纤维、糖蛋白的再生；此外，丙酮酸还有一定的抗菌活性[13]。丙酮酸剥脱的强度与其浓度、使用的溶剂、使用的时间和次数均有关系，常见的配方浓度为40%、50%和60%。

丙酮酸化学剥脱的常见适应证包括痤疮、痤疮瘢痕、油性皮肤等。此外，还对皮肤细纹、质地改变、弥漫性色素障碍、肤色暗黄和肤色不均等光老化表现具有改善作用[14]。禁忌证包括复发性单纯疱疹病毒感染、妊娠、日晒后等。

痤疮患者、油性皮肤人群可在丙酮酸化学剥脱术前 1 周每日外用 8% 丙酮酸乳膏或 8%～15% 乙醇酸乳膏，以减少角质层的厚度，有助于获得更均匀和更深层的渗透。光老化人群可在治疗前 2 周每晚外用 0.025% 维 A 酸乳膏和美白剂（如 4% 氢醌、20% 壬二酸等），以减少炎症后色素沉着的风险。

丙酮酸化学剥脱的操作要点包括以下几方面：首先，使用乙醇对治疗区域皮肤进行脱脂；然后，用刷子轻薄均匀地涂刷丙酮酸溶液 2～3 层，并将丙酮酸保留在皮肤上，直到出现红斑；也可以使用纱布蘸取丙酮酸溶液轻柔地连续涂抹 1～3 分钟，以获得更深层的剥脱效果。需注意丙酮酸剥脱采用分区逐步进行的方式，每次仅涂刷较小的区域（比如前额、单侧面颊、下颌、鼻部和上唇等），使用碳酸氢钠溶液中和后，再进行下一个区域的治疗。为了避免吸入丙酮酸蒸汽，应在治疗过程中使用小风扇。治疗完成后及时涂抹保湿和防晒护肤品。通常需要治疗 3～5 次，间隔 4 周一次。

临床研究显示，丙酮酸剥脱对痤疮和光老化具有较好的疗效。丙酮酸剥脱可改善轻度和中度痤疮，并可使痤疮患者皮脂分泌水平明显下降[15]。50% 丙酮酸和 30% 水杨酸均可明显改善痤疮和皮脂分泌，相比而言，30% 水杨酸的疗效更佳，可能与水杨酸的高脂溶性、更容易穿透表皮脂质屏障有关[16]。有研究对比了 50% 丙酮酸和 16% 壬二酸对痤疮治疗的效果，两者对痤疮的疗效相当，丙酮酸对减少皮脂分泌更具优势[17]。丙酮酸剥脱可使光老化患者的皮肤质地光滑，细纹减少，色素沉着明显减轻[12]。丙酮酸剥脱治疗不良反应较轻，一般可见到轻度红斑和脱屑，术后停工期短，可安全应用于 Fitzpatrick 皮肤分型Ⅲ型和Ⅳ型的人群。丙酮酸剥脱的缺点主要是治疗过程中有强烈的刺痛感和灼热感，可产生对上呼吸道黏膜有刺激性的气体。

四 多羟基酸

多羟基酸（polyhydroxy acid，PHA）是一种有机羧酸，分子中有 2 个或 2 个以上的羟基附着在脂肪族或脂环链的碳原子上。多羟基酸中的所有羟基都是中性的，只有羧基提供了它的酸性。如果碳链 α 位上连接一个羟基，多羟基酸可称为多羟基 α- 羟基酸。许多多羟基酸是天然存在的，是体内组织中碳水化合物代谢的内源性代谢物或中间产物[18]。

多羟基酸具有与 α- 羟基酸相似的临床功效，但没有 α- 羟基酸的刺激反应，是一种十分温和的化学剥脱剂。目前已发现，多羟基酸可以安全地应用于存在敏感状态的皮肤疾病（如玫瑰痤疮）和美容治疗术后皮肤。与 α- 羟基酸相比，多羟基酸还具有非常好的保湿功效，并能增强皮肤屏障功能，从而提高皮肤对化学剥脱的耐受程度。大多数多羟基酸还兼具抗氧化特性[19]。

目前，应用较多的多羟基酸主要为葡糖酸内酯和乳糖酸。葡糖酸内酯在护肤品行业中使用较广泛，是目前商业化程度最高的多羟基酸之一。葡糖酸内酯不仅具有多羟基酸的抗衰老功效，而且是一种温和的具有保湿、抗氧化、增强皮肤屏障功能、预防紫外线损伤等多种功效[18]的化学剥脱剂。一项体外皮肤光老化模型研究表明，葡糖酸内酯通过螯合氧化金属以及捕获自由基，能够保护皮肤免受紫外线辐射[20]。葡糖酸内酯还可以与痤疮治疗外用药物（如过氧化苯甲酰、阿达帕林）配伍，以减少治疗过程中产生的不良反应[21-22]。

乳糖酸的分子结构中存在许多羟基，因此具有非常好的保湿性能。Tasic-Kostov[23] 研究显示，与 α- 羟基酸相比，乳糖酸具有更高的保湿效果，并且不会引起皮肤刺激或对表皮屏障的破坏。Algiert-Zielińska[24]研究了10%和30%乳糖酸对皮肤含水量的影响，结果表明两者均能提高皮肤水合度，且两者之间没有显著差异。乳糖酸具有铁离子螯合特性，是一种有效的抗氧化剂。乳糖酸在细胞外基质中是金属蛋白酶的抑制剂，通过在金属蛋白酶的活性形式和乳糖酸分子之间形成复杂的化合物来阻止金属蛋白酶的活性，可以延迟胶原纤维的降解，从而有助于改善肤色和皮肤弹性[23]。

葡糖酸内酯或乳糖酸等多羟基酸可与其他产品或美容手术（如激光和微晶磨削术）联合使用，以提供额外的治疗益处或增强治疗效果。据报道，含有多羟基酸的产品与维A酸联合用于治疗成人面部痤疮，耐受性良好。含有多羟基酸和维A酸乙酯（维生素A原）的面霜具有显著的抗衰老效果，如促进皮肤光滑和丰满。多羟基酸与氢醌联用，在抗衰老和皮肤美白方面均表现出很好的改善效果[19]。

五 苯酚

苯酚（phenol）也称为石碳酸或羟基苯，是最简单的酚类有机物，常温下为一种无色针状晶体，酸度系数（pKa）为9.99，具有弱酸性。苯酚有毒，其浓溶液对皮肤有强烈的刺激作用。苯酚最早于1834年由德国化学家Runge F在煤焦油中发现。1871年，Tilbury Fox发现了20%苯酚溶液具有皮肤美白的效果。1903年，Mackee开始将苯酚应用于痤疮瘢痕的治疗。1971年，Baker和Gordon详细报告了苯酚化学剥脱术的临床疗效和皮肤组织学改变[1]，包括真皮胶原结构的均质化，表皮基底层黑色素颗粒数量明显减少，真皮中弹性组织的数量增加[25]。这也解释了为什么苯酚化学剥脱可以改善皮肤色素问题和促进面部年轻化。从此，苯酚化学剥脱术开始在临床推广应用，目前已成为最有效的中深层化学剥脱剂之一。

然而，传统的Baker-Gordon溶液（含55%苯酚和2.1%巴豆油）在应用过程中治疗反应速度过快，不易掌控。2000年，Hetter报告了其研究发现，在苯酚溶液中起化学剥脱功效的最有效成分并非苯酚，而是巴豆油。相比苯酚而言，苯酚化学剥脱术的治疗效果对巴豆油的浓度更有依赖性。当使用苯酚作载体，巴豆油浓度为0.25%～0.5%时，剥脱创面通常在7天内愈合；浓度为0.6%～1.0%时，通常在9天或10天内愈合；浓度高于1%时，愈合较晚，并有色素沉着的风险；浓度达2%及以上时，几乎总是会出现色素沉着，并且可能导致皮肤愈合延迟[26-27]。Hetter降低了苯酚和巴豆油的浓度，配制出了更可控的Hetter溶液配方（含35%苯酚，巴豆油浓度不超过1.6%）。巴豆油的浓度代表着治疗的深度和适用范围：0.1%（极浅层剥脱，适用于眼睑和颈部），0.4%（浅层剥脱，适用于口周），0.8%（中层剥脱，适用于前额和面颊），1.2%（深层剥脱，适用于口周和鼻部），1.6%（极深层剥脱，适用于口周和下颌）[28]。

苯酚-巴豆油深层化学剥脱术的主要适应证包括色素异常、皱纹、癌前病变和痤疮瘢痕等。除了精神障碍不能配合剥脱术、妊娠和哺乳期之外，几乎没有禁忌证。对于高血压、糖尿病、血小板减少症和甲状腺功能不全等疾病，只要患者以上疾病得到良好控制和处于稳定状态，也可以安全地实施剥脱术治疗。在进行剥脱术前，所有患者均需进行心电图检查和全血细胞计数检查。苯酚化学剥脱术的不良反应主要包括心律失常、色素异常、瘢痕形成、感染、粟丘疹、痤疮样皮疹、皮肤萎缩等。

六 Jessner溶液

Jessner溶液作为一种化学剥脱剂用于治疗角化过度性皮肤病已有100余年的历史。它是水杨酸、间苯二酚和乳酸按照一定比例溶解于乙醇而配制成的溶液。由于间苯二酚具有潜在的甲状腺毒性，而且高浓度的间苯二酚与过敏性接触性皮炎、刺激性接触性皮炎和皮肤变色等副作用有关，因此在改良的 Jessner 溶液中使用柠檬酸代替了间苯二酚。标准 Jessner 溶液配方和改良 Jessner 溶液配方见表 9–1[14]。

表 9–1 标准 Jessner 溶液配方和改良 Jessner 溶液配方

标准 Jessner 溶液配方	改良 Jessner 溶液配方
间苯二酚 14 g 水杨酸 14 g 乳酸（85%）14 g 乙醇（补充容积至 100 ml）	17% 乳酸 17% 水杨酸 8% 柠檬酸 乙醇（补充容积至 100 ml）

Jessner 溶液的每个组成部分都有特定的功效。水杨酸是一种亲脂性化合物，可去除共价连接到角质细胞周围角质套膜上的细胞间脂质 [29]，还能增强其他药剂的渗透。间苯二酚在化学结构上类似于苯酚，可破坏角蛋白的弱氢键 [30]。乳酸可导致角质细胞脱落和随后的角质层脱落 [31]。

Jessner 溶液常被用作浅层剥脱剂，用于粉刺、黄褐斑、炎症后色素沉着、雀斑、日光性黑子和光老化等疾病的治疗。Jessner 溶液耐受性良好，禁忌证包括活动性炎症或待治疗部位存在感染、近 6 个月内系统使用异维 A 酸治疗、伤口延迟愈合或异常愈合、妊娠期。对间苯二酚、水杨酸或乳酸过敏是治疗的绝对禁忌证。

进行 Jessner 溶液化学剥脱术前，可以使用一些药物对皮肤进行适当的准备，比如美白剂、局部外用维 A 酸、α- 羟基酸和（或）其他局部角质剥脱剂。术前外用维 A 酸持续 2 ~ 6 周可减薄角质层并增强表皮更新，同时还可减少表皮黑色素的含量并加快表皮愈合。当治疗黄褐斑、痤疮、炎症后色素沉着以及肤色暗沉等问题时，应提前 1 ~ 2 周停用维 A 酸等药物，避免出现过度的红斑、脱屑、炎症后色素沉着等并发症。术后刺激消失后可以恢复使用。通常可以采用4%或更高浓度（5% ~ 10%）的氢醌制剂，持续使用 2 ~ 4 周，以减少表皮黑色素的含量。其他外用美白 / 去斑成分包括壬二酸、曲酸、熊果苷和甘草，尽管效果不佳，但仍可使用。术前还要严格防晒。

Jessner 溶液化学剥脱术的操作要点如下：皮肤用乙醇脱脂，然后用温和的丙酮擦洗。洁面后，用毛刷、棉球或棉纱将 Jessner 溶液涂抹于面部。通常情况下，首先治疗脸颊，从内侧到外侧，然后涂抹到胡须区和额部。要达到浅层剥脱的效果，通常要涂两层。增加涂抹的次数将增加剥脱的深度。Jessner 溶液涂抹于皮肤表面后，可能会出现一些沉淀物，需要与真正的结霜反应区分开，后者与剥脱的深度有关。Jessner 溶液化学剥脱无须进行中和。

Jessner 溶液化学剥脱的恢复时间通常在 2 ~ 7 天，术后应使用温和的洁面乳和保湿霜，之后可使用一般护肤品进行护理。如果出现较严重的红斑、脱屑或刺激反应，还可使用皮质类固醇治疗 5 ~ 7 天。Jessner 溶液化学剥脱安全性好，可以用于所有类型的皮肤，而且停工期短，还可以增强三氯醋酸化学剥脱的穿透深度。改良后的 Jessner 溶液进一步降低了对间苯二酚安全性的担忧。

七 维 A 酸

维 A 酸（retinoic acid）又称维甲酸，属于一组由维生素 A 及维生素 A 衍生物组成的分子集合，对多种皮肤病具有治疗作用。有三种天然化合物与维生素 A 结构类似，分别是视黄醇、视黄醛和视黄酸。视黄醇即维生素 A，它是人体必需的 13 种维生素之一，是一种脂溶性抗氧化剂；视黄醛是视黄醇的代谢产物，对维持良好的视力至关重要；视黄酸别名维甲酸、维生素 A 酸，对上皮组织的维持和分化至关重要。

1960 年，Stüttgen 和 Krause[32] 首次将维 A 酸外用制剂用于治疗角化性皮肤病，并在鱼鳞病患者中观察到了显著的疗效。但是，由于其对皮肤有刺激性，没有被很好地接受。Kligman[33] 证明外用维A 酸对痤疮治疗是有效的，其疗效来源于维 A 酸对皮脂腺的抑制作用，而不是刺激反应。后续的几项研究证明了局部外用维 A 酸对银屑病、扁平苔藓、鱼鳞状皮肤病的疗效[34–37]。近年来的研究还证明了维 A 酸对生理性老化[33] 和光老化[38] 的改善作用。Cucé LC 等[39] 研究了维 A 酸化学剥脱术对光老化皮肤的影响。研究者使用浓度为 1% ~ 5% 维 A 酸进行化学剥脱，每周进行 2 次，疗程为 2.5 周。治疗前后进行了临床评价和组织切片观察，显示皮肤质地和外观均有临床改善。研究结果表明，维 A 酸化学剥脱属于浅层剥脱，具有良好的临床和组织学改善效果，尤其对Ⅰ级和Ⅱ级光老化皮肤、黄褐斑、雀斑、Ⅰ级痤疮等有较好的疗效，且实用、快速、易行，无不良反应。

维 A 酸化学剥脱术需要用到 Hofmann 液和维A 酸剥脱液。Hofmann 液是一种用于去除皮肤油脂的溶液，含有乙醚 350 ml（35%）和乙醇 1000 ml（100%）。维 A 酸剥脱液（1%）配方中含有 0.1g 维 A 酸，使用 5 ml 乙醇和 5 ml 丙二醇溶解最终得到 1% 维 A 酸溶液[39]。

维 A 酸化学剥脱术的操作方法如下：在化学剥脱术开始之前，先用 Hofmann 液对治疗部位进行脱脂。清除皮肤上的油脂后，用纱布或刷子将 1% ~ 5% 维 A 酸溶液涂抹在整个面部。涂抹后，皮肤表面会变黄。涂抹 6 ~ 8 小时后，清洗掉面部的剥脱液。大约 2 天后，皮肤开始脱屑，整个过程大约在 7 天内完成。维 A 酸化学剥脱过程温和，不会给患者带来太大的不适。根据患者的耐受性，一般每隔 2 ~ 3 天进行一次剥脱术[39]。

Yildirim S 等[40] 将 25% 三氯醋酸与 0.1% 维 A 酸在光老化治疗方面进行了对比研究。结果显示两者均获得可靠的疗效，但 0.1% 维 A 酸化学剥脱比 25% 三氯醋酸更便宜、更可行。Sumita JM 等[41] 比较 0.05% 维 A 酸霜和 5% 维 A 酸霜作为化学剥脱剂对前臂光老化和局部癌变的疗效和安全性，结果显示两者在改善前臂光老化和局部癌变方面均表现出较好的疗效和耐受性，两者之间未见明显差异。Mohamed 等对 20% ~ 30% 水杨酸和 0.1% 维 A 酸在炎症后色素沉着的治疗上进行了对比研究，结果显示 20% ~ 30% 水杨酸和 0.1% 维 A 酸联合治疗组优于单一治疗组，20% ~ 30% 水杨酸与 0.1% 维 A 酸单独治疗组之间在疗效和安全性上无明显的差异。

（尹　恒）

参考文献

[1] O'Connor AA, Lowe PM, Shumack S, et al. Chemical peels: a review of current practice. Australas J Dermatol, 2018, 59(3): 171–181.

[2] Fanous N, Zari S. Universal trichloroacetic acid peel technique for light and dark skin. JAMA Facial Plast Surg, 2017, 19(3): 212–219.

[3] 蒋献，李晓雪，高星雅．化学剥脱术在损容性皮肤病及面部年轻化中的应用．中华皮肤科杂志，2019，52（3）：200.

[4] Brody HJ, Monheit GD, Resnik SS, et al. A history of chemical peeling. Dermatol Surg, 2000, 26(5): 405–409.

[5] Sharquie KE, Al-Tikreety MM, Al-mashhadani SA. Lactic acid as a new therapeutic peeling agent in melasma. Dermatol Surg, 2005, 31(2): 149–154; discussion 154.

[6] Sharquie KE, Al-Tikreety MM, Al-mashhadani SA. Lactic acid chemical peels as a new therapeutic modality in

melasma in comparison to Jessner's solution chemical peels. Dermatol Surg, 2006, 32(12): 1429–1436.

[7] Sharquie KE, Al-Tikreety MM, Al-mashhadani SA. Lactic acid as a new therapeutic peeling agent in the treatment of lifa disease (frictional dermal melanosis). Indian J Dermatol, 2012, 57(6): 444–448.

[8] Prestes PS, Oliveira MMM de, Leonardi GR. Randomized clinical efficacy of superficial peeling with 85% lactic acid versus 70% hlycolic acid. An Bras Dermatol, 2013, 88(6): 900–905.

[9] Vavouli C, Katsambas A, Gregoriou S, et al. Chemical peeling with trichloroacetic acid and lactic acid for infraorbital dark circles. J Cosmet Dermatol, 2013, 12(3): 204–209.

[10] Chauhan A, Singh S. Comparative analysis of efficacy of lactic acid with ferulic peel (combination peel) vs ferulic peel alone as a monotherapy for photoaging. Aesthetic Plast Surg, 2020, 45(1): 281–288.

[11] Usuki A, Ohashi A, Sato h, et al. The inhibitory effect of glycolic acid and lactic acid on melanin synthesis in melanoma cells. Exp Dermatol, 2003, 12 Suppl 2: 43–50.

[12] Ghersetich I, Brazzini B, Peris K, et al. Pyruvic acid peels for the treatment of photoaging. Dermatol Surg, 2004, 30(1): 32–36; discussion 36.

[13] Moy LS, Peace S, Moy RL. Comparison of the effect of various chemical peeling agents in a mini-pig model. Dermatol Surg, 1996, 22(5): 429–432.

[14] Tosti A, Grimes PE, Padovm PD. Color Atlas of Chemical Peels. Berlin: Springer Science & Business Media, 2006.

[15] Cotelless AC, Manunta T, Ghersetich I, et al. The use of pyruvic acid in the treatment of acne. J Eur Acad Dermatol Venereol, 2004, 18(3): 275–278.

[16] Marczyk B, Mucha P, Budzisz E, et al. Comparative study of the effect of 50% pyruvic and 30% salicylic peels on the skin lipid film in patients with acne vulgaris. J Cosmet Dermatol, 2014, 13(1): 15–21.

[17] Chilicka K, Rogowska AM, Szyguła R, et al. A comparison of the effectiveness of azelaic and pyruvic acid peels in the treatment of female adult acne: a randomized controlled trial. Sci Rep, 2020, 10(1): 12612.

[18] Green BA, Yu RJ, Van Scott EJ. Clinical and cosmeceutical uses of hydroxyacids. Clin Dermatol, 2009, 27(5): 495–501.

[19] Grimes PE, Green BA, Wildnauer RH, et al. The use of polyhydroxy acids (PHAs) in photoaged skin. Cutis, 2004, 73(2 Suppl): 3–13.

[20] Bernstein EF, Brown DB, Schwartz MD, et al. The polyhydroxy acid gluconolactone protects against ultraviolet radiation in an in vitro model of cutaneous photoaging. Dermatol Surg, 2004, 30(2 Pt 1): 189–195; discussion 196.

[21] Hunt MJ, Barnetson RS. A comparative study of gluconolactone versus benzoyl peroxide in the treatment of acne. Australas J Dermatol, 1992, 33(3): 131–134.

[22] Kantikosum K, Chongpison Y, Chottawornsak N, et al. The efficacy of glycolic acid, salicylic acid, gluconolactone, and licochalcone a combined with 0.1% adapalene vs adapalene monotherapy in mild-to-moderate acne vulgaris: a double-blinded within-person comparative study. Clin Cosmet Invest Dermatol, 2019, 12: 151–161.

[23] Tasic-kostov M, Savic S, Lukic M, et al. Lactobionic acid in a natural alkylpolyglucoside-based vehicle: assessing safety and efficacy aspects in comparison to glycolic acid. J Cosmet Dermatol, 2010, 9(1): 3–10.

[24] Algiert-zielińska B, Mucha P, Rotsztejn H. Comparative evaluation of skin moisture after topical application of 10% and 30% lactobionic acid. J Cosmet Dermatol, 2018, 17(6): 1096–1100.

[25] Baker TJ, Gordon HL. Chemical face peeling and dermabrasion. Surg Clini North Am, 1971, 51(2): 387–401.

[26] Hetter GP. An examination of the phenol-croton oil peel: part Ⅰ. Dissecting the formula. Plast Reconstruct Surg, 2000, 105(1): 227–239; discussion 249–251.

[27] Hetter GP. An examination of the phenol-croton oil peel: part Ⅳ. Face peel results with different concentrations of phenol and croton Oil. Plast Reconstruct Surg, 2000, 105(3): 1061–1083; discussion 1084–1087.

[28] Wambier CG, Lee KC, Soon SL, et al. Advanced chemical peels: phenol-croton oil peel. J Am Acad Dermatol, 2019, 81(2): 327–336.

[29] Lazo ND, Meine JG, Downing DT. Lipids are covalently attached to rigid corneocyte protein envelopes existing predominantly as beta-sheets: a solid-state nuclear magnetic resonance study. J Invest Dermatol, 1995, 105(2): 296–300.

[30] Rook A, Wilkinson DS, Ebling FJG. Textbook of Dermatology. New Jersey: Blackwell Scientific, 1972.

[31] Van Scott EJ, Yu R. Hyperkeratinization, corneocyte cohesion, and alpha hydroxy acids. J Am Acad Dermatol, 1984, 11(5 Pt 1): 867–879.

[32] Stüttgen G, Krause H. Der nachweis von trikiummarkiertem

vitamin A in den Schichten der Haut nach lokaler Applikation. Der Hautarzt, 1959, 10.

[33] Kligman AM, Dogadkina D, Lavker RM. Effects of topical tretinoin on non-sun-exposed protected skin of the elderly. J Am Acad Dermatol, 1993, 29(1): 25–33.

[34] Frost P, Battistini F. Retinoic acid for the therapy of psoriasis. Acta dermato-venereologica. Supplementum, 1975, 74: 154–160.

[35] Frost P, Weinstein GD. Topical administration of vitamin a acid for ichthyosiform dermatoses and psoriasis. JAMA, 1969, 207(10): 1863–1868.

[36] Günther S. Retinoic acid in the treatment of lichen planus. Dermatol, 1971, 143(5): 315–318.

[37] Orfanos CE, Schmidt HW, Mahrle G, et al. Retinoic acid in psoriasis: its value for topical therapy with and without corticosteroids. Clinical, histological nd electron microscopical studies on forty-four hospitalized patients with extensive psoriasis. Br J Dermatol, 1973, 88(2): 167–182.

[38] Leyden JJ. Tretinoin therapy in photoageing: historical perspective. Br J Dermatol, 1990, 122(s35): 83–86.

[39] Cucé LC, Bertino MC, Scattone L, et al. Tretinoin peeling. Dermatol Surg, 2001, 27(1): 12–14.

[40] Yildirim S, Gurel MS, Gungor S, et al. Comparison of efficacy of chemical peeling with 25% trichloroacetic acid and 0.1% retinoic acid for facial rejuvenation. Postepy Dermatol Alergol, 2016, 33(3): 199–205.

[41] Sumita JM, Miot HA, Soares JLM, et al. Tretinoin (0.05% cream vs. 5% peel) for photoaging and field cancerization of the forearms: randomized, evaluator-blinded, clinical Trial. J Eur Acad Dermatol Venereol, 2018, 32(10): 1819–1826.

[42] Mohamed Ali BM, Gheida SF, El Mahdy NA, et al. Evaluation of salicylic acid peeling in comparison with topical tretinoin in the treatment of postinflammatory hyperpigmentation. J Cosmet Dermatol, 2017, 16(1): 52–60.

第10章 化学剥脱术在皮肤病中的应用

化学剥脱术作为一种便捷、安全、有效的临床治疗手段，在皮肤科得到了广泛应用[1-2]。依据化学剥脱剂作用的深度，化学剥脱术可分为极浅表剥脱、浅表剥脱、中层剥脱和深层剥脱，其对应的皮肤损伤层次依次为颗粒层以上、表皮全层、真皮乳头层和真皮网状层中上部。临床实践中多将化学剥脱术分为浅层、中层和深层化学剥脱。常用的化学剥脱剂包括α-羟基酸、β-羟基酸、三氯醋酸和复合酸等。

现代医学对化学剥脱术的应用起源于19世纪后期，欧洲的皮肤科医生先后将苯酚、巴豆油、水杨酸、间苯二酚及三氯醋酸等剥脱剂应用于治疗雀斑、黄褐斑和色素沉着症等[1,3-4]。目前，化学剥脱术在皮肤科主要应用于以下领域。①痤疮：用于轻、中度痤疮的辅助治疗及改善痤疮后的色素沉着；②色素性疾病：黄褐斑、炎症后色素沉着和黑变病等；③瘢痕：轻度萎缩性瘢痕和增生性痤疮瘢痕；④皮肤光老化：可改善细纹和毛孔粗大及调节皮肤油脂分泌等；⑤表皮角化性疾病：脂溢性角化病和毛周角化病等[5]。

近年来，化学剥脱术在皮肤病治疗中的适应证也有一定的拓展。例如，水杨酸化学剥脱术由于能够促进毛囊皮脂腺开口处角栓的溶解及剥脱，而且具有抗炎作用，被用于治疗红斑及丘疹脓疱型玫瑰痤疮，以改善炎症性丘疹、脓疱及红斑。α-羟基酸有较强的渗透性，能降低角质形成细胞间的粘连性和角质堆积，促进角质细胞的脱落，具有瞬间的剥脱作用，被应用于鱼鳞病和皮肤淀粉样变等疾病的治疗；此外，基于抑制黑色素形成的作用，α-羟基酸亦被用于治疗炎症后色素沉着症、眶周色素沉着（色素型黑眼圈）、摩擦性皮肤黑变病、颈部假性黑棘皮病等[4,6-7]。由此可见，化学剥脱术在损容性皮肤病的治疗、面部年轻化以及众多常见皮肤疾病的治疗中具有越来越重要的地位。

通常，剥脱层次越深，皮肤结构重建的效果越好，而术后不良反应发生的风险也越高。因此，在进行化学剥脱术前应对患者仔细评估，熟练掌握适应证和禁忌证；术中严格按照规范操作，选择合适的化学剥脱剂浓度，密切观察患者的皮肤反应并进行疼痛评分，及时中和或清洗化学剥脱剂；术后应加强患者教育，叮嘱其注重皮肤护理，注意保湿及防晒。一旦患者出现不良反应，应根据具体实际情况，及时调整化学剥脱剂的浓度及治疗的时间间隔，并采取适当的治疗手段和预防措施。医生还应权衡利弊，对患者进行个体化和舒适化治疗。此外，在充分掌握各种化学剥脱术作用特点的基础上，可通过联合使用不同类型的化学剥脱剂或联合其他治疗方式，以达到协同治疗的目的。尽管各种激光、磨削等剥脱技术层出不穷，但化学剥脱术具有操作方便、温和安全、适用范围广、性价比高等优点，在美容皮肤领域具有广阔的应用前景。

（李　延）

第 1 节 化学剥脱术在痤疮中的应用

一 概述

痤疮是一种常见的慢性炎症性毛囊皮脂腺疾病，好发于青春期的男性和女性，由多种病理生理学机制引起。其发病机制主要包括雄激素、皮脂分泌增多，毛囊皮脂腺导管异常角化，痤疮丙酸杆菌增殖及遗传等因素。皮脂腺分泌异常、角质细胞增殖和毛囊上皮分化导致毛囊堵塞，继而引起非炎性痤疮病变（开放或闭合性粉刺）。痤疮丙酸杆菌在毛囊中定植，激活先天免疫反应，导致炎性痤疮病变（丘疹或脓疱），炎性痤疮最终引起炎症后色素沉着和瘢痕形成等。

痤疮治疗包括系统使用四环素、异维 A 酸，局部使用维 A 酸、过氧化苯甲酰，化学剥脱治疗以及光电治疗等。化学剥脱可用于治疗活动性痤疮、痤疮后色素沉着和痤疮后瘢痕。早期、适当和充分的化学剥脱治疗可以最大程度地减少炎症和防止瘢痕形成。

二 化学剥脱治疗痤疮的作用机制[8-9]

1. 抑制粉刺生成与抗炎作用 化学剥脱剂可以降低角质细胞黏附，导致角质细胞脱落，也可以增加表皮中酶的活性，导致表皮溶解和脱落，从而疏通堵塞的毛囊皮脂腺开口，达到溶解粉刺的目的[2]。部分化学剥脱剂具有亲脂性，可以渗透到皮脂腺，起到溶解皮脂的作用。化学剥脱剂还具有抗菌和抗炎的作用，但其作用机制目前尚不完全清楚[9-11]。

2. 淡化痤疮炎症后色素沉着 化学剥脱剂通过加速表皮剥脱，促进表皮层中的黑色素脱离表皮，从而降低表皮层黑色素含量，达到淡化色素沉着的目的[12]。

3. 改善痤疮瘢痕 化学剥脱剂作用于皮肤后，表皮细胞被破坏，蛋白质凝固溶解，引起皮肤炎症，刺激皮肤创伤修复，使胶原纤维排列规则化、均一化，同时还能使变性的弹力纤维发生质的改变，从而改善凹陷性瘢痕[13]。化学剥脱术引起皮肤创伤的深度决定其治疗痤疮的效果、愈合时间和不良反应。通常来说，浅层化学剥脱剂作用在表皮后，皮肤修复时间为 2 ~ 7 天；中层化学剥脱剂作用达真皮乳头层，皮肤修复时间为 7 ~ 10 天；深层化学剥脱剂作用深达真皮网状上层，皮肤修复时间更长，可能需要 2 ~ 3 个月[14]。浅层剥脱安全、耐受性好，可以减少油脂分泌，改善皮肤质地和收缩毛孔，加速表皮黑色素清除[8]；中层剥脱为治疗凹陷性瘢痕的有效方法；深层剥脱易引起皮肤色素改变，不推荐使用[9]。皮肤剥脱深度与剥脱剂的种类、浓度、pH 值等有关：同一种类的剥脱剂浓度越高，剥脱程度越深；同一浓度的剥脱剂，pH 值越低，剥脱效果越好。不同的剥脱剂应选择适当的浓度和 pH 值，以避免术后不良反应的发生[13]。

三 不同化学剥脱剂治疗痤疮的作用机制

目前常用于治疗痤疮的化学剥脱剂包括水杨酸、

甘醇酸、丙酮酸、扁桃酸、乳酸和三氯醋酸等。

1. 水杨酸　水杨酸具有亲脂性，这可能是其在治疗痤疮中具有优势的原因。水杨酸可以溶解细胞间黏附素，从而减少角质细胞黏附，促进脱屑和表皮溶解；它还具有很强的去角质和抗皮脂分泌作用，并对痤疮丙酸杆菌有杀菌作用；此外，它还可以减轻痤疮炎症后色素沉着[9,15]。

2. 甘醇酸　甘醇酸具有亲水性，具有剥脱角质的特性，可降低角质细胞内聚力，表皮黑色素随表皮剥脱而减少，对痤疮丙酸杆菌也有杀菌作用。因此，甘醇酸可用于轻、中度痤疮的治疗，还可以减少痤疮后色素沉着。在治疗痤疮瘢痕中，甘醇酸通过增加 IL-6 的分泌来增加皮肤透明质酸和胶原基因的表达，促进瘢痕的修复[9,12,16]。

3. 丙酮酸　丙酮酸在生理条件下可转化为相应的羟基酸——乳酸。丙酮酸结合了 α- 酮酸的角质软化作用和乳酸的保湿作用，安全性较高。它刺激胶原蛋白产生，还具有角质溶解、抗菌和抗皮脂分泌的特性[9,17]。

4. 扁桃酸　扁桃酸与抗生素的结构相似，具有强大的抗菌活性，未解离的弱酸在穿过细胞膜后解离，导致细胞质酸化。研究表明，对于痤疮的炎性病变，45% 扁桃酸优于 30% 水杨酸。扁桃酸剥脱具有更好的耐受性，这可能是由于结构较大的扁桃酸渗透表皮较缓慢，这使得其成为重度痤疮和敏感皮肤色素沉着过度患者的理想剥脱剂[18]。

5. 乳酸　乳酸主要用于减轻痤疮瘢痕，淡化痤疮后色素沉着，通过降低角质细胞的内聚力来减少角质层的厚度，刺激胶原生成；还可直接抑制酪氨酸酶活性，从而抑制黑色素形成。高浓度乳酸可用来治疗痤疮凹陷性瘢痕[9,12,19]。

6. 三氯醋酸　三氯醋酸是一种结晶无机化合物，通过促进广泛的蛋白质变性和结构性细胞死亡而导致细胞凝固性坏死，具有良好的胶原再生和改善瘢痕的效果，皮肤坏死的程度取决于溶液浓度[12,20]。

四　不同化学剥脱剂的选择

化学剥脱剂的选择是化学剥脱治疗痤疮的关键步骤。以下对常用于痤疮治疗的化学剥脱剂的适应证、使用方法和注意事项等进行介绍。

1. 甘醇酸　甘醇酸除了改善炎性痤疮外，还可以用于治疗萎缩性痤疮瘢痕。一方面，甘醇酸可以减轻角质层细胞间连接，促进颗粒层角质形成细胞分化和向上迁移；另一方面，它还可以抑制毛囊口及毛囊口周围痤疮丙酸杆菌的生长，减轻炎症反应[21]。

甘醇酸可以单独使用，也可以与其他剥脱剂或药物联合使用。目前常用的甘醇酸浓度为 20%、35%、50%、70%。单独使用时，面部选择的起始浓度为 20%，涂抹于患者面部或皮损处，避开眼周及口周，停留 3 ~ 5 分钟。当患者出现白霜或者红斑等不适时，再用碱性溶液如 10% 碳酸氢钠中和，随后冷敷 15 ~ 20 分钟。躯干部选择的起始浓度为 35% 或 50%。再次治疗时，可以继续使用初次治疗浓度，直到皮肤能安全耐受这一浓度至 5 ~ 7 分钟，皮肤较厚部位可以酌情延长至 10 分钟，再考虑选择更高浓度。也可以逐渐递增浓度，即第 1 次 20%，第 2 次 35%，第 3 次 50%，第 4 次为 70%。50% 以下浓度，治疗间隔一般为 2 ~ 4 周；50% 以上浓度，治疗间隔一般为 4 周。4 ~ 6 次为一个疗程。治疗间隔 3 个月以上者，需要从 20% 的初始浓度重新开始建立耐受。

甘醇酸具有很好的安全性，常见的不良反应包括刺痛、烧灼感、瘙痒、鳞屑等，尚未发现明显的全身毒性反应。

2. 水杨酸　水杨酸具有很好的亲脂性，可以促进角质形成细胞分化、脱落，并能抑制微生物生长。在轻、中度寻常痤疮的治疗中取得了良好的效果。

用于痤疮治疗的水杨酸浓度范围在 5% ~ 30%。目前国内使用的是乳剂型水杨酸，即超分子水杨酸。涂抹皮肤后的即时浓度为 5%～8%，稀释状态下浓度提高至 30%。首次治疗时，将超分子水杨酸涂抹在皮损处或全脸，停留 5～10 分钟。患者出现假霜或不耐受时，用清水洗净，可视情况适当冷敷 10～20 分钟。再次治疗时，可适当延长停留时间。根据患者皮肤状况和耐受程度，治疗间隔一般为 2～4 周，4～6 次为 1 个疗程。

水杨酸的不良反应较轻。过量使用或与其他水杨酸盐重叠使用时，可引起水杨酸中毒反应，如耳鸣、恶心呕吐、呼吸急促或卒中[11]。具体不良反应可参考第 7 章相关内容。

3. 三氯醋酸 三氯醋酸属于中层化学剥脱剂，可引起表皮细胞凝固坏死和真皮胶原破坏，并使真皮胶原、黏多糖、弹性蛋白数量增加，促进真皮结构重建，多用于痤疮瘢痕的治疗。

用于活动性痤疮的三氯醋酸浓度范围一般在 15%～50%。三氯醋酸反应迅速，使表皮蛋白质变性沉降产生结霜反应。不同浓度的三氯醋酸结霜反应不同。最常见的不良反应是炎症后色素沉着，在肤色较深的Ⅳ～Ⅵ型皮肤患者尤为明显。此外，应用三氯醋酸中层剥脱治疗痤疮可能引起色素痣变性或雀斑加重。因此，不推荐Ⅳ～Ⅵ型皮肤的痤疮患者使用三氯醋酸作为化学剥脱剂；即使对于Ⅰ～Ⅲ型皮肤患者，也应避免使用三氯醋酸进行深层剥脱。同时存在色素痣、雀斑的痤疮患者，应该谨慎考虑选择三氯醋酸作为剥脱剂，并严格控制剥脱的深度和时间。三氯醋酸的全身吸收率很低，较少出现系统副作用[22]。

4. 扁桃酸 扁桃酸是一种被广泛用于轻至中度痤疮治疗的芳香族 α- 羟基酸。和其他 α- 羟基酸相似，扁桃酸可以降低角质形成细胞间的黏附，导致表皮的脱落、重建。扁桃酸分子量大，能在皮肤中缓慢渗透，同时具有抗菌作用。皮肤对扁桃酸的耐受度较甘醇酸好，因此，扁桃酸经常被用于替代甘醇酸来进行痤疮的治疗。市面上，扁桃酸经常被用于制成水杨酸与扁桃酸的复合酸（20% 水杨酸、10% 扁桃酸）。

5. 丙酮酸 丙酮酸具有角质溶解和抗菌作用。它还能调节皮脂腺，刺激胶原蛋白新生，这在痤疮瘢痕和皱纹的治疗中非常重要。丙酮酸还能抑制酪氨酸酶，因此在治疗光老化损伤、改善色素沉着方面也有着不错的疗效。丙酮酸还是有效的天然保湿剂之一，是天然保湿因子的组成部分。

使用丙酮酸的过程中，患者经常会感到疼痛，在中和后会消失。浓度 40%～70% 的丙酮酸在生理条件和水分的作用下可以转化为乳酸。用于治疗痤疮的丙酮酸常用浓度是 50%，作用 5 分钟。每 2～4 周进行一次，疗程 3～8 周[12]。

6. 复合酸 复合酸是将不同类型的两种及两种以上的单酸组合在一起。不同的单酸作用机制相互弥补，能增强疗效，副作用比单酸更轻。目前常用的复合酸有 Jessner 溶液、20% 甘醇酸 +10% 水杨酸复合酸、持续释放系统（sustained release system，SRS）复合酸等。以下以 Jessner 溶液为例进行介绍。

Jessner 溶液最初是由美国皮肤科医生 Max Jessner 为了减少间苯二酚的并发症而配制的一种复合酸。其组成成分为 14% 水杨酸、14% 间苯二酚、14% 乳酸溶于 95% 乙醇，用于进行浅层剥脱治疗痤疮。使用方法和前述甘醇酸类似，不再赘述。根据患者皮肤状况和耐受程度，治疗间隔一般为 2～4 周，3～8 次为 1 个疗程[23]。Jessner 溶液和水杨酸在治疗寻常痤疮和减轻Ⅳ～Ⅵ型皮肤患者的痤疮后色素沉着方面效果相似。最常见的并发症是烧灼感、刺痛感和脱屑[24]。

7. 壬二酸 壬二酸（azelatic acid，AA）是一种天然存在的含 9 个碳原子的饱和直链二羧酸，能够作用于不同的皮肤微生物，抑制需氧和厌氧微生物如痤疮丙酸杆菌和表皮葡萄球菌细胞蛋白质的合成。此外，壬二酸可抑制中性粒细胞产生自由基。壬二酸用于化学剥脱治疗痤疮在我国临床并不常见。国外文献报道，30% 壬二酸用于化学剥脱治疗，10 分钟后中和。每 2 周 1 次，一个疗程共计 6 次。在第 3 次治疗时能观察到皮脂分泌显著减少，痤疮皮损改善，且大多数患者耐受性良好 [25]。壬二酸和丙酮酸在痤疮治疗中的效果相似，这两种酸都能减轻痤疮的严重程度和损害，减少脱屑。不过，丙酮酸比壬二酸减少皮脂分泌的效果更好 [26]。壬二酸的另一个重要优点是不具有光毒性或光毒性轻微，这意味着它可以在一年中的任何时间安全使用，而不像含有水杨酸、甘醇酸或丙酮酸的化学剥脱剂，使用后需要防晒和避光。

五　术前评估

在化学剥脱治疗前，医生需要对患者进行评估和相关检查，以评估患者进行化学剥脱治疗的适用性，并选择合适的化学剥脱剂和治疗方案，减少不良反应和并发症的发生。

1. 评估患者的治疗需求和治疗期待　化学剥脱对痤疮的非炎性和炎性皮损、痤疮后色素沉着及瘢痕均有一定治疗效果。根据《中国痤疮治疗指南（2019 修订版）》，浅表化学剥脱可以作为轻中度痤疮及痤疮后色素沉着的辅助治疗 [27]。美国皮肤病学会将化学剥脱列为痤疮的 B 类推荐治疗（Ⅱ级证据）。浅表剥脱常用于治疗痤疮皮损，而深层剥脱常用于治疗痤疮后瘢痕。治疗前应评估患者的治疗需求和期待是否与化学剥脱术的适应证相匹配。

2. 评估患者的皮肤状况　皮肤状态、皮损状况、表皮完整性、皮肤厚度和附属器官的密度都会影响化学剥脱剂的剥脱深度，与化学剥脱的疗效和不良反应关系密切。因此，术前全面评估患者皮肤屏障的完整性，选择合适的化学剥脱剂，根据皮肤状况决定剥脱剂的浓度和停留时间是十分必要的。

化学剥脱术可导致角质剥脱，皮肤屏障受损，对病原微生物的抵抗力下降，使得原有感染加重甚至扩散，因此治疗区域存在细菌、病毒或真菌感染都是化学剥脱的绝对禁忌证。皮肤敏感状态的患者或有化学剥脱剂成分过敏史的患者，采用化学剥脱治疗可能造成严重后果，不建议进行治疗。

根据患者皮肤的 Fitzpatrick 分型结果可以预估化学剥脱术后色素沉着的风险。皮肤颜色较深的Ⅳ ~ Ⅵ型皮肤患者在化学剥脱后形成色素沉着、瘢痕的概率较大，而肤色较浅的Ⅰ ~ Ⅲ型皮肤患者几乎不会发生色素沉着及瘢痕。此外，肤色越深，越难以观察到皮肤发红的情况，不利于剥脱终点的评判和不良反应的及时发现。目前的证据表明，30% ~ 50% 甘醇酸、5% ~ 30% 水杨酸和 Jessner 溶液治疗痤疮，对于 Fitzpatrick 分型为Ⅳ ~ Ⅵ型的患者都是比较安全的，不良反应较轻，但是操作者必须有丰富的治疗经验。而三氯醋酸导致深色皮肤患者出现色素沉着、瘢痕的概率较大，应尽量避免用于Ⅳ ~ Ⅴ型皮肤患者 [28]。

3. 评估患者的既往史和用药史　患者的既往病史、精神状态、用药情况等均会对化学剥脱术的疗效和不良反应产生影响。为避免不良结局的发生，应该仔细询问既往史和用药史，排除禁忌证，详见第 4 章。

单纯疱疹病毒可在化学剥脱术后被重新激活，会延迟表皮再生、伤口愈合。自身免疫性疾病、糖尿病或其他系统疾病的患者表皮屏障功能、再生愈合的能力较弱，治疗后发生感染或瘢痕形成的风险较大，因此也不推荐进行化学剥脱治疗。常用于痤疮治疗的口服药物如米诺环素和口服避孕药，能增强化学剥脱术后的光敏性，增加炎症后色素沉着的风险。目前对于异维 A 酸对化学剥脱术的影响仍然存在争议。既往认为异维 A 酸会导致皮脂腺萎缩，并延缓伤口愈合过程，但是最近又有研究表明服用异维 A 酸对化学剥脱术无影响。值得注意的是，异维 A 酸具有光敏性，6 个月内有维 A 酸药物服用史的患者行化学剥脱术治疗时应慎重 [28-29]。

六 术前准备和操作要点

1．签署知情同意书和拍摄治疗前照片 完成口头沟通后，需要针对医患沟通的内容、术后可能的并发症和风险，以及术前拍照授权等事宜签署知情同意书。

由于化学剥脱术的治疗周期较长，为了更加直观地观察和记录治疗效果，可在治疗前后及过程中记录患者的皮损状态变化。完全卸妆、清洁皮肤后，在适宜的光线下拍摄患者治疗前照片。如果治疗的区域为面部，应选取面部正位、左右 45° 和 90° 的侧位拍摄。

2．清洁和保护薄嫩部位皮肤

（1）术前使用温和的卸妆、洁面产品清洁待治疗区域。

（2）用湿巾覆盖眼眶以保护眼周薄嫩区域，湿巾应注意完全贴合眼眶，不能翘边或留有缝隙。

（3）在口角、鼻唇沟、外眦等皮肤褶皱及薄嫩部位涂抹凡士林或其他保护剂。

（4）清洁后可选择性使用含乙醇、丙酮或其他功效较强的脱脂性清洁剂进行二次清洁，以增加化学剥脱剂的渗透深度和均匀度。

3．涂刷化学剥脱剂

（1）化学剥脱剂应从低浓度开始，耐受以后再逐次递增。以甘醇酸为例，面部选择的起始浓度为 20%，躯干部选择的起始浓度为 35%，皮肤耐受以后可逐次递增浓度至 35%、50% 和 70%。具体参见第 6 章。

（2）涂刷化学剥脱剂时，应按照一定的顺序涂刷，如额部→鼻背→下颌→面颊，避免随意重复涂刷。涂刷力度应均匀，力度过大可能导致剥脱强度增加。一般快速均匀地涂刷一遍即可，重点治疗区域可以适当重复涂刷。

（3）把握停留时间。通常化学剥脱剂浓度越高，停留时间越长，剥脱作用就越强，疗效越显著，出现不良反应的风险也会增加。以甘醇酸为例，首次停留时间为 3～5 分钟，往后停留时间也可以逐渐延长至 5～7 分钟。超分子水杨酸停留时间为 5～30 分钟。

（4）化学剥脱术治疗终点的判断：不同类型及不同浓度的化学剥脱剂，其剥脱终点略有差异，需个体化对待。甘醇酸首次使用可停留 3～5 分钟，出现不均匀红斑或形成点状白霜或其他不适，即达到治疗终点；再次治疗时，依据浓度及皮肤耐受性可停留 5～7 分钟，皮肤较厚部位可延长至 10 分钟。水杨酸首次停留时间 5～30 分钟，出现假霜或患者不能耐受时，用清水洗净后冷敷 10～20 分钟，再次治疗可适当延长时间。三氯醋酸治疗过程中如出现白霜或红斑反应，即可终止反应。复合酸如 Jessner 液、20% 甘醇酸 +10% 水杨酸、SRS 复合酸等停留时间为 8～10 分钟，皮损周围皮肤出现微红、皮损微白或出现白霜，则达到终点反应。

此外，若出现以下任何一种情况，都应立即终止治疗。①已出现理想的终点反应，如甘醇酸治疗过程中出现不均匀红斑或形成点状白霜，水杨酸治疗过程中出现假霜反应，三氯醋酸治疗过程中出现白霜或红斑反应等。②出现过度的治疗反应，如强烈的不适感（疼痛超过 6 级），或出现水疱、皮肤发白或灰白表现。③未出现前面两种情况，但是已达到预期的治疗时间，即可进行中和。

对于需要中和的化学剥脱剂，应选用相应的碱性中和液对残留的化学剥脱剂进行中和，如 10% 碳酸氢钠溶液，再使用清水清洁皮肤。对于不需中和的化学剥脱剂，用清水洗去残留溶液即可。

七 术后护理

术后护理的重点是加速愈合和预防感染。

1. 术后可以立即使用冰袋、保湿面膜，缓解水肿和轻微不适，之后继续涂抹保湿类护肤品。

2. 术后 1～3 天内，可继续采用保湿面膜、冷敷或冷喷处理以缓解刺激感，保湿类护肤品也可以继续使用。

3. 术后 3～7 天内，治疗区域可能出现脱屑、结痂，切忌强行撕脱，以防色素沉着。

4. 术后 7 天内避免揉搓皮肤，避免高温环境对皮肤的刺激，如热水洗脸、热敷、泡温泉、蒸桑拿等。宜使用冷水洗脸。1～2 周内尽量避免使用彩妆，慎用其他角质剥脱剂，如维 A 酸类药物、去角质护肤品。使用温和的洁面产品和保湿剂，可使用含有表皮生长因子的修复类产品。

5. 有单纯疱疹病毒感染病史的患者应在术后 7 天内预防性使用抗病毒药物治疗，直到完全恢复。单纯疱疹病毒感染通常出现在第 2 天或第 3 天，当表皮细胞开始再生时，伴有疼痛、瘙痒或不适。脓疱提示细菌或念珠菌感染，需要进行细菌培养和开始经验性抗菌治疗。

6. 术前、术后 2 周内均应严格防晒。最好使用物理防晒，如宽边遮阳帽、遮阳伞等。也可以适当使用物理防晒霜[10]。

八 不良反应

常见的不良反应包括红斑、瘙痒、疼痛、烧灼感、脱屑、毛细血管扩张等，但通常能短期消退[30]。耳鸣、恶心呕吐、呼吸急促等全身中毒症状，多见于水杨酸及间苯二酚使用过量[31]。浅层剥脱较为安全，并发症发生风险较低；中层及深层剥脱的渗透深度为真皮乳头层和网状层，发生瘢痕、永久性色素改变、感染等严重并发症的潜在风险较高。肤色同样会影响并发症的发生，Ⅳ～Ⅵ型皮肤患者发生炎症后色素沉着的风险较大。此外，部分痤疮患者在剥脱术后可能会出现“痤疮加重”或“爆痘”。具体不良反应及处理方案详见本书第 13 章，此处不再赘述。

九 病例展示（图 10-1～10-4）

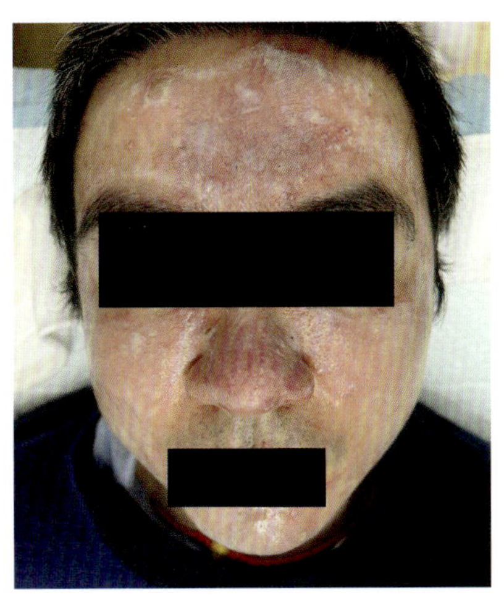

图 10-1　玫瑰痤疮患者，30% 超分子水杨酸化学剥脱术 7 分钟后，面部出现“白霜”现象，实则为假霜

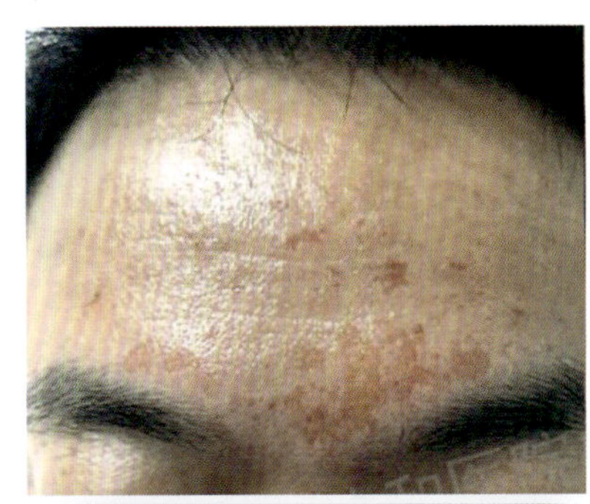

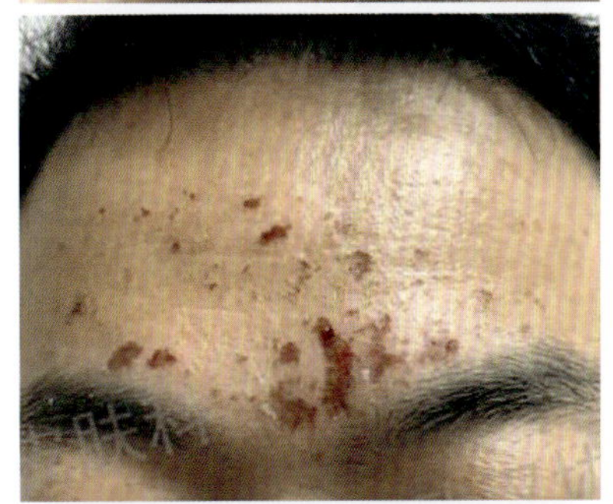

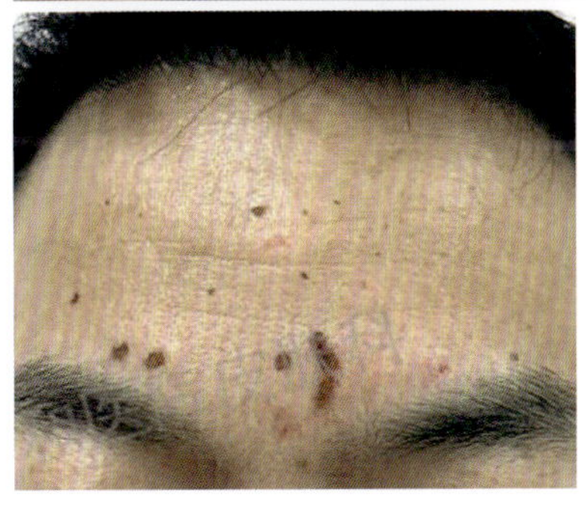

图 10-2　面部皮肤油腻、肤色暗沉患者，20% α- 羟基酸化学剥脱治疗 3 分钟后，局部出现红肿、表皮松解、结薄痂。外用保湿剂和生长因子凝胶后，红斑消退，结痂脱落

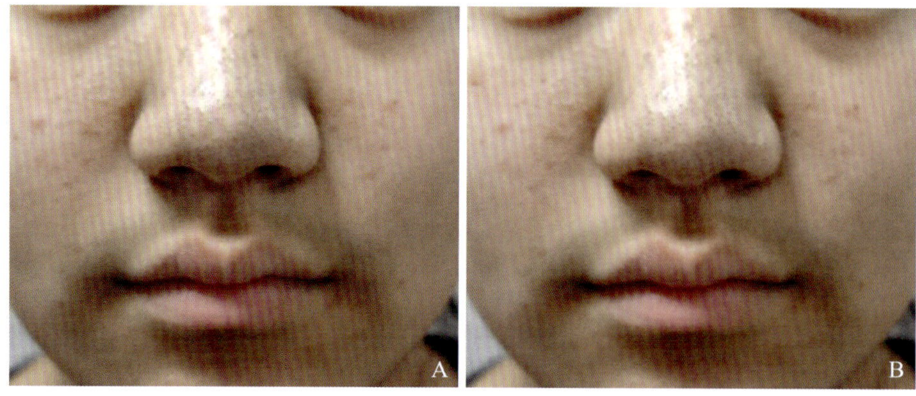

图 10-3 α- 羟基酸化学剥脱治疗鼻部黑头粉刺

A. 治疗前，鼻部密集黑头粉刺；B. 给予 20% α- 羟基酸化学剥脱治疗，每 4 周 1 次，治疗 3 次后，黑头粉刺明显减少。

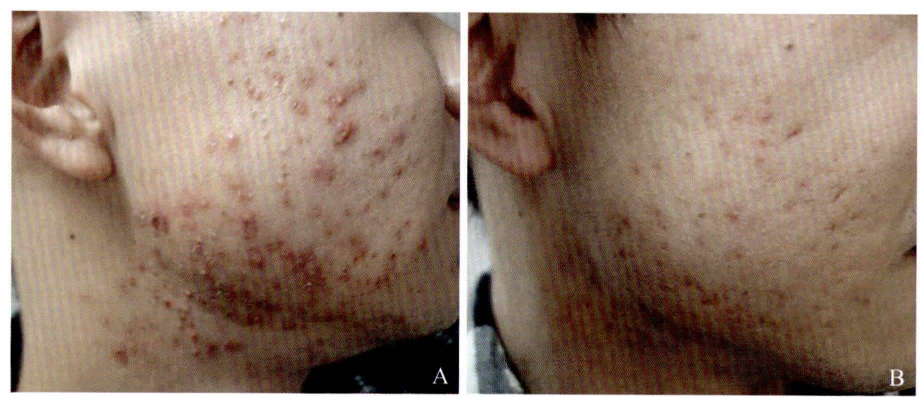

图 10-4 超分子水杨酸治疗痤疮炎性丘疹

A. 治疗前，面颊较多炎性丘疹、丘脓疱疹；B. 给予 30% 超分子水杨酸化学剥脱治疗，每 2 周 1 次，治疗 4 次后，炎性丘疹、丘脓疱疹明显消退。

（李　延）

参考文献

[1] 陈小玫，李咏，李利．化学换肤在皮肤科的应用．皮肤病与性病，2016，38（3）：173-176.

[2] 刘蔚，许贵霞．果酸换肤术应用进展．中华医学美学美容杂志，2019（1）：78-80.

[3] 杨蓉娅，蒋献．化学剥脱术临床应用专家共识．实用皮肤病学杂志，2019，12（5）：257-262.

[4] 何黎，李利，张建中．果酸化学剥脱术临床应用专家共识．中华皮肤科杂志，2014，47（10）：748-749.

[5] 李晓雪，高星雅，蒋献．化学剥脱术在损容性皮肤病及面部年轻化中的应用．中华皮肤科杂志，2019（3）：200-203.

[6] 李利．果酸活肤术在皮肤美容中的应用．皮肤病与性病，2015，37（6）：322.

[7] 魏娇，程培华，蒋增琼，等．果酸在皮肤美容中

的临床应用现状及进展. 中国美容医学，2017，26（9）：125–128.

[8] Dréno B, Fischer TC, Perosino E, et al. Expert opinion: efficacy of superficial chemical peels in active acne management-what can we learn from the literature today? Evidence-based recommendations. J Eur Acad Dermatol Venereol, 2011, 25(6): 695–704.

[9] Kontochristopoulos G, Platsidaki E. Chemical peels in active acne and acne scars. Clin Dermatol, 2017, 35(2): 179–182.

[10] Wiegmann D, Haddad L. Two is better than one: the combined effects of glycolic acid and salicylic acid on acne-related disorders. J Cosmet Dermatol, 2020, 19(9): 2349–2351.

[11] Lu J, Cong T, Wen X, et al. Salicylic acid treats acne vulgaris by suppressing AMPK/SREBP1 pathway in sebocytes. Exp Dermatol, 2019, 28(7): 786–794.

[12] Salam A, Dadzie OE, Galadari H. Chemical peeling in ethnic skin: an update. Br J Dermatol, 2013, 169(Suppl 3): 82–90.

[13] 金力，王萍，陈学荣. 化学剥脱术及其在皮肤科的应用. 中国中西医结合皮肤性病学杂志，2004，3（1）：57–59.

[14] 虞瑞尧. 化学剥脱术. 实用美容整形外科杂志，2003，14（6）：297–298.

[15] Abdel Meguid AM, Elaziz Ahmed Attallah DA, Omar H. Trichloroacetic acid versus salicylic acid in the treatment of acne vulgaris in dark-skinned patients. Dermatol Surg, 2015, 41(12): 1398–404.

[16] Zayed AA, Sobhi RM, El Aguizy RMS, et al. Sequential peeling as a monotherapy for treatment of milder forms of acne vulgaris. J Cosmet Dermatol, 2020, 19(6): 1381–1387.

[17] Cotellessa C, Manunta T, Ghersetich I, et al. The use of pyruvic acid in the treatment of acne. J Eur Acad Dermatol Venereol, 2004, 18(3): 275–278.

[18] Dayal S, Kalra KD, Sahu P. Comparative study of efficacy and safety of 45% mandelic acid versus 30% salicylic acid peels in mild-to-moderate acne vulgaris. J Cosmet Dermatol, 2020, 19(2): 393–399.

[19] Zdrada J, Odrzywołek W, Deda A, et al. A split-face comparative study to evaluate the efficacy of 50% pyruvic acid against a mixture of glycolic and salicylic acids in the treatment of acne vulgaris. J Cosmet Dermatol, 2020, 19(9): 2352–2358.

[20] El-Domyati M, Abdel-Wahab H, Hossam A. Microneedling combined with platelet-rich plasma or trichloroacetic acid peeling for management of acne scarring: a split-face clinical and histologic comparison. J Cosmet Dermatol, 2018, 17(1): 73–83.

[21] Saadawi AN, Esawy AM, Kandeel AH, et al. Microneedling by dermapen and glycolic acid peel for the treatment of acne scars: comparative study. J Cosmet Dermatol, 2019, 18(1): 107–114.

[22] Chen X, Wang S, Yang M, et al. Chemical peels for acne vulgaris: a systematic review of randomised controlled trials. BMJ Open, 2018, 8(4): e019607.

[23] How KN, Lim PY, Wan Ahmad Kammal WSL, et al. Efficacy and safety of Jessner's solution peel in comparison with salicylic acid 30% peel in the management of patients with acne vulgaris and postacne hyperpigmentation with skin of color: a randomized, double-blinded, split-face, controlled trial. Int J Dermatol, 2020, 59(7): 804–812.

[24] Dayal S, Amrani A, Sahu P, et al. Jessner's solution vs. 30% salicylic acid peels: a comparative study of the efficacy and safety in mild-to-moderate acne vulgaris. J Cosmet Dermatol, 2017, 16(1): 43–51.

[25] Szymanska A, Budzisz E, Erkiert-Polguj A. Efficacy of 30% azelaic acid peel in the nonpharmacological treatment of facial acne. J Dermatolog Treat, 2021, 32(3): 291–296.

[26] Chilicka K, Rogowska AM, Szygula R, et al. A comparison of the effectiveness of azelaic and pyruvic acid peels in the treatment of female adult acne: a randomized controlled trial. Sci Rep, 2020, 10(1): 12612.

[27] 中国痤疮治疗指南专家组. 中国痤疮治疗指南（2019 修订版）. 临床皮肤科杂志，2019，48（9）：583–588.

[28] 刘建盟，杨智. 化学剥脱在痤疮治疗中的应用. 皮肤病与性病，2019，41（2）：4.

[29] Lee KC, Wambier CG, Soon SL, et al. Basic chemical peeling: superficial and medium-depth peels. J Am Acad Dermatol, 2019, 81(2): 313–324.

[30] Costa IMC, Damasceno PS, Costa MC, et al. Review in peeling complications. J Cosmet Dermatol, 2017, 16(3): 319–326.

[31] O'Connor AA, Lowe PM, Shumack S, et al. Chemical peels: a review of current practice. Australas J Dermatol, 2018, 59(3): 171–181.

插图来源

图 10-1 ~ 10-4 由华中科技大学同济医学院附属协和医院李延教授提供。

第2节 化学剥脱术在玫瑰痤疮中的应用

一 概述

玫瑰痤疮是一种常见的慢性炎症性皮肤病，主要累及面部隆起部位，包括前额、鼻部、两颊、下颌[1]。该病发病机制复杂，并不完全清楚，主要与具有遗传易感性的个体在外界诱导因素刺激下，先天和获得性免疫活化失衡，血管神经功能失调等有关。患者可出现面部潮红、毛细血管扩张、热敏感及刺痛、感觉异常等临床表现。炎症级联反应在其中起到了非常重要的作用[2]。近年来的研究发现，皮肤屏障功能受损在玫瑰痤疮的发病及其发展过程中起重要作用[3-5]。皮肤屏障破坏使外界各种化学物质渗透性增加，表皮水分及各种营养物质丢失，对外界各种理化刺激的耐受性降低，皮肤组织炎性介质释放增加，反过来进一步破坏皮肤屏障，造成恶性循环。

根据玫瑰痤疮的不同临床表现，该病分为四种主要亚型：红斑毛细血管扩张型玫瑰痤疮（erythematotelangiectatic rosacea，ETR）、丘疹脓疱型玫瑰痤疮（papulopustular rosacea，PPR）、鼻赘型玫瑰痤疮（phymatous rosacea，PHR）及眼型玫瑰痤疮（ocular rosacea，OR）。

（1）ETR 最早期的表现多为固定于面中部的反复潮红，随着时间的推移，潮红发生的时间越来越长，最后成为持久性固定于面中部的红斑，是 Fitzpatrick Ⅰ～Ⅳ型皮肤患者中最常见的症状，可由外界因素诱发或刺激加重，在数秒或数分钟内发生。毛细血管扩张常常首先发生在鼻翼，然后向鼻部和面部发展。

（2）PPR 表现为面中部两侧对称的伴或不伴顶端脓疱的圆形红色坚实丘疹。丘疹脓疱一般较小，少见持久性深在性结节。由于玫瑰痤疮的血管反应性增强，其丘疹的颜色较痤疮更深，为暗红色，出现粉刺者多为合并痤疮所致。

（3）PHR 主要为皮脂腺过度增生所致，最初鼻部皮肤出现轻微肿胀，表面较平滑，随着角蛋白碎片堆积以及腺体组织肿大，毛孔扩张变得粗大明显，最后形成凹凸不平的结节状表面，皮肤增厚或纤维化，腺体增生，呈球根状外观，常形成鼻赘。

（4）OR 可单独出现或伴随其他临床表现出现，包括眼睑缘毛细血管扩张、睑缘内充血、角膜中的铲状浸润、巩膜炎和硬化性角膜炎等，同时可能出现眼部干燥、灼烧、刺痛、光敏感和异物感。

研究发现，同一患者常合并多种亚型，且不同亚型玫瑰痤疮之间存在相互转换的现象。因此，目前更倾向于将玫瑰痤疮按照表型进行治疗，而不再强调具体亚型。

玫瑰痤疮的治疗包括饮食及生活习惯的调节、日常皮肤护理、系统用药和局部用药治疗。建议患者确定自身可能加剧玫瑰痤疮的刺激和诱因（例如化妆品、紫外线照射、辛辣食物、饮料、酒精和压力），并避免确定的触发因素。使用无皂基洗面奶和温和的保湿剂，避免使用去角质磨砂膏等。对于病情较轻的患者，单用外用药物如甲硝唑、壬二酸、伊维菌素即可；病情较重患者则需要联合系统治疗，包括服用米诺环素、多西环素和异维 A 酸等。必要时，还需要结合化学剥脱、光电治疗等。近年来，各种化学剥脱剂配方及制剂改良，在玫瑰痤疮中的应用越来越广泛。

二　化学剥脱治疗玫瑰痤疮的作用机制

化学剥脱可以通过促进正常角化，强化表皮屏障，抗炎及刺激真皮再生来改善玫瑰痤疮患者的皮肤外观。

1. 调节角化　玫瑰痤疮患者的皮肤常常存在经皮水分丢失（transepidermal water loss，TEWL）增多，皮肤含水量下降，提示皮肤“砖墙结构”不完整。化学剥脱通过剥脱角质，刺激基底层角质形成细胞的增殖和分化增加，表皮细胞更新时间及速率增加[6]。此外，化学剥脱还可刺激表皮成熟，使角化过程正常化[7]。由此我们可以推断，化学剥脱通过移除玫瑰痤疮患者角质细胞层的不成熟角质套膜，刺激表皮细胞和成纤维细胞增殖，形成致密完整的角质套膜，使角质层更加致密完整，以此改善患者症状。因此，不破不立，损伤之后的修复帮助患者重建健康的表皮屏障体系，是值得尝试的。

2. 调节皮肤 pH 值，改善皮肤微环境　健康皮肤表面呈弱酸性，pH 值为 4.1 ~ 5.8。皮肤 pH 值是多因素共同作用的结果，包括磷脂代谢产生游离脂肪酸，丝聚蛋白降解产生游离氨基酸，钠 / 氢反向转运蛋白（NHE-1）活性等，汗腺的衍生产物乳酸和氨也有参与[8-10]，可以调节表皮常驻菌和潜在致病菌群，降低皮肤激肽释放酶 5（kallikrein 5，KLK5）的活性，抑制血管内皮生长因子（vascular endothelial growth factor，VEGF），激活血管内皮细胞形成新生血管，抑制角质形成细胞及肥大细胞中细胞因子和趋化因子的释放，从而抑制白细胞趋化和减轻炎症反应[11-12]。微生物的生长速度和定殖密度随 pH 值的增加而增加。另外，微生物的存在对皮肤表面酸度的维持具有积极影响，如可将甘油三酯分解成游离脂肪酸，并有利于天然保湿因子（natural moisturizing factor，NMF）生成，NMF 具有高吸水性，可以维持皮肤水合作用，防止水分蒸发[13]。

玫瑰痤疮患者皮肤表面的 pH 值较正常健康皮肤升高，提示皮肤微环境发生改变，各种微生物代谢紊乱，角质层完整性及内聚力降低，同时组织蛋白酶激活，丝聚蛋白分解，TEWL 增加，NMF 的产生减少，皮肤屏障受损，较健康皮肤难以抵抗各种外界因素侵袭，并长期处于慢性炎症反应状态。

化学剥脱剂 pH 值呈酸性，可以创造并维持皮肤表面酸性环境，抑制组织蛋白酶激活，减少丝聚蛋白降解，增强表皮完整性；促使神经酰胺合成酶活化，生成 NMF 神经酰胺等；减轻皮肤炎症反应；调节皮肤表面各种常驻菌的正常活动[14]。

3. 真皮及抗光老化作用　化学剥脱对于真皮的直接作用一般见于中深层剥脱。浅表剥脱剂通过作用于表皮也可以产生一定的真皮效应[6]。真表皮结构的改善促进功能的修复，真皮结合水的能力增强，表皮更加致密光滑，角质层含水量也升高，皮肤充满新生活力，从而达到换肤效果。对于玫瑰痤疮患者来说，中层剥脱可能的益处是移除原有炎症微环境的表皮和部分真皮后，刺激皮肤新生。同时，玫瑰痤疮患者皮肤表现为一定的光损伤特质，包括皮肤质地粗糙、弹性下降、无光泽、毛细血管扩张等。化学剥脱可以很大程度上改善患者的皮肤外观状态。

值得注意的是，对于玫瑰痤疮来说，中深层剥脱后所引发的级联反应中可能涉及 VEGF 等释放，可促进新生血管生成，加重炎性反应，尤其可能加重红斑毛细血管扩张型玫瑰痤疮（ETR）患者的临床症状，引发持久不易消退的红斑，一定要谨慎选择。

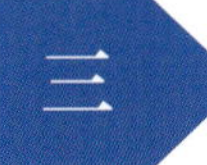

三　不同化学剥脱剂治疗玫瑰痤疮的作用机制

目前，用于治疗玫瑰痤疮的化学剥脱剂主要包括水杨酸、三氯醋酸和 Jessner 溶液，主要适合浅层和中层化学剥脱，暂未见深层剥脱剂在玫瑰痤疮治疗中的应用报道。

1. 水杨酸 水杨酸为一种浅表化学剥脱剂，常用浓度为 20%～30%，具有脂溶性，能深入毛囊皮脂腺，到达颗粒层水平，破坏细胞间桥粒芯蛋白连接，同时保持细胞膜完整性，以此来剥脱角质和调节角化 [15]。相比于其他化学剥脱剂，水杨酸具有显著抗炎作用，对多种转录因子和炎症刺激信号有调节作用，可影响细胞生长、分化、凋亡和炎症反应等，尤其适合炎症性皮肤病，可作为化学剥脱术治疗玫瑰痤疮的首选剥脱剂。有研究报道，水杨酸的局部抗炎症作用相当于保泰松或吲哚美辛的 63%～66%，阿司匹林的 77% 左右，氢化可的松的 82% 左右 [16]。水杨酸通过抑制前列腺素的生物合成，减轻炎症级联反应。此外，水杨酸还可诱导巨噬细胞活化，增加巨噬细胞的迁移和吞噬能力。水杨酸具有广谱抗菌作用，虽然目前证据不充分，但是也可能是治疗起效的环节之一。水杨酸可以减缓组胺释放所致的瘙痒，可减轻辣椒素对伤害感受器和机械痛觉过敏的兴奋作用，减轻玫瑰痤疮患者的皮肤瘙痒。另外，研究发现水杨酸还具有光保护作用，可以降低紫外线诱导的表皮细胞内质网应激，减少玫瑰痤疮皮肤易受紫外线激惹的特性。

目前应用最多的为 30% 水杨酸制剂，国内已有较多报道，单独应用即能明显减轻皮损，加速皮肤屏障功能修复。新型制剂如 30% 超分子水杨酸在治疗玫瑰痤疮过程中实现了效益与风险比值的最大化。国内有学者将 120 例玫瑰痤疮患者平均分为两组，研究组患者使用含 2% 超分子水杨酸的胶原贴，对照组患者给予甲硝唑凝胶治疗，观察了其对玫瑰痤疮患者面部红斑、毛细血管扩张、炎性皮损、瘙痒感觉的改善情况，发现研究组较对照组皮损改善更显著，不良反应发生率更低，且远期疗效较好 [17]。另一项自身半侧脸对照实验中，对 23 例玫瑰痤疮患者治疗侧外用 2% 超分子水杨酸，并于第 1 周和第 4 周进行 2 次 30% 超分子水杨酸化学剥脱，对照侧不予治疗。在第 0、1、4、7 周进行随访，通过炎性皮损计数、红斑严重程度来评估疗效，通过测定皮肤角质层含水量、经皮肤水分丢失量、皮肤 pH 值等指标，发现治疗侧红斑改善和角质层含水量提升显著优于对照侧 [18]。还有研究采用 30% 超分子水杨酸剥脱治疗玫瑰痤疮患者，每 2 周一次，共 4 次，治疗期间及治疗后 3 个月采用 2% 水杨酸维持治疗，结果显示单用水杨酸治疗玫瑰痤疮也同样安全有效，特别适用于不能系统应用药物的患者 [19]。水杨酸还可以同时联合其他治疗，对于伴有面部顽固性红斑和毛细血管扩张者，可联合应用强脉冲光治疗 [20]。

2. 三氯醋酸和 Jessner 溶液 国外 Auada Souto 等曾报道 3 名红斑型及丘疹脓疱型玫瑰痤疮患者应用 10%～20% 三氯醋酸治疗后，丘疹脓疱和红斑均得到明显改善。Costa 等 [21] 对 15 名常规治疗疗效不佳的丘疹脓疱型玫瑰痤疮患者进行了 35% 三氯醋酸及 Jessner 溶液（水杨酸、乳酸混合溶液）序贯治疗，丘疹脓疱得到改善，皮肤病理显示局部炎性浸润减轻，且疗效维持时间长，远期复发率低，提示中层剥脱剂对玫瑰痤疮可能有益，但目前证据较少，可权衡利弊使用。国内鲜有中层剥脱剂应用于玫瑰痤疮治疗的报道。

四 不同化学剥脱剂的选择

玫瑰痤疮为一种炎症性皮肤病，同时伴有皮肤屏障功能破坏。因此，在应用化学剥脱术时，要同时兼顾减轻炎症和修复屏障两方面作用，选用合适的化学剥脱剂。

1. 浅层剥脱剂是相对安全的，首选的浅层剥脱剂为 20%～30% 水杨酸。如果患者不能耐受水杨酸或皮损严重程度较轻，可尝试选择乳酸换肤。目前有新型的 30% 超分子水杨酸，采用可溶性超分子工艺制备，减少了传统溶剂乙醇等对皮肤的刺激，对于敏感肌肤和皮肤屏障受损的患者作用温和，患者耐受性较好[19,22]。

2. 中层剥脱剂（30%～50% 三氯醋酸）对玫瑰痤疮可能有益，但考虑其可能存在的刺激血管生成的作用，可能会加重原有面部红斑，术后遗留色素沉着等不良反应的风险也较高，应谨慎评估后使用。

3. 深层剥脱术后可能导致愈合不良，加重皮肤炎症，产生明显不良反应，故不推荐使用。

五　术前评估

1. 在化学剥脱术前一定要对患者全身及皮肤状况进行评估，主要包括详细的体格检查，评估患者的皮肤类型、皮损类型、皮肤耐受程度以及光老化的程度。

2. 详细评估适应证和禁忌证，详见本书第 4 章。

3. 玫瑰痤疮易与脂溢性皮炎、敏感皮肤、颜面部红斑狼疮、颜面播散性粟粒性狼疮等疾病相混淆，在进行剥脱治疗前必须明确诊断。

4. 值得注意的是，部分玫瑰痤疮患者可能处于皮肤敏感状态，此时尽量不要进行化学剥脱术。

5. 皮肤类型为 Fitzpatrick Ⅳ～Ⅵ型的患者在化学剥脱术后色素沉着发生率较高，尤其是应用中层剥脱剂后，故一定在应用前做好评估，选择合适的剥脱剂及适合的治疗人群。

六　术前准备和操作要点

化学剥脱术前准备可以分为两期。前期准备工作在剥脱术前数天或数周开始，主要目的是减轻患者术后可能出现的不良反应。开始剥脱前所做的准备工作包括术前拍照记录皮损基本情况，皮肤预处理和皮肤保护，以帮助药物更好的吸收和减轻患者术中的不适感等。

最重要的是要告知患者术中及术后可能出现的一切问题，签署知情同意书，避免不必要的医患矛盾。

水杨酸化学剥脱术的操作步骤和术后护理详见第 7 章，三氯醋酸化学剥脱术的操作步骤和术后护理详见第 9 章。

七　术后护理和不良反应

不同化学剥脱剂的术后护理可参见对应的化学剥脱剂章节。

1. 在化学剥脱治疗过程中及治疗后，玫瑰痤疮患者可能出现不同程度的瘙痒、烧灼感、疼痛、红斑、肿胀、干燥、脱屑，甚至色素沉着、色素脱失、结痂等不良反应（具体不良反应及处理原则详见第 13 章）。上述反应通常在 1～2 周内缓解。

2. 需要注意的是，尽管浅层剥脱剂或浅中层剥脱剂在应用时的不良反应通常很轻微，而且是暂时的，但需要高度重视，尤其是玫瑰痤疮患者本身可能存在瘙痒、刺痛等不适，需要积极干预。

3. 部分患者可能出现面部潮红、干燥、发烫，可每天冷敷保湿 2～3 次，配合外用温和保湿霜。发现结痂后应使痂皮自行脱落，严禁强行撕脱以免造成创伤。过度的红肿及脱屑可以视情况短期（不超过 1 周）使用低强度或高强度的局部糖皮质激素。

4. 遵医嘱做好防晒措施，可降低色素沉着的发生率。若出现色素沉着，一般于 3～6 个月后消退。

八 病例展示（图 10-5、图 10-6）

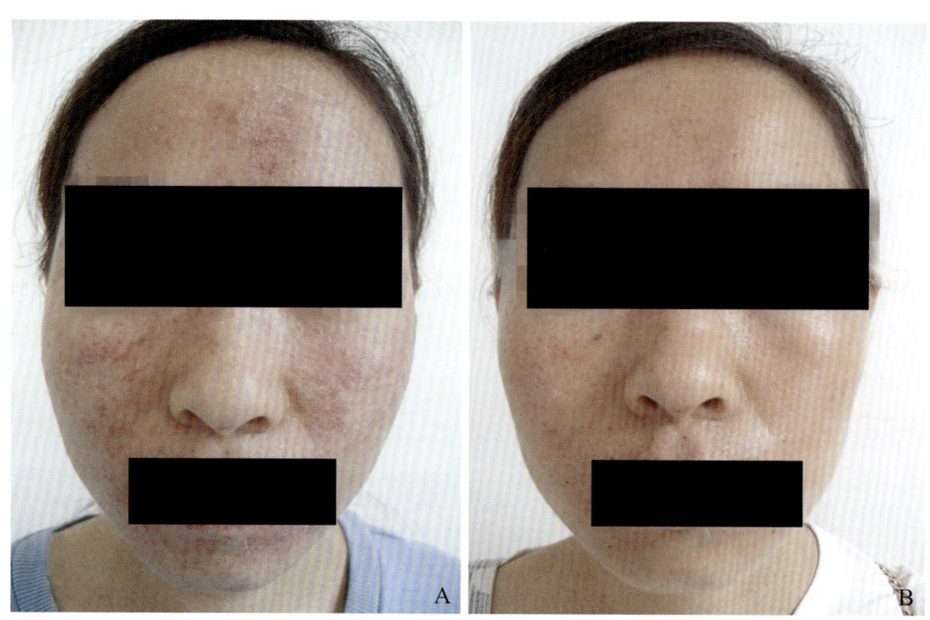

图 10-5 水杨酸联合米诺环素治疗玫瑰痤疮，半侧脸对照

A. 治疗前，面部多发红斑、丘疹、脓疱；B. 口服米诺环素 50 mg qd，左侧脸 30% 水杨酸治疗 4 次后，红斑、丘疹、脓疱明显减少，且较右侧脸改善更明显。

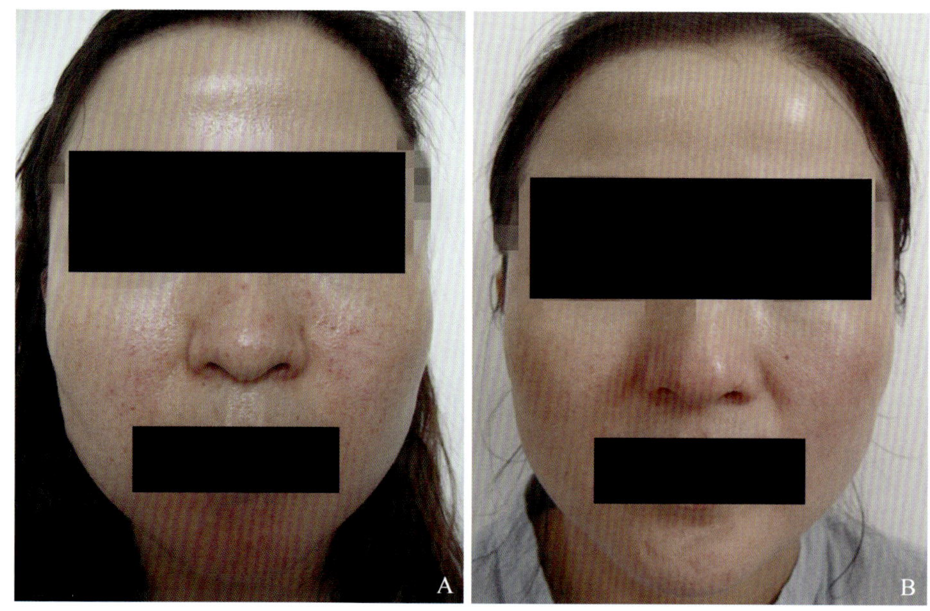

图 10-6 水杨酸治疗玫瑰痤疮，半侧脸对照

A. 治疗前，面部多发红斑、丘疹、脓疱；B. 右侧脸 30% 水杨酸治疗 4 次后，红斑、丘疹、脓疱明显减少，且较左侧脸改善更明显。

（何淑娟　曾维惠）

参考文献

[1] Wilkin J, Dahl M, Detmar M, et al. Standard classification of rosacea: report of the National Rosacea Society Expert Committee on the classification and staging of rosacea. J Am Acad Dermatol, 2002, 46(4): 584–587.

[2] Yamasaki K, Gallo RL. The molecular pathology of rosacea. J Dermatol Sci, 2009, 55(2): 77–81.

[3] NíRaghallaigh S, Powell FC. Epidermal hydration levels in patients with rosacea improve after minocycline therapy. Br J Dermatol, 2014, 171(2): 259–266.

[4] Zhou M, Xie H, Cheng L, et al. Clinical characteristics and epidermal barrier function of papulopustular rosacea: A comparison study with acne vulgaris. Pak J Med Sci, 2016, 32(6): 1344–1348.

[5] 郑博岚，谢红付. 玫瑰痤疮与皮肤屏障. 皮肤科学通报，2017，34（4）：413–418.

[6] Imayama S, Ueda S, Isoda M. Histologic changes in the skin of hairless mice following peeling with salicylic acid. Arc Dermatol, 2000, 136(11): 1390–1395.

[7] Dainichi T, Ueda S, Furue M, et al. By the grace of peeling: the brace function of the stratum corneum in the protection from photo-induced keratinocyte carcinogenesis. Arc Dermatol Res, 2007, 300(1): 31.

[8] Fluhr J W, Kao J, Jain M, et al. Generation of free fatty acids from phospholipids regulates stratum corneum acidification and integrity. J Invest Dermatol, 2001, 117(1): 44–51.

[9] Vávrová K, Henkes D, Strüver K, et al. Filaggrin deficiency leads to impaired lipid profile and altered acidification pathways in a 3D skin construct. J Invest Dermatol, 2014, 134, (3): 746–753.

[10] Kim KP, Jeon S, Kim MJ, et al. Borage oil restores acidic skin pH by up-regulating the activity or expression of filaggrin and enzymes involved in epidermal lactate, free fatty acid, and acidic free amino acid metabolism in essential fatty acid-deficient Guinea pigs. Nutr Res, 2018, 58: 26–35.

[11] Lambers H, Piessens S, Bloem A, et al. Natural skin surface pH is on average below 5, which is beneficial for its resident flora. Int J Cosmet Sci, 2006, 28(5): 359–370.

[12] Jang H, Matsuda A, Jung K, et al. Skin pH is the master switch of kallikrein 5-mediated skin barrier destruction in a murine atopic dermatitis model. J Invest Dermatol, 2016, 136(1): 127–135.

[13] Percival SL, McCarty S, Hunt JA, et al. The effects of pH on wound healing, biofilms, and antimicrobial efficacy. Wound Repair Rege, 2014, 22(2): 174–186.

[14] Hachem J, Crumrine D, Fluhr J, et al. pH directly regulates epidermal permeability barrier homeostasis, and stratum corneum integrity/cohesion. J Invest Dermatol, 2003, 121(2): 345–353.

[15] Roberts DL, Marshall R, Marks R. Detection of the action of salicylic acid on the normal stratum corneum. Br J Dermatol, 1980, 103(2): 191–196.

[16] Weirich EG, Longauer JK, Kirkwood AH. Dermatopharmacology of salicylic acid. Ⅲ. Topical contra-inflammatory effect of salicylic acid and other drugs in animal experiments. Dermatol, 1976, 152(2): 87–99.

[17] 侯鹏，蔡美丽，张改君. 超分子水杨酸联合胶原贴敷料治疗玫瑰痤疮临床观察. 中国医疗美容，2018，8（5）：39–43.

[18] 曹雅晶，仲少敏，苑辰等. 外用水杨酸在玫瑰痤疮治疗中的应用效果研究. 中国美容医学，2019，28（4）：31–35.

[19] 周夕湲，薛竞，王倩等. 超分子水杨酸治疗玫瑰痤疮临床观察. 中国医疗美容，2018，8（5）：36–39.

[20] 周书帆，文丽萍，杜宇. 超分子水杨酸联合窄谱强脉冲光治疗玫瑰痤疮临床疗效观察. 中国美容医学，2019，28（2）：48–52.

[21] Costa IMC, Mesquita KDC. Treating papular nodular lesions of rosacea with a medium chemical peel. Surg Cosmet Dermatol, 2010, 2(3): 237–239.

[22] 何淑娟，夏君，胡光蕾，等. 超分子水杨酸联合米诺环素治疗玫瑰痤疮临床疗效分析. 中国美容医学，2019，28（7）：14–18.

插图来源

图 10–5、10–6 由西安交通大学第二附属医院曾维惠教授提供。

第 3 节 化学剥脱术在黄褐斑中的应用

一 概述

黄褐斑是常见的色素代谢异常性皮肤病，表现为面部色素沉着斑，皮损常对称分布，呈褐色，多累及颧部、前额、上唇及下颌等，通常无自觉症状，多见于中青年女性，具有明显季节性，春夏明显，冬季减轻。黄褐斑不仅影响患者面部美观，还会对患者心理造成一定程度的伤害。生活质量研究显示，黄褐斑对患者的情绪状态、正常社交及日常生活均有严重负面影响[1]。

遗传易感性是黄褐斑发病的主要原因。此外，紫外线、性激素和甲状腺疾病、微量元素和药物（如氯丙咪嗪）都是黄褐斑发病的危险因素[2-7]。黄褐斑的发病机制较复杂，包括遗传因素、皮肤屏障功能受损、黑色素生成增多和皮肤抗氧化系统失衡等[8-10]。此外，有研究认为黄褐斑可能是先天缺陷的黑素细胞对外界刺激产生的一种炎症反应，进而出现毛细血管扩张及黑色素增加。黄褐斑皮损处组织病理可见表皮基底层和棘层黑色素颗粒增加，但无黑素细胞增殖。电镜下可见皮损处黑素细胞树突数量增多，长度增加，黑素小体散在布满黑素细胞中，这提示黑素细胞功能活跃，角质细胞内有大量的线粒体和高尔基体，但内质网和核糖体减少。皮损早期可见明显血管充盈，研究证实皮损处血管内皮生长因子及部分炎症因子的表达增加，皮损处存在基底膜带受损、肥大细胞增多及真皮弹力纤维变性[11-13]。深刻理解其发病机制对治疗方案的制订至关重要，能够精确针对疾病的进程并预防复发。

根据色素沉积的位置及深度，黄褐斑主要分为表皮型、真皮型、混合型及不显型[14]。Wood 灯检查可以大概将它们区分。皮肤镜是近年来用于观察色素相关性疾病的常用无创性检查手段之一，它可以减少或排除皮肤表面皮沟和皮嵴产生的多种发射光的干扰，对黄褐斑皮损色素及毛细血管的扩张状况可进行量化描述，获得许多肉眼无法看到的形态特征。依据皮损颜色及其分布模式，将黄褐斑分为表皮型、真皮型及混合型[15]。皮肤镜较 Wood 灯的优势在于能观察到黄褐斑皮损处增生扩张的毛细血管成分，有利于黄褐斑机制的进一步研究及精准治疗方案的制订[16]。反射共聚焦显微镜（reflectance confocal microscopy，RCM）作为一种非侵入性成像技术，已用于黄褐斑的诊断分型和疗效评估，其镜下特征与组织病理高度对应[15]，且越来越多的 RCM 研究发现黄褐斑仅分为表皮型及混合型，并没有真皮型存在。同时，RCM 检测出的树突状黑素细胞为高度活跃状态，可作为检测疗效的指标之一[17]。多光子显微镜除可精确观察黑色素含量、位置及分布外，还能评估日光弹力变性的程度，其中真皮观察到的嗜黑素细胞辅助黄褐斑的分类，并对进一步治疗有指导意义[18]。

黄褐斑面积和严重指数（melasma area and severity index，MASI）评分是使用最多的黄褐斑主观性严重程度评估指标，按黄褐斑面积、颜色深度和色素均匀性进行定量。MASI= 前额［0.3 × A ×（D+H）］+ 右面颊［0.3 × A ×（D+H）］+ 左面颊［0.3 × A ×（D+H）］+ 下颌［0.1 × A ×（D+H）］。

A 代表黄褐斑面积，0 分为无，1 分为黄褐斑面积<10%，2 分为 10%≤黄褐斑面积<30%，3 分为 30%≤黄褐斑面积<50%，4 分为 30%≤黄褐斑面积<70%，5 分为 70%≤黄褐斑面积<90%，6 分为黄褐斑面积≥90%；D 代表黄褐斑颜色深度，0 分为无，1 分为轻微，2 分为轻度，3 分为中度，4 分为重度；H 代表色素均匀性，0 分为极不均匀，2 分为中度均匀，3 分为明显均匀，4 分为几乎完全均匀。最高为 48 分，最低为 0。2011 年，由 Pandya 等[19]对 MASI 评分进行修改，用 mMASI 作为评价指标。

黄褐斑病因复杂，因而治疗比较困难。治疗原则主要是减少黑色素生成、抑制血管生成、抗炎、抗光老化和修复皮肤屏障等[20]；注重保湿，加强防晒，避免诱发因素。对于活动期皮损，推荐系统药物治疗如口服氨甲环酸、维生素 C 和维生素 E 等，局部可使用氢醌等治疗，不建议使用光电治疗和化学剥脱术治疗。对于稳定期皮损，可以在系统治疗基础上使用光电治疗、化学剥脱术等治疗。

二 化学剥脱治疗黄褐斑的作用机制

剥脱剂通过活化类固醇硫酸酯酶和丝氨酸蛋白酶降解桥粒，加快角质层细胞脱落，促进角质形成细胞的新陈代谢[21]。有研究在培养的黑素细胞中发现，羟基乙酸能剂量依赖性地抑制黑色素的形成，直接抑制黑素细胞酪氨酸酶的活性，从而抑制黑色素的合成，并能减少表皮的黑色素沉积[22-23]。α- 羟基酸在调节角质形成过程中，更新并重建了表皮，使得角质层更加致密、光滑，同时由于减少了角质形成细胞的角质堆积，使皮脂腺排泄通畅，皮脂、汗液和水分经乳化作用在皮肤表面形成皮脂膜，修复了皮肤屏障，既可以减少经皮水分丢失，又可以防止细菌侵袭及物理化学刺激皮肤。

部分化学剥脱剂可活化真皮内成纤维细胞的合成和分泌功能，使黏多糖、胶原纤维、弹力纤维增多及重新排列，以此增加真皮的厚度及弹力，其中以真皮内乳头数目及厚度的增加最为突出[24]。同时激活内聚葡萄糖胺与其他细胞间基质的合成，刺激真皮层内合成更多的透明质酸，使真皮内乳头层的结缔组织变薄，达到增强皮肤保水能力的效应，使皮肤中的水分含量增多，起到嫩肤、滋润的效果，并通过促进皮肤细胞的再生，使皮肤鲜嫩、有弹性。

三 不同化学剥脱剂的选择

治疗黄褐斑常用的化学剥脱剂主要是 α- 羟基酸（如甘醇酸）和三氯醋酸。可以单独使用，或联合其他治疗方案。

1. 单独使用化学剥脱治疗黄褐斑 α- 羟基酸、三氯醋酸均可单独用于治疗黄褐斑。对于 α- 羟基酸，可以从 20% 递增到 70%，或以 35% 左右浓度维持治疗。也有文献报道使用高浓度 α- 羟基酸治疗。有研究发现，50% 甘醇酸治疗黄褐斑，每月一次，共 3 个月，黄褐斑得到改善，并且对表皮型黄褐斑的疗效优于混合型黄褐斑[25]。另一项研究将 52.5% 甘醇酸用于治疗黄褐斑，其中表皮型和混合型黄褐斑患者的反应良好，而真皮型黄褐斑患者无明显改善[26]。在其他研究中，黄褐斑患者一侧面部使用 70% α- 羟基酸，另一侧使用 1% 维 A 酸，黄褐斑均能获得改善，疗效相当且耐受性好[27-28]。

三氯醋酸的使用浓度通常在 10%～20%。在一项比较 10%～20% 三氯醋酸和 20%～35% 甘醇酸剥脱治疗黄褐斑疗效的研究中，两种剥脱治疗效果相似，但甘醇酸的不良反应更少[29]。在另一项类似的研究中，分别使用 15% 三氯醋酸和 35% 甘醇酸治疗黄褐斑，两种化学剥脱治疗均显著降低了 MASI 评分，且两者对黄褐斑的疗效相当，但三氯醋酸剥脱后的不良反应比甘醇酸更常见[30]。此外，有研究比较了 55%～75% 甘醇酸和 10%～15% 三氯醋酸治疗黄褐斑的疗效和复发情况，结果显示三氯醋酸组较甘醇酸组见效快、效果好，但三氯醋酸组复发率（25%）高于甘醇酸组（5.9%）[31]。

2. 化学剥脱联合外用药物或光电治疗黄褐斑 黄褐斑的治疗和维持是一个长期的过程，需要外用药物的配合。在采用周期性的化学剥脱治疗同时，能否联合外用药物，联合药物是否能够提高黄褐斑的治疗效果，是近年的研究热点。表 10-1 总结了 α- 羟基酸剥脱剂联合外用药物治疗黄褐斑的相关文献。

在一项纳入 10 名黄褐斑患者的研究中，患者每天 2 次使用含有 10% 甘醇酸和 2% 对苯二酚的面霜，每 3 周使用 20%~70% 甘醇酸对单侧面部进行化学剥脱治疗，在 26 周后（8 次单侧面部剥脱治疗后），结果显示两组的黄褐斑及面部细纹均有显著改善，接受甘醇酸剥脱治疗的一侧效果更好，但结果没有统计学意义[32]。此外，还有研究发现 20%~30% 甘醇酸化学剥脱可联合 4% 对苯二酚乳膏或氢醌治疗黄褐斑，但联合用药并不优于单用药物[32-33]。20%~70% 甘醇酸还可联合 20% 壬二酸和 0.1% 阿达帕林治疗黄褐斑，联用疗效优于单独药物治疗[21]。30%~40% 甘醇酸亦可联合 Kligman 配方（2% 对苯二酚、0.025% 维 A 酸、1% 莫米松）治疗黄褐斑[34]。尤其是当甘醇酸浓度达到 50% 以上时，化学剥脱联合局部治疗效果更好[35]。此外，甘醇酸化学剥脱术也可与维生素 C 联合使用。

关于化学剥脱术联合激光治疗黄褐斑，目前文献报道较少。有文献通过半脸对照研究，比较了 Q 开关 1064 nm 钕钇铝石榴石激光联合 30% 甘醇酸治疗与单独使用激光治疗混合型黄褐斑的疗效差异，结果显示激光联合甘醇酸的治疗效果优于单独激光治疗[36]。国内也有使用铒激光联合甘醇酸治疗黄褐斑的报道[37]。

四 术前评估

1. 病史和检查 首先，医生需要详细询问患者的病史，包括黄褐斑的发病时间、发展过程、治疗经过及所用药物、护肤产品的使用以及食物的过敏史等[38]。皮肤检查应包括对黄褐斑的外观、分布、面积和颜色的评估[39-41]。另外，使用皮肤镜或反射式共聚焦显微镜（reflectance confocal microscopy，RCM）等技术可以评估色素的数量和分布，以及血管的数量和形态[42]。

2. 皮肤类型和色素沉着评估 根据 Fitzpatrick 皮肤分型系统可将皮肤分为六种类型，即从 Ⅰ 型（非常白皙，容易晒伤）到 Ⅵ 型（非常黑，不易晒伤）。中国人群皮肤类型主要是 Ⅱ 、Ⅲ 和 Ⅳ 型，其中 Ⅳ 和 Ⅲ 型人群更容易发生色素沉着。

表 10-1 甘醇酸联合外用药物治疗黄褐斑的相关研究

研究年份	甘醇酸方案	联合用药	研究分组	病例数	联合药物是否优于单独药物	MASI 评分下降百分比（%）		炎症后色素沉着
						甘醇酸 + 药物	单独药物	
1997[32]	20%~70%，间隔 3 周，8 次	2% 氢醌	半侧脸	10 例	否	无		无
2007[21]	20%~70%，间隔 2 周，8 次	20% 壬二酸，0.1% 阿达帕林	分组	28 例	是	83	69	无
2002[34]	30%，3 次；40%，3 次；间隔 3 周	5% 氢醌，1% 醋酸氢化可的松，0.05% 维 A 酸	分组	40 例	是	79.99	45.89	2 例
2002[33]	20%~30%，间隔 2 周，4 次（20%，20%，30%，30%）	4% 氢醌	半侧脸	21 例	否	无		无

3．评估治疗预期效果和可能的并发症 医生应与患者讨论化学剥脱术的预期效果和可能的并发症，包括色素沉着、感染、瘢痕形成等[43–44]。此外，应告知患者治疗后的护理措施，如防晒和保湿，以促进愈合并减少并发症的风险[45]。

4．综合治疗方案的选择 考虑到黄褐斑的复杂性和治疗的多样性，医生应根据患者的具体情况选择合适的治疗方案。这可能包括化学剥脱术与其他治疗方法（如激光治疗、药物治疗等）的联合使用[39–40, 46]。

五 术前准备和操作要点

1. 如果患者是敏感皮肤或本来皮肤就过于干燥，需提前做好皮肤保湿，以尽可能地避免表皮松解。

2. 剥脱术前至少 1 周内避免使用脱毛膏，避免过度清洗皮肤或使用去角质产品等。

3. 对于深肤色患者，术前也可以酌情使用维 A 酸、曲酸和对苯二酚，以增加剥脱效果，降低术后色素沉着的风险[47]。

4. 治疗前要重视与患者的沟通，如平时对护肤品的耐受程度、有无皮肤敏感、近期有无使用皮肤剥脱类护肤品、治疗过程中患者真实的感觉等。

5. 必须评估患者黄褐斑是否处于稳定期，对于活动期患者应避免进行化学剥脱术。

α- 羟基酸化学剥脱的操作步骤详见第 6 章，三氯醋酸化学剥脱的操作步骤详见第 9 章。

六 术后护理

α- 羟基酸化学剥脱的术后护理详见第 6 章，三氯醋酸化学剥脱的术后护理详见第 9 章。

黄褐斑患者大多有皮肤屏障受损[48]。化学剥脱治疗术后短期内皮肤屏障尚未完全重建，若术后过度清洗皮肤、暴力擦拭或者护肤品使用不当，则可能导致皮肤屏障功能障碍的进一步加重，代偿性引起黑素细胞功能活跃，黑色素屏障增强，出现色素沉着[49–50]。皮肤屏障的破坏可同时引起真皮毛细血管扩张，血管内皮生长因子表达增加，进一步促进色素沉着发生[51]。

α- 羟基酸治疗后可使用功效性护肤品进行修复，当出现不良反应时根据症状进行对症处理，加速皮肤屏障功能修复。术后应使用清水或无泡洁面产品清洁皮肤，避免使用洁净水、爽肤水等刺激性较大的护肤品。坚持每日涂抹保湿霜，可使用药物及功效性护肤品，如表皮生长因子、类人胶原蛋白敷料、透明质酸敷料等，加速修复皮肤屏障。

七 不良反应

化学剥脱术治疗黄褐斑的不良反应包括肿胀、红斑、脱屑、结痂、刺痛感、皮肤拉扯感、轻度灼伤和短暂的炎症后色素沉着等。整体来说，不良反应发生率低，最常见的是结痂、炎症后色素沉着和红斑[52]。具体不良反应及处理方案详见本书第 13 章，此处不再赘述。

八 病例展示（图 10–7 ~ 10–10）

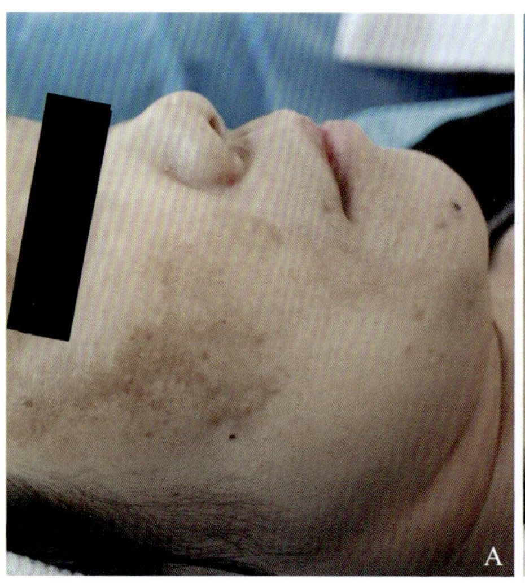
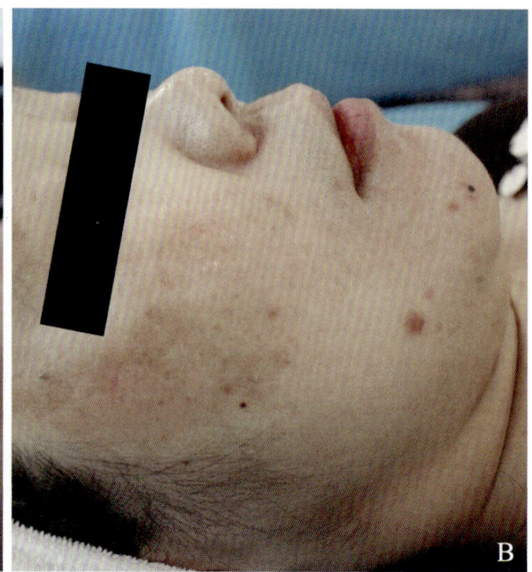

图 10-7 化学剥脱术治疗黄褐斑

A. 治疗前；B. 治疗 2 次后。第一次治疗：20% α- 羟基酸化学剥脱治疗 3 分钟，唇周出现明显红斑，伴轻度刺痛。第二次治疗：与上一次治疗间隔 17 天，20% α- 羟基酸化学剥脱治疗 3 分钟，唇周仍出现明显红斑，伴轻度刺痛，遂对唇周部位终止治疗。面部其他部位治疗时间 5 分钟。

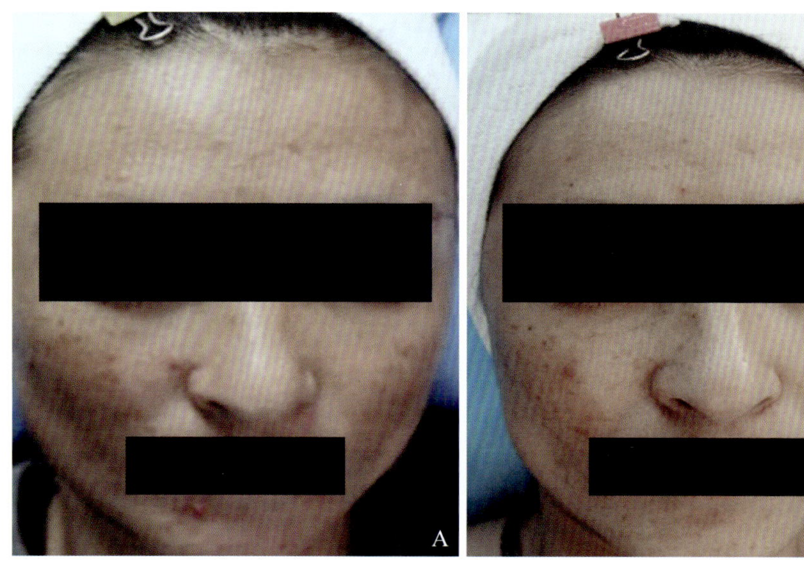

图 10-8 化学剥脱术治疗黄褐斑

A. 治疗前；B. 治疗 4 次后。第一次治疗：20% α- 羟基酸化学剥脱治疗 3 分钟后，出现轻度红斑及刺痛。第二次治疗：与上一次治疗间隔 15 天，20% α- 羟基酸化学剥脱治疗 5 分钟，出现轻度红斑及刺痛。术后第二天，左侧面颊出现褐色点状结痂，于 4 天后脱落，无明显色素沉着。第三次治疗：与上一次治疗间隔 18 天，35% α- 羟基酸化学剥脱治疗 3 分钟，出现轻度红斑，自觉刺痛，术后无结痂。第四次治疗：与上一次治疗间隔 14 天，35% α- 羟基酸化学剥脱治疗 5 分钟，出现轻度红斑，自觉刺痛。术后第二天，面颊及额头、下巴出现褐色结痂，3 ~ 4 天后脱落，无明显色素沉着。

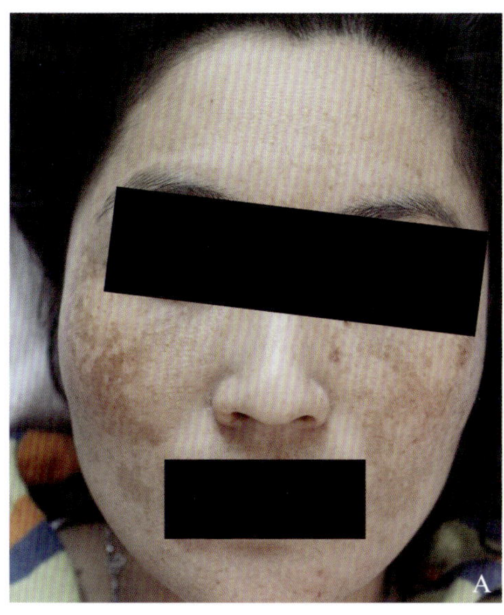
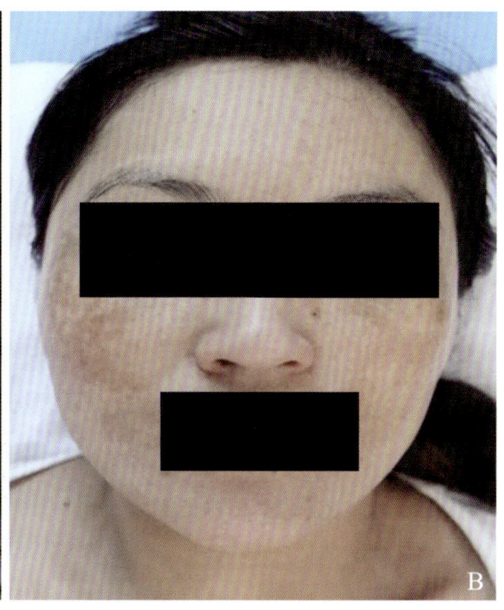

图 10-9　化学剥脱术治疗黄褐斑

A. 治疗前；B. 治疗 3 次后。第一次治疗：20% α- 羟基酸化学剥脱治疗 5 分钟，唇周红斑明显，伴剧烈瘙痒。第二次治疗：与上一次治疗间隔 19 天，20% α- 羟基酸化学剥脱治疗 4 分钟，唇周红斑明显，伴剧烈瘙痒。第三次治疗：与上一次治疗间隔 18 天，35% α- 羟基酸化学剥脱治疗 4 分钟，出现轻度红斑，伴瘙痒。

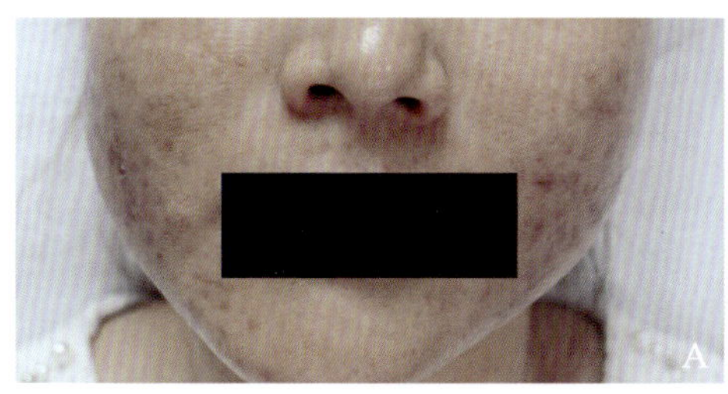
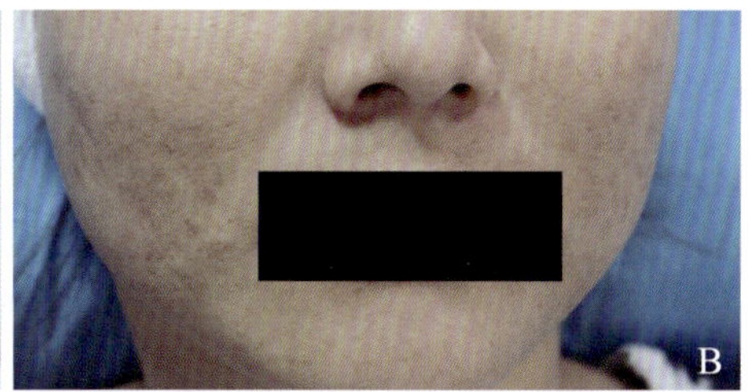

图 10-10　化学剥脱术治疗黄褐斑合并痤疮

A. 治疗前；B. 治疗 4 次后。第一次治疗：20% α- 羟基酸化学剥脱治疗 5 分钟，无红斑，轻度刺痛。第二次治疗：与上一次治疗间隔 16 天，35% α - 羟基酸化学剥脱治疗 5 分钟，出现轻度红斑及刺痛。第三次治疗：与上一次治疗间隔 22 天，50% α- 羟基酸化学剥脱治疗 5 分钟，面颊出现多量点状白霜，冷敷后白霜消退，无明显刺痛，术后无结痂。第四次治疗：与上一次治疗间隔 30 天，70% α- 羟基酸化学剥脱治疗 3 分钟，出现轻度红斑及刺痛。

（田　燕）

参考文献

[1] Anderson L, Rodrigues M. Quality of life in a cohort of melasma patients in Australia. Australas J Dermatol, 2019, 60(2): 160–162.

[2] Holmo NF, Ramos GB, Salomao H, et al. Complex segregation analysis of facial melasma in Brazil: evidence for a genetic susceptibility with a dominant pattern of segregation. Arch Dermatol Res, 2018, 10(310): 827–831.

[3] Mahjour M, Khoushabi A, Feyzabadi Z. The role of oligomenorrhea in melasma. Med Hypotheses, 2017, 104(2017): 1–3.

[4] 万苗坚，赵广，蔡瑞康，等，黄褐斑患者血清性激素水平的研究．中华皮肤科杂志，1997，30（6）：403–404.

[5] Cakmak SK, Ozcan N, Kilic A, et al. Etiopathogenetic factors, thyroid functions and thyroid autoimmunity in melasma patients. Postep Derm Alergol, 2015, 32(5): 327–330.

[6] Rostami Mogaddam M, Safavi Ardabili N, Iranparvar Alamdari M, et al. Evaluation of the serum zinc level in adult patients with melasma: Is there a relationship with serum zinc defciency and melasma? J Cosmet Dermatol, 2018, 17(3): 417–422.

[7] Sujita Kumar kar. Indian J Pharmacol, 2016, 48(4): 453–454.

[8] Kang HY, Suzuki I, Lee DJ, et al. Transcriptional profiling shows altered expression of wnt pathway and lipid metabolism-related genes as well as melanogenesis-related genes in melasma. J Invest Dermatol, 2011, 131(8): 1692–1700.

[9] Choubey V, Sarkar R, Garg V, et al. Role of oxidative stress in melasma: a prospective study on serum and blood markers of oxidative stress in melasma patients. Int J Dermatology, 2017, 56(9): 939–943.

[10] Seckin HY, Kalkan G, Bas Y, et al. Oxidative stress status in patients with melasma. Cutan Ocul Toxicol, 2014, 33(3): 212–217.

[11] Rodrigues M, Pandya AG. Melasma: clinical diagnosis and management options. Australas J Dermatol, 2015, 56(3): 151–163.

[12] Hernandez-Barrera R, Tprres-Alcarez B, Castanedo-Cazares JP, et al. Solar elastosis and presence of mast cell as key features in the pathogenesis of melasma. Clin Exp Dermatol, 2008, 33(3): 305–308.

[13] Kang HY, Bahadoran P, Suzuki I, et al. In vivo reflectance confocal microscopy detects pigmentary changes in melasma at a cellular level resolution. EXP Dermatol, 2010, 19(8): e228–233.

[14] Sanchez NP, Pathak MA, Sato S. Melasma: a clinical, light microscopic, ultrastructural, and immunofluorescence study. J Am Acad Dermatol, 1981, 4(6): 698–709.

[15] Chuah SY, Thng TGS. Melasma and vitiligo in brown skin. New Delhi: Springer India, 2017: 41–49.

[16] Naglaa A, Zoi AWS. A comparative study between oral tranexamic acid versus oral tranexamic acid and Q-switched Nd: YAG laser in melasma treatment: a clinical and dermoscopic evaluation. J Dermatol Treat, 2020, 31(7): 1–8.

[17] Giambrone D, Rao B. In vivo reflectance confocal microscopy for diagnosis of facial erythema. J Am Acad Dermatol, 2015, 72(5): AB50.

[18] Lentsch G, Balu M, Williams J, et al. In vivo multiphoton microscopy of melasma. Pigm Cell Melanom R, 2018, 3(32): 403–411.

[19] Pandya AG, Hynan LS, Bhore R, et al. Reliability assessment and validation of Melasma Area and Severity Index(MASI) and a new modified MASI scoring method. J Am Acard Dermatol, 2011, 64(1): 78–83.

[20] 中国中西医结合学会皮肤性病专业委员会色素病学组，中华医学会皮肤性病学分会白癜风研究中心，中国医师协会皮肤科医师分会色素病工作组．中国黄褐斑诊疗专家共识（2021 版）．中华皮肤科杂志，2021，54（2）：110–115.

[21] Erbil H, Sezer E, Tastan B, et al. Efficacy and safety of serial glycolic acid peels and a topical regimen in the treatment of 3 recalcitrant melasma. J Dermatol, 2007, 34(1): 25–30.

[22] Usuki A, Ohashi A, Sato H, et al. The inhibitory effect of glycolic acid and lactic acid on melanin synthesis in melanoma cells. Exp Dermatol, 2003, Suppl 2: 43–50.

[23] Yamamoto Y, Uede K, Yonei N, et al. Effects of alpha-hydroxy acids on the human skin of Japanese subjects: the rationale for chemical peeling. J Dermatol, 2006, 33(1): 16–22.

[24] 中华医学会皮肤性病学分会皮肤美容学组．果酸化学剥脱术临床应用专家共识．中华皮肤科杂志，2014，47（10）：748–749.

[25] Javaheri SM, Handa S, Kaur I, et al. Safety and efficacy of glycolic acid facial peel in Indian women with melasma. Int J Dermatol, 2001, 40(5): 354–357.

[26] Grover C, Reddu BS. The therapeutic value of glycolic

acid peels in dermatology. Indian J Dermatol Venereol Leprol, 2003, 69(2): 148–150.

[27] Khunger N, Sarkar R, Jain RK. Tretinoin peels versus glycolic acid peels in the treatment of melasma in dark-skinned patients. Dermatol Surg, 2004, 30(5): 756–760; discussion 760.

[28] Kligman DE. Tretinoin peels versus glycolic acid peels. Dermatol Surg, 2004, 30(12 Pt 2): 1609.

[29] Kumari R, Thappa DM. Comparative study of trichloroacetic acid versus glycolic acid chemical peels in the treatment of melasma. Indian J Dermatol Venereol Leprol, 2010, 76: 447.

[30] Puri N. Comparative study of 15% TCA peel versus 35% glycolic acid peel for the treatment of melasma. Indian Dermatol Online J, 2012, 3(2): 109–113.

[31] Kalla G, Garg A, Kachhawa D. Chemical peeling-glycolic acid versus trichloroacetic acid in melasma. Indian J Dermatol Venereol Leprol, 2001, 67(2): 82–84.

[32] Lim JT, Tham SN. Glycolic acid peels in the treatment of melasma among Asian women. Dermatol Surg, 1997, 23(3): 177–179.

[33] Hurley ME, Guevara IL, Gonzales RM, et al. Efficacy of glycolic acid peels in the treatment of melasma. Arch Dermatol, 2002, 138(12): 1578–1582.

[34] Sarkar R, Kaur C, Bhalla M, et al. The combination of glycolic acid peels with a topical regimen in the treatment of melasma in dark-skinned patients: a comparative study. Dermatol Surg, 2002, 28(9): 828–832.

[35] Erbil H, Sezer E, Tastan B, et al. Effcacy and safety of serial glycolic acid peels and a topical regimen in the treatment of recalcitrant melasma. J Dermatol, 2007, 34(1): 25–30.

[36] Park KY, Kim DH, Kim HK, et al. A randomized, observer-blinded, comparison of combined 1064-nm Q-switched neodymium-doped yttrium-aluminium-garnet laser plus 30% glycolic acid peel vs. laser monotherapy to treat melasma. Clin Exp Dermatol, 2011, 36(8): 864–870.

[37] 刘梅，王娟，张杰，等. 像素铒激光配合果酸治疗黄褐斑的疗效观察. 中国美容医学杂志，2012，211（3）：455–456.

[38] Hess CT. Performing a skin assessment. Nursing, 2010, 40(7): 66.

[39] 赵思佳，王光平，贾虹. 黄褐斑的治疗进展. 国际皮肤性病学杂志，2017，43（1）：17–20.

[40] 戴小茜，金尚霖，徐中奕，等. 黄褐斑的化学换肤及光电治疗进展. 临床皮肤科杂志，2022，51（2）：124–128.

[41] Roberts WE. Chemical peeling in ethnic dark skin. Dermatol Ther, 2004, 17(2): 196–205.

[42] 陈诗蓉，冯庆媛，谢国勇. 皮肤色素沉着的类型及干预策略. 中国化妆品，2022（12）：76–81.

[43] Kouris A, Platsidaki E, Christos C, et al. Patients'self-esteem before and after chemical peeling procedure. J Cosmet Laser Ther, 2018, 20(4): 220–222.

[44] Litton C, Trinidad G. Complications of chemical face peeling as evaluated by a questionnaire. Plast Reconstru Surg, 1981, 67(6): 738–743.

[45] Dyer W. Postoperative regimen for chemical peeling: a clinical approach. Facial Plast Surg, 1995, 11(1): 47–52.

[46] 孙艳，李睿亚. 黄褐斑的治疗进展. 中国医药，2018，13（01）：154–158.

[47] Garg VK, Sarkar R, Agarwal R. Comparative evaluation of beneficiary effects of priming agents (2% hydroquinone and 0.025% retinoic acid) in the treatment of melasma with glycolic acid peels. Dermatol Surg, 2008, 34(8): 1032–1039; discussion 1340.

[48] Rawlings AV, Harding CR. Moisturization and skin barrier function. Dermatol Ther, 2004, 17(Suppl 1): 43–48.

[49] 宋秀祖，许爱娥. 黄褐斑：表皮屏障与黑素屏障失衡. 国际皮肤性病学杂志，2012，38（5）：310–311.

[50] Im S, Kim J, On WY, et a1. Increased expression of alpha-melanocyte stimulating hormone in the lesional skin of melasma. Br J Dermatol, 2002, 146(1): 165–167.

[51] Kim EH, Kim YC, Lee ES, et a1. The vascular characteristics of melasma. J Dermatol Sci, 2007, 46(2): 111–116.

[52] Vemula S, Maymone MBC, Secemsky EA, et al. Assessing the safety of superficial chemical peels in darker skin: a retrospective study. J Am Acad Dermatol, 2018, 79(3): 508–513.

插图来源

图 10–7 ~ 10–10 由中国人民解放军空军特色医学中心田燕教授提供。

第 4 节 化学剥脱术在瑞尔黑变病中的应用

一 概述

瑞尔黑变病（Riehl’s melanosis，RM）是一种以面颈部灰褐色色素沉着斑为特征的损容性皮肤病，由 Riehl 于 1917 年首次报道而得名。目前为止，RM 的发病机制并不明确。研究认为，色素沉着斑的出现主要是皮肤中的黑素小体合成黑色素增加，黑色素颗粒转运黑色素减少，邻近的角质形成细胞代谢下降等多方面因素共同作用导致。研究发现，部分患者存在一些特定的诱发因素，比如长期接触煤焦油制剂、香料甚至化妆品中的某些化学物质（表 10–2），也有报道食用某些食物、紫外线过度照射、精神压力、激素水平改变等可能是诱发因素或发病原因。因此，有研究者认为 RM 本质上是一种接触性皮炎，并将其命名为色素性接触性皮炎。当然，在日常生活中，许多患者并不能找到确切的诱发因素。

RM 在肤色较深的人群中更易出现，目前的病例报道主要集中在亚洲人群，中青年女性较多见。皮损好发于面颈部等曝光部位，尤其是前额和（或）颞部区域，可先出现红斑、水肿、瘙痒等炎症反应，随后快速进展为弥漫性细小的网状、浅灰色至褐色色素沉着斑，可伴有少量细小鳞屑。色素沉着斑颜色的深浅主要取决于 RM 早期阶段炎症反应的严重程度、患者皮肤类型以及致病过敏原等。部分患者皮损进展可累及上胸部，对患者的生活质量和社交活动产生严重的负面影响。

在诊断 RM 时，除详细的病史回顾、典型的临床表现外，若有条件，常建议患者进行皮肤斑贴试验，必要时需要对标准品、化妆品系列、香水系列和患者使用的产品进行测试。如果怀疑对紫外线过敏，还需进行光斑贴试验。鉴于化妆品和香水系列中过敏原的浓度较低，如果斑贴试验为阴性或可疑，则需要进行反复开放性应用试验（repeated open application test，ROAT）。VISIA 检测可以进一步评估患者色素沉着的深浅以及是否存在炎症等。皮肤活检虽然不是诊断 RM 所必需的检查，但对于不典型的临床表现有一定诊断价值。在早期炎症阶段时，RM 皮肤组织病理学常表现为界面皮炎改变，表皮色素增加，基底层空泡样变性，真皮血管周围或真皮带状浸润淋巴细胞和色素失禁现象。在后期，则主要表现为真皮浅层噬黑素细胞浸润。

表 10–2　瑞尔黑变病常见的过敏原分类和名称

分类	过敏原
化妆品过敏原	氢氧化铬、苯胺燃料、蓖麻油酸、库姆粉、染发剂
香水过敏原	香叶醇油、柠檬油、麝香、羟基香茅醛、水杨酸苄酯、薰衣草油、依兰油
纺织品过敏原	偶氮染料、偶氮染料偶联剂、汞化合物、甲醛、橡胶
职业过敏原	煤焦油、沥青、铬酸盐、矿物油

目前对于 RM 并没有标准的治疗方案。整体来说，该病治疗较为困难，治疗周期较长，费用较昂贵。基于该病可能的诱发因素、病理生理机制和病理学上的改变，治疗方案主要围绕尽量去除致病因素、避免诱发因素、加强防晒、控制炎症以及抑

制色素的生成。尽管有部分患者可能存在自愈现象，但是大部分患者仍需要治疗以减少皮损。对部分患者而言，必要时（如出席重要场合）可通过化妆进行遮盖，但这并不能达到治疗作用，甚至可能加重疾病进展。局部用药可使用增白剂或外用抗氧化剂（如氢醌、维生素 C、壬二酸）、糖皮质激素类，但这些药物通常在皮肤的吸收能力较差，疗效较微弱，且糖皮质激素本身具有许多不良反应，如皮肤萎缩、毛细血管扩张，甚至可能会诱发激素依赖性皮炎等。对于炎症较重的患者，口服复方甘草酸苷片、维生素 C、氨甲环酸有一定的治疗效果。光电治疗如强脉冲光、1064 nm Nd：YAG 对于减轻色素有一定帮助，但这些治疗可能加重色素沉着，且容易复发。随着化学剥脱术的兴起和开展，目前研究发现，也可根据患者情况运用化学剥脱术治疗 RM。常用的化学剥脱剂包括维 A 酸类、三氯醋酸、甘醇酸、水杨酸等。当然，在临床实际工作中，常常需要结合患者的个体情况，进行综合性、阶段性治疗，如口服药物联合化学剥脱术治疗等，以获得最佳的治疗效果。

二　化学剥脱治疗瑞尔黑变病的作用机制

基于 RM 好发于较深肤色人群这一特性，且化学剥脱术可能会加重炎症后色素沉着，化学剥脱术并未广泛在 RM 中使用，相关的文献报道也较少。结合 RM 的临床和组织病理学特点，化学剥脱术在 RM 中的主要作用机制可能聚焦在控制炎症和减少黑色素生成，来达到改善肤质、淡化皮损颜色的目的。

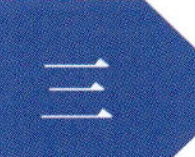

三　不同化学剥脱剂治疗瑞尔黑变病的作用机制

目前，用于治疗 RM 的剥脱剂有甘醇酸、水杨酸和三氯醋酸。

1. 甘醇酸　甘醇酸可减少皮肤表面的干燥脱屑，能起到去除角质、促进表皮和真皮生长的作用。此外，甘醇酸还具有抗炎和抗氧化作用。在 RM 等色素性疾病中，甘醇酸发挥了抗炎和美白作用。值得一提的是，甘醇酸具有较小的分子量、很好的表皮渗透性及极强的亲水性，皮肤容易吸收，并且易于中和。即使在深色皮肤中（比如 Fitzpatrick Ⅳ ~ Ⅵ型），甘醇酸导致炎症或色素沉着的风险较低，安全性高，因此临床应用较广。常用的甘醇酸剥脱浓度包括 20%、35%、50% 和 70%，20% ~ 35% 浓度的甘醇酸更加安全，副作用极其微弱。

2. 水杨酸　水杨酸有一定的镇痛、抗炎、抗菌、溶解角质的作用。对于 RM，水杨酸可能通过抗炎和抑制色素合成发挥治疗作用。浓度为 30% 的水杨酸（如目前国内常用的 30% 超分子水杨酸）通过对整个表皮甚至真皮浅层进行剥脱，一方面可对角质形成细胞的快速分化产生刺激作用，加快角质形成细胞内黑色素的转移和代谢；另一方面还可以增加噬色素细胞的转移。此外，由于 RM 可能存在炎症反应，而水杨酸具有强大的抗炎作用，可促进炎症消退，故在 RM 的治疗中起到了较好的作用。

3. 三氯醋酸　三氯醋酸作为一种强效化学剥脱剂，广泛用于治疗各种皮肤病。但由于其极易引起炎症后色素沉着，因此针对不同肤色的人群，使用浓度和作用深度均有所不同。三氯醋酸剥脱深度与制剂浓度和涂抹次数有关，比如对于欧洲人群，可酌情进行中层至深层化学剥脱治疗（浓度控制在 35% ~ 70%）；对于亚洲人群，建议仅进行浅表层次至中层的化学剥脱（浓度范围 10% ~ 40%）；而对于非洲人群，建议仅进行浅表层次的化学剥脱（浓度范围 10% ~ 30%），涂抹次数通常一次即可。较低浓度的三氯醋酸即可达到真皮，使表皮蛋白质沉淀，并刺激胶原生成，分解黑色素。基于这一原理，三氯醋酸可用于治疗 RM。

临床实践表明，化学剥脱术对于 RM 的治疗确实有一定的疗效，但关于具体作用机制的研究仍然有限，需要进一步地进行临床和基础研究，为该治疗方案提供更多的依据。

四 不同化学剥脱剂的选择

1. 选择化学剥脱剂种类的总体原则是根据患者的皮肤类型、疾病发病时期（病程长短）、色素沉着深度、受累部位、受累面积和经济情况进行综合选择。

2. 由于部分 RM 患者可能存在对某些化妆品或香料过敏，为避免化学剥脱剂过敏，在选择化学剥脱剂时要严密筛选，必要时可结合斑贴试验进行判断。

3. 通常按照由低到高的梯度选择，即从低浓度制剂到高浓度制剂、从浅表剥脱到深层次剥脱、从低频次到高频次。

4. 必要时可先局部选择一小部分区域的皮损进行治疗，根据患者对剥脱剂的反应和耐受性，逐渐扩大剥脱范围。

5. 在进行高浓度化学剥脱治疗前至少 2～4 周，可以先选择性使用低浓度剥脱剂预先诱导皮肤耐受，并在一定范围内逐渐增加使用频次。

五 术前评估

由于化学剥脱术可能会导致以及加重色素沉着，尤其是对于肤色较深的人群来说，更需要慎重使用和评估。评估要点主要包括以下几个方面：

1. 积极寻找诱因 寻找是否存在诱发因素，在积极避免诱发因素的前提下，更能有效地发挥化学剥脱术的治疗作用。这包括对患者面部使用过的产品进行详细记录，询问是否有香料使用情况、纺织品更换情况，记录患者的职业，分析可能接触的物质，如紫外线照射持续时间和暴露程度，是否服用光敏药物等。

2. 分析患者皮肤类型 在皮肤检查时，如果色素沉着是棕色的，提示病变部位可能主要在表皮；若皮损主要表现为蓝灰色，则提示病变部位可能达到真皮。皮肤反射共聚焦显微镜可见真皮乳头结构欠佳，对应组织病理学为基底层细胞液化变性，乳头内可见较多噬黑素细胞，呈椭圆或星状，折光度高。皮肤镜检查可以发现假网络结构和灰色点状颗粒结构，主要对应病理学上色素失禁现象，“面粉样”鳞屑是 RM 特征性的皮肤镜表现。对于诊断困难者，可结合皮肤活检。

3. 评估适应证和禁忌证 整体评估化学剥脱术的适应证和禁忌证（详见本书第 4 章）。对于具有化学剥脱术禁忌证的患者，应避免进行化学剥脱。对于因各种原因不能做到防晒等情况的患者，也不宜进行化学剥脱术。

六 术前准备

1. 术前登记 为更全面地了解患者病情，方便后续的治疗和随访，需要为每一位患者制订专属的化学剥脱术登记表，并在首页填上每位患者的唯一编号。登记表首页至少应包括患者的一般信息、病史特点、既往治疗情况、有无过敏史等详细资料；登记表次页应包括每次进行化学剥脱术的日期，所使用化学剥脱剂的类型、批号、浓度，每次操作作用时间、操作者，即刻不良反应、短期和长期不良反应以及处理措施等。

2. 术前沟通和签署知情同意书 术前详细向患者交代剥脱术的治疗意义、局限性、可能的治疗风险和注意事项，每次治疗所需的时间、费用，整个治疗的大概疗程，了解患者的要求和预期，并充分告知可能出现的不良反应以及如何预防和治疗，必要时需联合激光或者系统口服药物等进行综合治疗。在充分沟通交流后获得一致的治疗方案，并在签署知情同意书的前提下进行操作。

3. 术前拍照和检查 为了更好地了解患者治疗的效果，建议每次均需拍照存档。每次拍照均在同一房间进行，且拍照时外部光源、相机参数、拍照高度均固定。有条件者，每次治疗前可进行VISIA 和皮肤镜检查，为皮损变化、病情转归和治疗效果的评估提供一定的辅助依据。

4. 物品准备　准备好拟用的化学剥脱剂，仔细核对试剂名称、生产日期、批号、保质期、浓度、包装是否完好等。根据化学剥脱剂的种类和对应的中和要求，准备相匹配的中和剂。由于剥脱过程中或剥脱后部分患者可能会出现灼热、刺痛、暂时性红斑等不良反应，可备小电扇、小冰袋或医用冷敷贴等。根据患者皮肤类型，准备相应的洗面奶或清洁剂。

尽管化学剥脱术是一项十分安全的操作，但无论什么时候，都需要考虑到过敏的可能性，甚至发生过敏性休克的可能，需要准备应对过敏性休克等突发状况的一切急救装备。

5. 保护措施　根据剥脱剂产品及拟剥脱部位的不同，准备不同的保护剂和保护措施。如针对眼眶周围剥脱时，可使用配套的保护剂，或用适当大小的干净的医用棉花遮盖眼部；针对口周、鼻周部位剥脱时，也可在口唇黏膜、鼻腔黏膜外侧涂抹适量的保护剂，以减少刺激。

七　操作要点

甘醇酸、水杨酸和三氯醋酸剥脱的具体操作步骤详见第 6 章、第 7 章和第 9 章。

1. 由于 RM 好发于面颈部，通常嘱患者采取仰卧位，平躺于治疗床上，利用发带或发夹充分暴露需要进行化学剥脱的皮肤区域。用干净的毛巾遮盖和保护剥脱外区域。

2. 对于面部皮损，通常涂抹一次即可；对于皮损较严重的区域或者颈部皮损，可适当增加剥脱剂的剂量并延长作用时间。涂抹的力度尽量均匀，对于重点治疗区域，可适当增加力度。

3. 值得注意的是，在第一次进行剥脱操作时，尤其需要警惕不良反应。若难以耐受，应立即停止剥脱，进行中和（或）清水冲洗，直至患者自觉症状明显消退。

4. 临床上，有部分患者在首次剥脱时难以耐受，自觉疼痛明显，但皮肤并未出现明显红斑等刺激性反应，一方面可能是患者对化学剥脱术的不良反应过度担心和警惕，造成心理负担所致；另一方面可能是由于 RM 本身的色素沉着掩盖了红斑反应。此时应与患者充分沟通后，酌情进行中和或清洗，以缓解患者的症状，但这并不意味着这类患者以后不能再进行化学剥脱治疗。

5. 化学剥脱术治疗 RM 通常间隔 2 ~ 4 周一次。浓度为 50% 以下的甘醇酸剥脱治疗间隔时间通常为 2 周；而对于 50% 及以上浓度的甘醇酸，治疗间隔时间为 4 周。20% ~ 30% 水杨酸化学剥脱间隔时间 2 ~ 4 周。三氯醋酸治疗周期通常 1 个月左右一次。也需要根据前一次剥脱术中和术后的反应情况，预约下一次治疗。

八　术后护理

1. 由于化学剥脱术后可能会造成皮肤烧灼、刺痛、发红、脱屑等现象，若剥脱后护理不当，可能会加重色素沉着，造成色素不均匀甚至出现瘢痕等情况，加重 RM 病情。因此，剥脱后及时进行正确的护理非常重要，对于更好地发挥化学剥脱术的效果起到极为关键的作用。

2. 在化学剥脱过程中以及剥脱后可能会即刻出现皮肤紧绷、烧灼、暂时性红斑等现象，因此在剥脱操作结束后，应立即予医用冷敷贴或医用保湿面膜（夏季可预先放于 4 ℃冰箱冷藏）或细碎冰块敷于面部，持续 10 ~ 15 分钟，或待患者烧灼、紧绷感明显缓解后停止冷敷，并适量外用保湿霜于面部。

3. 患者离开治疗室之前，医技人员应再次向患者强调保湿和防晒的重要性，要求尽量避免户外活动，必须外出时需使用物理方式防晒。化学剥脱术后的当天或术后 1～2 天内，部分患者可能出现脱屑、红斑、瘙痒等现象，应加强保湿和防晒；避免搔抓、撕扯，必要时可口服抗组胺药物缓解瘙痒；脱屑现象通常在 1 周内逐渐减轻、好转，不能强行撕脱，以免加重炎症后色素沉着或造成瘢痕。

4. 术后 1 周内不应使用彩妆。此外，长期防晒也是必要的，尤其是对于部分患者来说，紫外线可能本身就会诱发或加重 RM。

九 不良反应

正确掌握化学剥脱术治疗 RM 的指征、熟练掌握化学剥脱术的操作流程、治疗过程中的严密观察以及治疗后的护理，是减少剥脱术后不良反应发生的关键，也是化学剥脱术治疗 RM 安全性的重要保障，尤其是对于肤色较深的患者。

尽管不良反应较少，但剥脱过程中仍可能会出现烧灼感，剥脱后可能出现与治疗相关的干燥、暂时性红斑、刺痛或灼痛感、瘙痒、皮肤脱屑等情况。通常在正确的护理下，1 周内可以恢复。但也可能出现皮肤感染、瘢痕形成、色素异常等事件，尤其是出现炎症后色素沉着会进一步加重 RM 本身的颜色，导致后续治疗更加困难。针对不良反应的详细阐述和对应的具体治疗措施详见本书第 13 章。

十 病例展示（图 10-11、10-12）

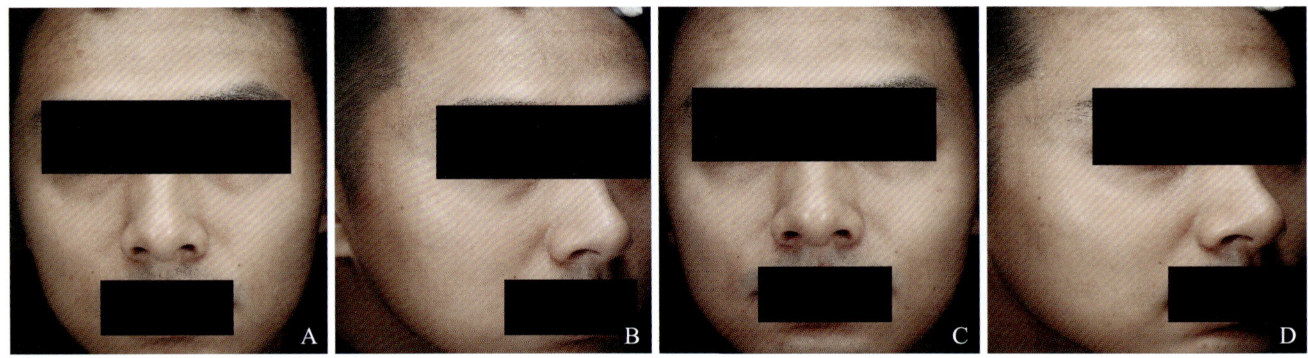

图 10-11　30% 水杨酸化学剥脱术联合复方甘草酸苷片、维生素 C 口服治疗瑞尔黑变病

A，B. 治疗前，额部、颞部黑褐色色素沉着斑；C，D. 复方甘草酸苷片 2 片 tid，维生素 C 100 mg qd，30% 超分子水杨酸化学剥脱每 2 周 1 次，治疗 10 次后，色素沉着斑明显减少，颜色变浅。

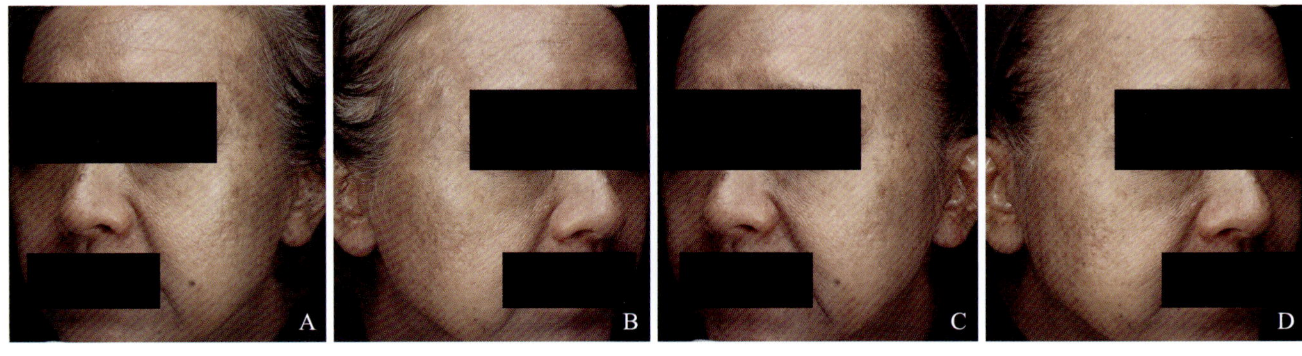

图 10-12　30% 水杨酸化学剥脱术联合复方甘草酸苷片、维生素 C 口服治疗瑞尔黑变病

A，B. 治疗前，全面部多发灰褐色色素沉着斑；C，D. 复方甘草酸苷片 2 片 tid，维生素 C 100 mg qd，30% 超分子水杨酸化学剥脱每 2 周 1 次，治疗 8 次后，色素沉着斑颜色变浅，数量减少。

（王　莲　蒋　献）

参考文献

[1] Wang L, Xu AE. Four views of Riehl's melanosis: clinical appearance, dermoscopy, confocal microscopy and histopathology. J Eur Acad Dermatol Venereol, 2014, 28(9): 1199–1206.

[2] Serrano G, Pujol C, Cuadra J, et al. Riehl's melanosis: pigmented contact dermatitis caused by fragrances. J Am Acad Dermatol, 1989, 21(5 Pt 2): 1057–1060.

[3] Woo YR, Jung Y, Kim M, Park HJ. Impact of Riehl's melanosis on quality of life in Korean patients: A cross-sectional comparative study. J Dermatol, 2020, 47(8): 893–897.

[4] Kumarasinghe SPW, Pandya A, Chandran V, et al. A global consensus statement on ashy dermatosis, erythema dyschromicum perstans, lichen planus pigmentosus, idiopathic eruptive macular pigmentation, and Riehl's melanosis. Int J Dermatol, 2019, 58(3): 263–272.

[5] Rorsman H. Riehl's melanosis. Int J Dermatol, 1982, 21(2): 75–78.

[6] Khanna N, Rasool S. Facial melanoses: Indian perspective. Indian J Dermatol Venereol Leprol, 2011, 77(5): 552–563; quiz 564.

[7] Kim SM, Lee ES, Sohn S, et al. Histopathological features of Riehl melanosis. Am J Dermatopathol, 2020, 42(2): 117–121.

[8] Baldwin HE, Nighland M, Kendall C, et al. 40 years of topical tretinoin use in review. J Drugs Dermatol, 2013, 12(6): 638–642.

[9] Fanous N, Zari S. Universal trichloroacetic acid peel technique for light and dark skin. JAMA Facial Plast Surg, 2017, 19(3): 212–219.

[10] Pérez-Bernal A, Muñoz-Pérez MA, Camacho F. Management of facial hyperpigmentation. Am J Clin Dermatol, 2000, 1(5): 261–268.

[11] Wang L, Wen X, Hao D, et al. Combination therapy with salicylic acid chemical peels, glycyrrhizin compound, and vitamin C for Riehl's melanosis. J Cosmet Dermatol, 2020, 19(6): 1377–1380.

[12] 肖月，郝丹，辛月，等. 化学剥脱剂对皮肤屏障的影响. 中华医学美学美容杂志，2020，26（2）：162–164.

[13] 李晓雪，高星雅，蒋献. 化学剥脱术在损容性皮肤病及面部年轻化中的应用. 中华皮肤科杂志，2019，52（3）：200–203.

插图来源

图 10–11、10–12 由四川大学华西医院蒋献教授提供。

第 5 节　化学剥脱术在皮肤老化中的应用

一　概述

老化作为一种自然过程，体现在个体生理和结构等方面逐渐衰退[1]。皮肤是人体最大的器官，随着科技的发展，人们对皮肤老化的重视程度日益增加。皮肤老化的原因主要包括由于时间的推移及遗传因素而导致的程序性内源性老化（自然老化）和暴露于外界因素导致的外源性老化（如长期暴露在紫外线辐射下出现的光老化）[2]。同时也受体内激素水平变化等因素的影响。

内源性老化是每个物种基因程序化导致的结果。在整个生命周期内，细胞发挥正常功能的能力不断下降。内源性老化的分子机制包括氧化反应、抗氧化因子生成减少、炎症因子的参与、DNA 损伤、端粒的参与等 [3-4]。随着年龄的增长，角质形成细胞和成纤维细胞对生长因子的反应逐渐下降，细胞增殖能力减弱，新陈代谢减缓，表皮出现变薄、萎缩，皮肤的脆性增加；真皮内成纤维细胞活力降低，胶原蛋白合成减少，弹力纤维数量降低，导致皮肤出现细纹，缺乏弹性 [5]；皮肤汗腺和皮脂腺数目减少、功能减退，导致皮肤干燥、脱屑；皮下脂肪重新分配，真皮网状层内缺乏支撑，皮肤松弛 [6]；抗原呈递细胞的数量减少，形态异常，皮肤免疫反应性下降。以上机制均会导致皮肤老化和皮肤损伤。

皮肤外源性老化与多种外界因素有关，其中紫外线照射是导致皮肤外源性老化至关重要的一个原因 [7]。皮肤外源性老化和内源性老化在分子机制上有一些相似之处。转化生长因子 -β（transforming growth factor，TGF-β）可以促进胶原生成，而紫外线辐射后，TGF-β 表达减少，导致真皮内胶原合成减少。紫外线还可以促进基质金属蛋白酶的产生，使真皮内胶原发生变性，介导胶原破坏，导致皱纹的形成。研究发现在光老化的前臂皮肤中，I 型前胶原蛋白的含量均比非照射部位少。紫外线照射形成的嘧啶二聚体影响转录因子激活蛋白 -1，加速活性氧和氮的形成，造成氧化损伤 [7-8]。紫外线辐射后，体内氧自由基可出现增多，氧自由基的产生引起人体细胞发生氧化反应，进一步引起皮肤老化。此外，紫外线导致角质形成细胞细胞膜的水通道蛋白的表达减少，使皮肤水合能力和保水能力下降，皮肤出现干燥和脱屑。紫外线还可促进细胞分泌黑素细胞刺激激素和内皮素，增加酪氨酸酶活性，导致皮肤出现深而粗糙的皱纹、干燥、毛细血管扩张、萎缩和色素沉着 [9-10]。

内源性和外源性老化最终均会导致皮肤损伤及皮肤功能的紊乱。这种损伤会导致皮肤的保护作用下降，伤口愈合能力降低以及癌症的易感性。皮肤老化多表现为皮肤干燥变薄、色素紊乱、皱纹增加、皮革样外观、毛细血管扩张、皮肤下垂或松弛，甚至出现各种肿瘤性疾病，如日光性角化病、鳞状细胞癌、恶性黑素瘤等。老化皮肤组织病理学上常表现为角质形成细胞异常增生，表皮变薄，表皮突变平，基底层细胞空泡化；表 - 真皮内有序结构被破坏，真皮厚度变薄，真皮内胶原减少，胶原纤维变短、变细，排列不规则，弹性纤维破坏，部分降解的胶原量增多。

皮肤抗衰老的治疗方式多种多样，除加强保湿和防晒外，还可结合化学剥脱术、局部注射、皮肤光电技术以及微针等方法 [11]。

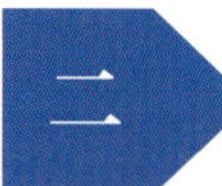

二 化学剥脱治疗皮肤老化的作用机制

化学剥脱过程中通过外用腐蚀性化学物质对皮肤进行可控制性的剥脱，促进局部皮肤再生，使黑色素分布均匀，改善皮肤质量，临床上可用于皮肤老化疾病的治疗 [12]。

化学剥脱剂作用于表皮时，破坏表皮角质层细胞间的相互连接作用，刺激角质形成细胞，促进表皮层细胞更替 [13]。化学剥脱剂的作用层次也可到达真皮乳头层及真皮网状层，使真皮乳头层及网状层的结构发生改变。剥脱剂到达皮肤的真皮层后可导致真皮层的脱落，促进细胞外基质再生，胶原蛋白的形成，增加黏多糖含量，引起弹性纤维重构，使得皮肤紧致，皱纹减少，从而达到皮肤修复和重建作用。这种修复的持续时间一般维持在 6 个月左右。动物实验研究发现，对光老化的动物皮肤进行化学剥脱后，真皮厚度、胶原纤维、弹性纤维均明显增加，皱纹减少，且疗效持续时间可达 60 天。

三种深度的化学剥脱中，浅层剥脱治疗的安全性最为显著，且皮肤的恢复时间相对较短。与之相比，剥脱深度越深，不良反应的发生率以及皮肤恢复时间也会相应增加。浅层剥脱的临床应用最为广泛，多用于浅表性皮肤疾病以及轻度皮肤老化的治疗。中至深层剥脱通过刺激真皮胶原形成，改善皮肤纹理与弹性，对面部皮肤老化的改善效果更加明显，但因为剥脱程度较深，容易出现色素异常，临床应用较少。

三 不同化学剥脱剂治疗皮肤老化的作用机制

目前，用于治疗皮肤老化的化学剥脱剂主要包括 α- 羟基酸、水杨酸、三氯醋酸、苯酚和 Jessner 溶液等，以下分别进行介绍。

1. α- 羟基酸 目前的研究发现，外用 α- 羟基酸治疗老化皮肤的机制是通过活化类固醇硫酸酯酶和丝氨酸蛋白酶降解桥粒，引起角质形成细胞间桥粒剥脱，影响角质细胞间的连接，干扰细胞表面的结合力，从而减弱角质形成细胞及表皮角质层粘连性，加速角质细胞脱落，减少角质堆积[14]。有研究发现，α- 羟基酸作为质子供体可渗透皮肤细胞内，细胞内质子可以激活瞬时受体电位 V3（transient receptor potential vanilloid 3，TRPV3），TRPV3 介导的质子感应和角质形成细胞的细胞死亡可能是果酸的作用机制之一[15]。α- 羟基酸还可以改善角质形成，增强角质层柔韧性，优化角质形成细胞分布，并增加表皮厚度，促进角质形成细胞的排列，使之呈现一种更为整齐的层次，进而使皮肤更加光滑[16]。

α- 羟基酸不仅对皮肤结构产生影响，同时也可以引起皮肤的生理变化。研究发现，α- 羟基酸可以促进角质层细胞的生成和脱落，影响表皮细胞的更新速率，加快皮肤新陈代谢，使皮肤恢复较年轻的状态。α- 羟基酸作用于皮肤后，血红蛋白氧合程度提高，提示局部应用 α- 羟基酸可以促进皮肤的新陈代谢，有助于老化皮肤的症状消退。此外，α- 羟基酸通过抑制酪氨酸酶活性，减少表皮内黑色素的合成，促进黑素颗粒的排出，起到美白皮肤的作用[17-18]。

α- 羟基酸渗透到真皮层后，刺激真皮内成纤维细胞释放多种细胞因子，激活损伤重建机制，减少小血管扩张，刺激细胞再生，促进成纤维细胞胶原的合成和分泌，促进真皮内黏多糖、弹力纤维生成，减少皱纹形成。α- 羟基酸还能刺激真皮中内聚葡萄糖胺合成，释放更多透明质酸，提升真皮的水合能力，增加皮肤含水量及保水能力。同时，使真 - 表皮的连接更加紧密，提升皮肤弹性。

2. 水杨酸 水杨酸具有较强的角质溶解功能与亲脂性，促进角质层细胞脱落，同时可以穿透毛囊、皮脂腺，防止毛孔堵塞[19]。低浓度水杨酸可纠正角化异常，增加水合作用，修复皮肤屏障功能，对经皮水分丢失影响较小[20-21]。此外，水杨酸可以抑制酪氨酸酶，具有美白的效果，并通过抗血凝作用促进微循环，增强皮肤细胞的新陈代谢，具有抗细菌和抗真菌作用[22]。

3. 三氯醋酸 三氯醋酸可引起皮肤蛋白质变性，包括表皮内细胞凝固坏死及真皮内胶原破坏。通过增加真皮胶原蛋白、弹力蛋白、黏多糖数量，促使真皮结构重建。动物研究发现，50% 三氯醋酸化学剥脱治疗后可局部观察到真皮弹力纤维增加、真皮结构的重塑和皮肤厚度的增加。有研究发现，三氯醋酸通过诱导角质形成细胞产生阿片样肽黑素皮质激素原和黑素皮质素受体来激活皮肤应激反应系统，修复组织损伤，恢复局部稳态[23]。

4. 苯酚 苯酚可溶解表皮角质细胞，引起角蛋白凝固。此外，苯酚具有抗氧化作用，促进真皮成纤维细胞的活化与增生，引起真皮弹力纤维和胶原纤维合成[24]。研究发现苯酚还能破坏基底层黑素细胞，减少黑素细胞颗粒，抑制黑色素合成。

5. Jessner 溶液 Jessner 溶液中的间苯二酚可引起角蛋白氢键的断裂，导致角质层松解；破坏细胞膜，引起细胞凋亡，并具有杀菌作用；混合溶液可以破坏角质形成细胞间的桥粒，促进表皮剥脱，从而达到改善皮肤衰老的效果。

四 不同化学剥脱剂的选择

1. α-羟基酸 α-羟基酸分子结构简单、分子量小，使用安全，具有较好的水溶性及渗透性[25]。研究发现，对于皮肤老化患者，其治疗效果确切，使用后能显著降低皮肤中的黑色素含量[26]。国内一项研究使用α-羟基酸治疗眼角及下睑皱纹，取得显著疗效[27]。研究发现，皮肤光老化患者在α-羟基酸治疗后6个月，皮肤厚度增加25%，真皮内胶原纤维长度、数量及密度也得到提升，炎症反应较少[28]。国内一项纳入128例光老化患者的实验表明，应用α-羟基酸治疗皮肤光老化，患者面部细纹、皮肤紧致度、毛孔均有较大程度的改善，经随访发现，半年有效率仍有41.84%[29]。多个研究发现外用α-羟基酸后，表皮及真皮乳头均有增厚，黏多糖数量增加，胶原纤维及弹力纤维较前增多且排列紧密，并且这种功效在停用α-羟基酸后仍可持续数月时间[30]。

此外，α-羟基酸联合激光治疗如点阵铒激光、点阵CO_2激光，在皮肤老化方面能取得良好的治疗效果。有研究对18例点阵激光治疗光老化患者运用α-羟基酸治疗后发现，患者色素沉着明显消退，皮肤较前紧致，说明α-羟基酸能够改善皮肤色泽，并能减少点阵激光治疗后的色素沉着[31-32]。另一项研究发现，α-羟基酸联合强脉冲光治疗面部老化效果优于单纯α-羟基酸或单纯强脉冲光治疗，并且不良反应小、安全性高[33]。

2. 水杨酸 水杨酸具有较好的角质溶解作用，可淡化皮肤色素沉着、减少皱纹及改善皮肤老化[34]。研究发现在皮肤老化治疗中，在减少面部色素沉着和细纹方面，5%~10%辛酰水杨酸与20%~50%α-羟基酸一样安全有效[35]。当然，与α-羟基酸相比，水杨酸还具有自己独特的优势。首先，水杨酸具有良好的脂溶性，更易渗入深层毛囊皮脂腺单位内；其次，水杨酸作为具有还原性的酚酸类，在体内可拮抗紫外线照射产生的自由基；此外，水杨酸还具有一定的麻醉效果，故治疗过程中可观察到患者对水杨酸治疗的耐受力逐步提高。值得一提的是，在治疗过程中，水杨酸不需要用碱性溶液中和，并可观察到凝霜，操作较α-羟基酸简单。

3. 三氯醋酸 三氯醋酸一种晶体无机化合物，能凝固皮肤蛋白质。有研究发现三氯醋酸剥脱治疗对浅色和深色皮肤同样安全有效[36]。将70%甘醇酸凝胶与40%三氯醋酸合用进行化学剥脱术后，患者局部皮肤较前光滑，皱纹减少，色素沉着减轻[37]。三氯醋酸具有自行中和的能力，操作较简单。

4. 苯酚 苯酚是一种具有多个羟基自由基的弱酸芳香族衍生物。浓度大于80%的苯酚会使表皮蛋白质凝固，从而阻止其穿透真皮，多用作深层化学剥脱剂。

5. Jessner溶液 Jessner溶液由水杨酸、间苯二酚和乳酸溶于95%的乙醇溶液组成。Jessner溶液常与其他化学剥脱剂一起使用，以增加化学剥脱剂的渗透性。Jessner溶液的优点是不会出现深层剥脱，不用计算药物停留时间，无须用流水冲洗终止剥脱。一项眼周细纹的治疗研究发现，Jessner溶液联合三氯醋酸溶液每隔1个月进行一次中层化学剥脱，在多次间隔治疗中，皮肤角蛋白层逐渐变薄，对细纹和中度眶周皱纹都有较好的效果，对顽固、较深的皱纹也有一定疗效[38]。

6. 其他 临床也有使用其他化学剥脱剂如丙酮酸、水杨酸-杏仁酸等治疗皮肤老化。Ghersetich[39]外用50%丙酮酸对中度光老化面部皮肤进行研究，发现治疗后患者皮肤质地更光滑，细纹较前减少，色素沉着明显减轻，不良反应小，故认为50%丙酮酸是一种治疗面部皮肤老化安全有效的方式。

五 术前评估

化学剥脱前需对患者进行评估，进行相应检

查，防止和减少不良反应及并发症的发生。严格掌握化学剥脱术的禁忌证（详见第 4 章）。此外，化学剥脱剂可能引起过敏反应，过敏体质患者需慎用。外用水杨酸行化学剥脱前，建议首先用 20% 水杨酸进行斑贴试验，评估患者对水杨酸的敏感度与反应程度。需要注意的是，阿司匹林过敏者禁用水杨酸换肤。

六　术前准备和操作要点

化学剥脱术治疗前应充分了解患者的需求，根据患者的预期选择合适的治疗方案。治疗前需向患者介绍化学剥脱术的治疗过程，告知治疗时间、疗程，并需让患者知晓可能的疗效及术后注意事项等。详细询问患者的既往史、过敏史、医疗美容治疗史、口服外用药物史及护肤品使用情况，排除禁忌证。与患者充分沟通后，告知术后可能的并发症和风险并签署知情同意书。

α- 羟基酸、水杨酸、三氯醋酸和苯酚等化学剥脱剂的具体操作步骤详见第 6 章、第 7 章和第 9 章。

七　术后护理和不良反应

同其他皮肤疾病类似，化学剥脱治疗皮肤老化后需要加强保湿和防晒。若术后出现红斑、灼痛、水肿等，可局部冷敷减少不适。根据红斑程度选择外用药物，严重时可外用中弱效糖皮质激素软膏治疗。皮肤结痂时可外用生长因子类凝胶帮助修护，并应用舒缓保湿护肤品，让其自然脱落，严禁自行剥除痂皮。术后 1 周内避免热水烫洗、泡温泉等。

需要注意的是，α- 羟基酸化学剥脱治疗中可能会出现一些少见不良反应如色素紊乱、皮肤光敏感等局部反应 [40–41]。Jessner 溶液剥脱治疗时，疼痛可能较为明显。一项使用 Jessner 溶液联合 35% 三氯醋酸对眼眶周围区域（包括鱼尾纹）进行局部中层剥脱的研究发现，炎症后色素沉着在深色人种中发生率较高，一名受试者出现下眼睑轻微的萎缩瘢痕，考虑与眼睑皮肤较薄有关，眼周的治疗也有感染、色素减退或眼睑外翻等不良反应发生 [38]。具体不良反应及处理方案详见本书第 13 章，此处不再赘述。

八　病例展示（图 10–13、10–14）

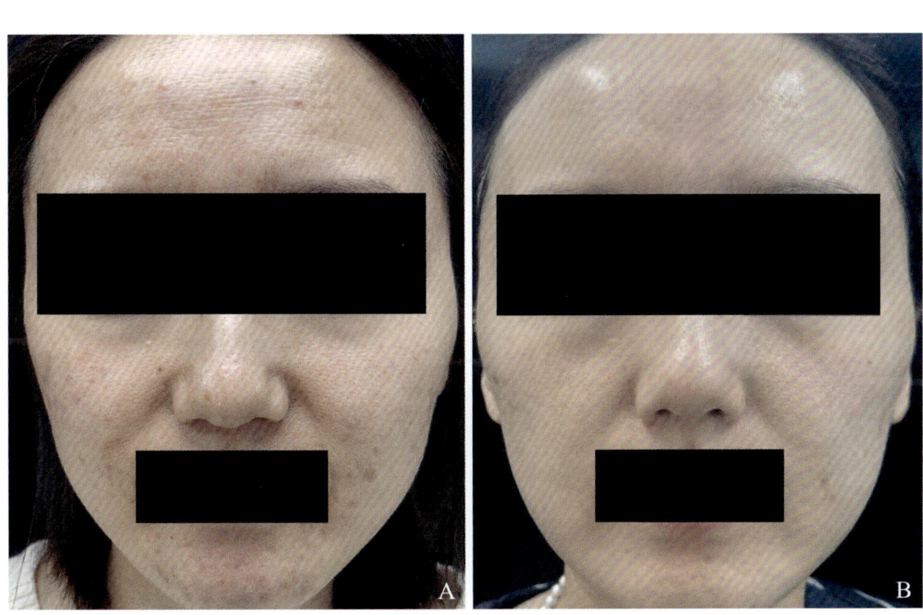

图 10–13　30% 水杨酸治疗光老化合并脂溢性皮炎、痤疮

A. 治疗前，面部多发红斑、丘疹、脓疱、毛孔粗大、细纹；B. 治疗 6 次后，红斑、细纹减少，丘疹、脓疱明显减轻，毛孔改善。

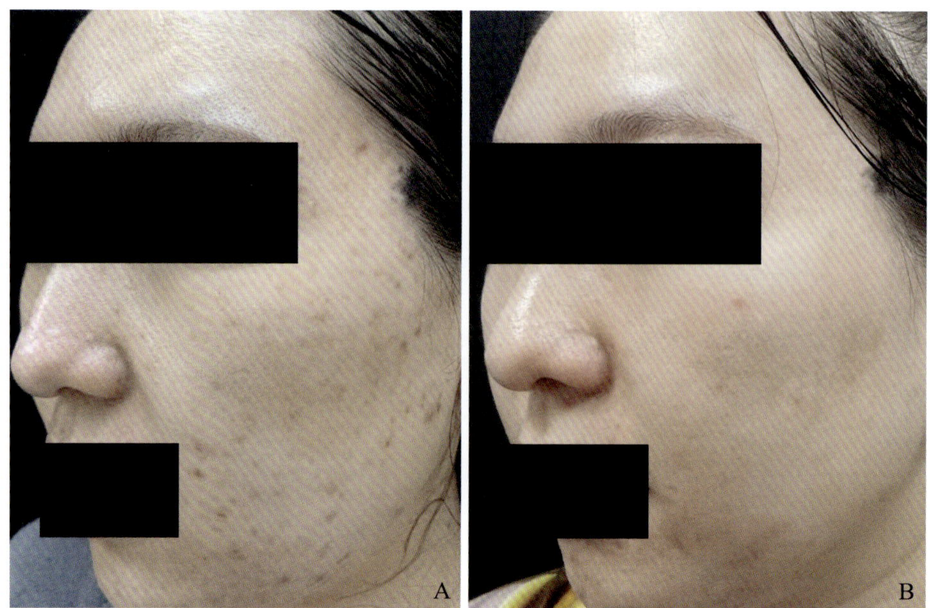

图 10-14 30% 水杨酸治疗光老化合并痤疮

A．治疗前，面部皮肤粗糙、红斑、丘疹；B．治疗 3 次后，红斑、丘疹明显减少，皮肤光泽度改善。

（骆 丹 倪 娜 周炳荣）

参考文献

[1] Liu HY, Huang CF, Lin TC, et al. Delayed animal aging through the recovery of stem cell senescence by platelet rich plasma. Biomaterials, 2014, 35(37): 9767–9776.

[2] L Charles-De-Sá, Gontijo-De-Amorim N, Sbarbati A, et al. Photoaging skin therapy with PRP and ADSC: a comparative study. Stem Cells International, 2020, 2020(1): 1–13.

[3] Yaar M, Gilchrest BA. Skin aging: postulated mechanisms and consequent changes in structure and function. Clin Geriatr Med, 2001, 17(4): 617–630, v.

[4] Davinelli S, Bertoglio JC, Polimeni A, et al. Cytoprotective polyphenols against chronological skin aging and cutaneous photodamage. Curr Pharm Des, 2018, 24(2): 99–105.

[5] Ramos-e-Silva M, Hexsel DM, Rutowitsch MS, et al. Hydroxy acids and retinoids in cosmetics. Clin Dermatol, 2001, 19(4): 460–466.

[6] 邹菥，何黎．面部皮肤老化的治疗．临床皮肤科杂志，2012，41（2）：3.

[7] Uraiwan P, Gunya S, Natwarath R, et al. Ultraviolet radiation-induced skin aging: the role of DNA damage and oxidative stress in epidermal stem cell damage mediated skin aging. Stem Cells Int, 2016, 2016: 7370642.

[8] Pandel R, Poljšak B, Godic A, et al. Skin photoaging and the role of antioxidants in its prevention. ISRN Dermatol, 2013, 2013: 930164.

[9] Young AR, Claveau J, Rossi AB. Ultraviolet radiation and the skin: photobiology and sunscreen photoprotection. J Am Acad Dermatol, 2017, 76(3S1): S100–S109.

[10] Prasanth, Iyer M, Sivamaruthi, et al. A review of the role of green tea (camellia sinensis) in antiphotoaging, stress resistance, neuroprotection, and autophagy. Nutrients, 2019, 11(2): 474.

[11] Lee JC, Daniels MA, Roth MZ. Mesotherapy, microneedling, and chemical peels. Clin Plast Surg, 2016,

43(3): 583–595.

[12] 戴杏，梁虹．皮肤年轻化的微创治疗进展．中华医学美学美容杂志，2020，26（2），3.

[13] Pelletierlouis ML. Chemical peels and management of skin aging. Ann Chir Plast Esthet, 2017, 62(5): 520–531.

[14] Han SH, Hong JK, Si YK, et al. Skin rejuvenating effects of chemical peeling: a study in photoaged hairless mice. Int J Dermatol, 2011, 50(9): 1075–1082.

[15] 贾菲，吴风琴，张倩，等．果酸治疗黄褐斑 30 例临床分析．中国美容医学，2018，27（9）：4.

[16] Cao X, Yang F, Zheng J, et al. Intracellular proton-mediated activation of TRPV3 channels accounts for the exfoliation effect of α-hydroxyl acids on keratinocytes. J Biol Chem, 2012, 287(31): 25905–25916.

[17] 徐天华，刘佳，吴严，等．果酸预防点阵 CO_2 激光治疗光老化皮肤术后色素沉着的观察．中国美容医学，2012，21（3）：4.

[18] 李利．果酸活肤术在皮肤美容中的应用．皮肤病与性病，2015，37（6）：1.

[19] Tasleem A. Salicylic acid as a peeling agent: a comprehensive review. Clin Cosmet Investig Dermatol, 2015, 8: 455–461.

[20] Bashir SJ, Dreher F, Chew AL, et al. Cutaneous bioassay of salicylic acid as a keratolytic. Int J Pharm, 2005, 292(1): 187–194.

[21] 曹雅晶，仲少敏，苑辰，等．外用水杨酸在玫瑰痤疮治疗中的应用效果研究．中国美容医学，2019（4）：5.

[22] 单偶奇，田慧敏，尤艳．超分子水杨酸在医学美容中的应用与展望．中国美容医学，2019，267（3）：175–177.

[23] Kimura A, Kanazawa N, Li HJ, et al. Influence of trichloroacetic acid peeling on the skin stress response system. J Dermatol, 2011, 38: 740–747.

[24] 赵启明，陈志勇，张承驹，等．苯酚化学剥脱术后雀斑皮肤组织的病理变化．中华医学美学美容杂志，2001，7（3）：4.

[25] 肖月，郝丹，辛月，等．化学剥脱剂对皮肤屏障的影响．中华医学美学美容杂志，2020，26（2）：3.

[26] Kubiak M, Mucha P, Debowska R, et al. Evaluation of 70% glycolic peels versus 15% trichloroacetic peels for the treatment of photodamaged facial skin in aging women. Dermatol Surg, 2014, 40(8): 883–91.

[27] 黄玉成，李红文，李雪莉，等．羟基乙酸治疗面部皱纹 30 例临床疗效．郑州大学学报：医学版，2012，47（5）：2.

[28] Ditre CM, Griffin TD, Murphy GF, et al. Effects of alpha-hydroxy acids on photoaged skin: a pilot clinical, histologic, and ultrastructural study. J Am Acad Dermatol, 1996, 34(2 Pt 1): 187–195.

[29] 曾丽，胡晗菲，谢红炬，等．果酸治疗光老化皮肤临床疗效观察．中国美容医学，2015，24（13）：57–59.

[30] Bernstein EF, Lee J, Brown DB, et al. Glycolic acid treatment increases type I collagen mRNA and hyaluronic acid content of human skin. Dermatol Surg, 2001, 27(5): 429–433.

[31] 王娜．果酸预防点阵 CO_2 激光治疗光老化皮肤术后色素沉着的临床观察．中国民族民间医药，2013，22（12）：93–94.

[32] 赵珏敏，项蕾红．果酸在皮肤科的应用．中国麻风皮肤病杂志，2016，32（8）：500–504.

[33] 张慧，董炜，翟燕．强脉冲光联合果酸行面部年轻化治疗临床效果分析．中国美容医学，2016，25（7）：58–60.

[34] Kligman D, Kligman AM. Salicylic acid peels for the treatment of photoaging. Dermatol Surg, 1998, 24(3): 325–328.

[35] Oresajo C, Yatskayer M, Hansenne I. Clinical tolerance and efficacy of capryloyl salicylic acid peel compared to a glycolic acid peel in subjects with fine lines/wrinkles and hyperpigmented skin. J Cosmet Dermatol, 2008, 7(4): 259–262.

[36] Fanous N, Zari S. Universal trichloroacetic acid peel technique for light and dark skin. JAMA Facial Plast Surg, 2017, 19(3): 212–219.

[37] 杨彤．美容药物研究的若干进展．中国美容医学，2001（6）：544–546.

[38] Kadhim KA, Waiz M Al. Treatment of periorbital wrinkles by repeated medium-depth chemical peels in dark-skinned individuals. J Cosmet Dermatol, 2005, 4(1): 18–22.

[39] 陈小玫，李咏，李利．化学换肤在皮肤科的应用．皮肤病与性病，2016，38（3）：173–176.

[40] Rendon M, Cardona LM, Bussear EW, et al. Successful treatment of moderate to severe melasma with triple-combination cream and glycolic acid peels: a pilot study. Cutis, 2008, 82(5): 372–378.

[41] Grover C, Reddu BS. The therapeutic value of glycolic acid peels in dermatology. Indian J Dermatol Venereol Leprol, 2003, 69(2): 148–150.

插图来源

图 10–13、10–14 由南京医科大学第一附属医院骆丹教授提供。

第 6 节 化学剥脱术在其他皮肤病中的应用

随着经济的发展和人们对美容性治疗的需求增加，化学剥脱术已经广泛应用于痤疮、脂溢性皮炎、黄褐斑等多种皮肤病以及光老化的治疗，并且疗效明确，逐渐成为多种皮肤疾病重要的治疗方法之一。随着对化学剥脱机制以及创伤愈合机制的深入了解，化学剥脱术也被尝试应用于一些角化性皮肤病的治疗，如鱼鳞病、毛周角化病等。本章将简要概述。

一 化学剥脱术在鱼鳞病中的应用

鱼鳞病指一组外观呈鱼鳞状脱屑并伴有皮肤粗糙、干燥的角化障碍性皮肤病。鱼鳞病 / 鱼鳞病样皮肤病根据病因可分为三类：一是以皮肤表现为主要特征的先天性疾病；二是皮肤损害仅是系统性疾病的一个表现，即伴鱼鳞病的综合征；三是皮肤损害由某些疾病、药物引起，即获得性鱼鳞病。寻常型鱼鳞病是临床最常见的遗传性鱼鳞病，一般冬重夏轻，多累及下肢伸侧，尤以小腿最为显著，四肢屈侧及皱褶部位多不累及。病情轻者仅表现为冬季皮肤干燥，表面有细碎的糠样鳞屑，又称干皮症。典型皮损表现为淡褐色至深褐色菱形或多角形鳞屑，鳞屑中央固着，边缘游离，臀部及四肢伸侧可有毛囊角化性丘疹；掌跖常见线状皲裂和掌纹加深；通常无自觉症状。鱼鳞病患者的皮肤屏障功能受损，经皮水分丢失增加；组织病理学上表现为中度角化过度伴颗粒层变薄或者缺如，角化过度可以深入毛囊形成大的角质性毛囊栓塞，真皮多正常或者血管周围散在淋巴细胞浸润，汗腺和皮脂腺减少。鱼鳞病无特效根治方法，治疗以改善症状为主。局部治疗原则包括增加皮肤水合度、润滑皮肤和促进角质溶解，根据这三个原则选择外用治疗药物[1]。

化学剥脱剂是常用的一类促进角质溶解的局部用药，可以降低角质形成细胞的粘连性，避免角质堆积，活化类固醇硫酸酯酶和丝氨酸蛋白酶降解桥粒，从而促进皮肤的新陈代谢。此外，还可促进液体渗入表皮，使角质层浸渍、肿胀，然后逐渐脱落。临床常用的化学剥脱剂包括 α- 羟基酸（乳酸、甘醇酸等）和水杨酸。可使用 10% ~ 30% 水杨酸、20% ~ 70% 甘醇酸、Jessner 液和浓度不超过 20% 的三氯醋酸。由于鱼鳞病皮肤干燥，缺乏皮脂，因此亲脂性化学剥脱剂如水杨酸不作为优选。

1974 年，Van Scott 和 Yu[2] 首次发表了应用 α- 羟基酸治疗鱼鳞病的研究，清楚地证实了局部应用 α- 羟基酸对皮肤脱屑的临床和组织学效应。他们的研究表明，α- 羟基酸可使鱼鳞病皮肤趋于正常化，并且对皮肤的效应呈浓度依赖性。因此，α- 羟基酸可作为治疗鱼鳞病首选的化学剥脱剂。

除了术前常规评估外，对于鱼鳞病患者，还需要评估皮损面积。这是因为鱼鳞病患者的皮肤屏障功能受损，为避免大面积使用造成剥脱剂过多吸收，单次治疗面积不要超过 25%。经皮水杨酸中毒是一种罕见的事件，可在大面积体表区域使用后发生。由于儿童相对表面积更大，因此需要特别警惕。水杨酸中毒的症状和体征包括发热、呼吸困难伴呼吸性碱中毒、眼部危象、昏迷甚至死亡，即便在低于 10% 水杨酸和尿素软膏的大面积应用中也有报道 [3]。因此，大面积治疗时宜选择从较低浓度开始。此外，由于鱼鳞病无特效治疗方法，治疗目的以减轻症状为主，无法做到一劳永逸，故有不切实际期望值的患者应慎重治疗。

二 化学剥脱术在毛周角化病中的应用

毛周角化病又称为毛发苔藓，是一种慢性毛囊角化性皮肤病。该病发生率高，约有一半的人可以发生毛周角化病，与特应性体质、相关的基因异常、肥胖及相关的激素异常有关，还可以是多种综合征（如神经 - 心脏 - 面部 - 皮肤综合征、外胚层发育不良和神经发育障碍）的皮肤表现 [4]。其特征性的皮损是毛囊口内角质栓或与毛孔一致的角化性丘疹，伴有不同程度的毛囊周围红斑，主要发生在上臂和大腿伸侧，严重者面颊、肩胛和小腿也可受累，皮损持久而散在，类似“鸡皮”外观。病理表现为表皮角化过度，毛囊口扩大，内有角栓，真皮可有轻度炎性细胞浸润。本病常冬重夏轻，一般无自觉症状，偶尔瘙痒。虽然本病可以自愈，但是慢性病程会对很多患者造成很大困扰。据统计，56% 的患者感到尴尬、缺乏自信，从而寻求治疗 [5]。

化学剥脱剂能促进角质溶解和增加水合作用，可用于治疗毛周角化病。化学剥脱剂可以选择使用 10% ~ 30% 水杨酸、35% ~ 70% 甘醇酸、Jessner 液和<20% 的三氯醋酸等。由于毛周角化病的皮损内含有角质栓，由浓缩的皮脂分泌物和上皮细胞组成，故亲脂性化学剥脱剂可作为优选。

一项研究发现，10% 乳酸乳膏和 5% 水杨酸乳膏每日 2 次，连续治疗 12 周，能够改善毛周角化病的色素和粗糙问题，并且 10% 乳酸比 5% 水杨酸更有效 [5]。从理论上讲，高浓度的水杨酸可能效果更好。薛竞等 [6] 应用 30% 超分子水杨酸联合 2% 水杨酸治疗毛周角化病，每 2 周治疗 1 次，共 3 次，总有效率 100%，患者满意度高（达 88.24%）。

α- 羟基酸也同样被用于治疗面部及躯干部位的毛周角化病。汪倩等 [7] 应用 35% ~ 70% α- 羟基酸治疗面部和四肢毛周角化病，每 4 周治疗 1 次，每次 5 ~ 15 分钟，4 ~ 6 次为一疗程，每次治疗 3 天后联合使用 0.025% ~ 0.1% 维 A 酸乳膏，每晚 1 次。经过治疗，联合治疗组有效率为 55%，维 A 酸乳膏组为 30%，α- 羟基酸联合维 A 酸乳膏治疗毛周角化病效果良好。

三 病例展示（图 10–15、10–16）

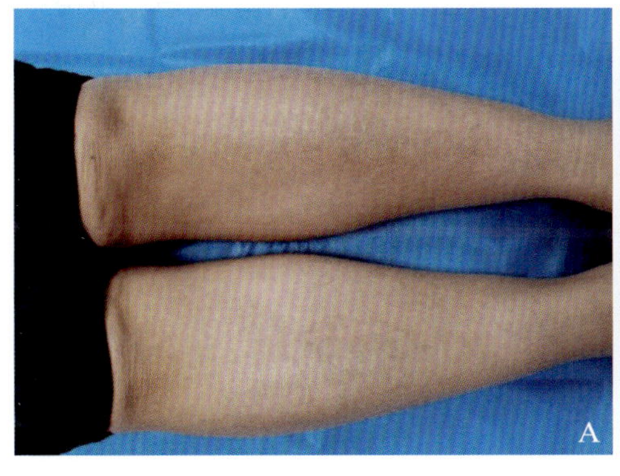

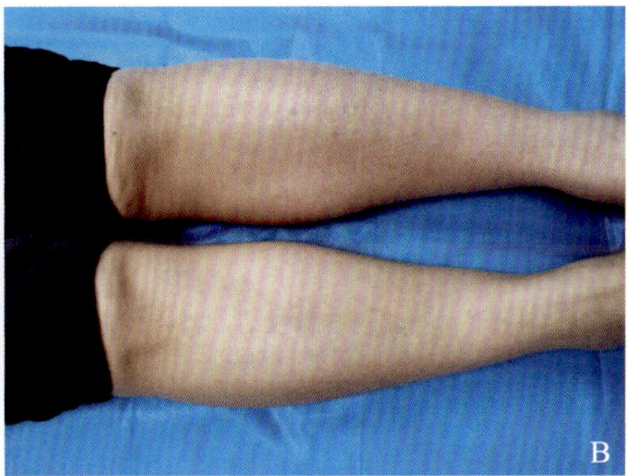

图 10–15 35% 甘醇酸化学剥脱治疗小腿寻常型鱼鳞病，单侧对照
A. 治疗前；B. 右侧小腿予 35% 甘醇酸治疗 1 次后，左小腿未治疗。

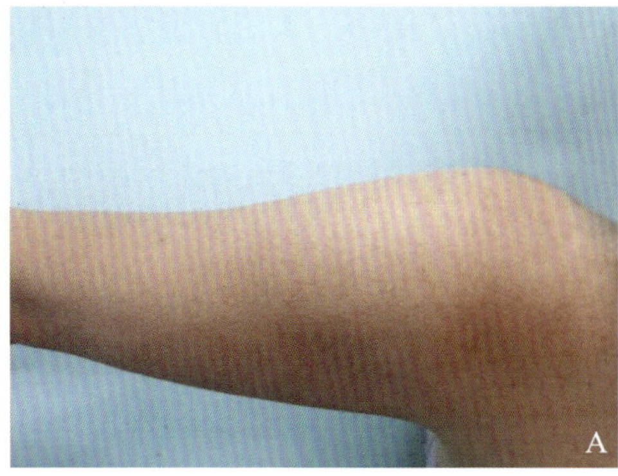

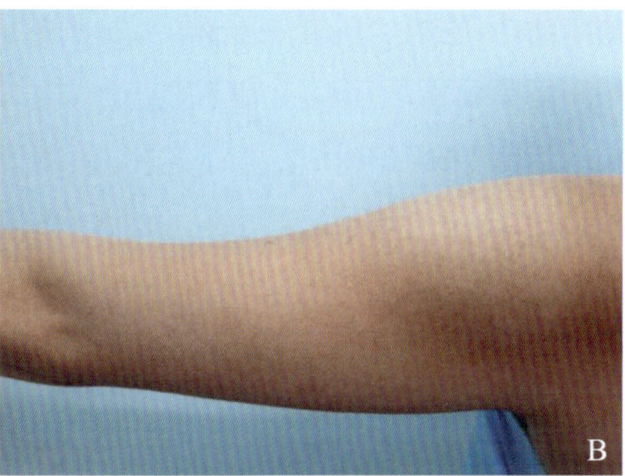

图 10-16　30% 水杨酸化学剥脱治疗上臂毛周角化病
A．治疗前；B．治疗 5 次后。

（张玲琳）

参考文献

[1] Digiovanna JJ, Robinson-Bostom L. Ichthyosis: etiology, diagnosis, and management. Am J Clin Dermatol, 2003, 4(2): 81–95.

[2] Van Scott EJ, Yu RJ. Control of keratinization with alpha-hydroxy acids and related compounds. I. Topical treatment of ichthyotic disorders. Arch Dermatol, 1974, 110(4): 586–590.

[3] Germann R, Schindera I, Kuch M, et al. Life threatening salicylate poisoning caused by percutaneous absorption in severe ichthyosis vulgaris. Hautarzt, 1996, 47(8): 624–627.

[4] Wang JF, Orlow SJ. Keratosis pilaris and its subtypes: associations, new molecular and pharmacologic etiologies, and therapeutic options. Am J Clin Dermatol, 2018, 19(5): 733–757.

[5] Kootiratrakarn T, Kampirapap K, Chunhasewee C. Epidermal permeability barrier in the treatment of keratosis pilaris. Dermatol Res Pract, 2015, 2015: 205012.

[6] 薛竞，王倩，周夕湲，等. 超分子水杨酸治疗毛周角化病临床疗效研究. 中国美容医学，2019，28（07）：18–20.

[7] 汪倩，王英，鲜燕，等. 羟基乙酸联合维 A 酸乳膏治疗毛周角化症临床观察. 中国美容医学，2020，29（1）：26–29.

插图来源

图 10–15、10–16 由上海市皮肤病医院张玲琳教授提供。

第 11 章 化学剥脱术在非面部皮肤中的应用

现代医学对于化学剥脱术的应用可追溯到 19 世纪 40 年代。经过一个多世纪的发展，目前化学剥脱术已经成为皮肤科和医疗美容科临床实践中广泛应用的一种快速、安全、有效的治疗手段，用于多种皮肤疾病的治疗和护理[1]。

随着医学美容的快速发展和时尚潮流对于躯干、四肢皮肤暴露需求的增加，求美者在追求面部皮肤改善的同时，也越来越多地将目光聚焦于非面部皮肤问题，化学剥脱术被证实在非面部皮肤疾病的治疗中发挥了重要作用[2]。化学剥脱术具有价格相对低廉、操作简单可控、术后恢复较快、不良反应较少等优势，在非面部皮肤疾病的治疗中有着极为广阔的发展前景。

一 非面部皮肤的特点

非面部皮肤按照部位进行区分，不同部位的皮肤各有特点[2]。了解这些部位皮肤结构的特点，对于更好地施行化学剥脱术有重要作用。

1. 颈部 颈部组织疏松或颈阔肌条索收缩易出现细小纹路，称为颈纹。此外，颈部也可发生痤疮皮损。

2. 胸背部 胸背部与面部同为皮脂溢出部位，易出现痤疮皮损，但由于较少接受紫外线照射，光老化现象少见。背部常与座椅靠背摩擦，体形消瘦者可于棘突处出现皮肤色素沉着。同时，胸背部皮肤张力较大，易出现增生性瘢痕及瘢痕疙瘩。

3. 腹部 腹部结缔组织疏松，是最容易堆积脂肪的部位。妊娠、迅速增重等可导致皮肤过度牵拉，胶原断裂形成膨胀纹。剖宫产患者可在下腹部形成术后瘢痕。

4. 臀部 臀部皮肤常与座椅产生摩擦，较身体其他部位皮肤更为粗糙。臀部受压部位为坐骨结节，部分患者此处可出现皮肤色素沉着。

5. 四肢 四肢伸侧接受紫外线照射较多，光老化现象多见，易出现色素沉着。鱼鳞病、毛周角化病、皮肤淀粉样变等疾病的发病部位多为四肢伸侧。

二 适应证和禁忌证[3–8]（框 11–1）

非面部皮肤化学剥脱术的适应证如框 11–1 所示。禁忌证参见第 4 章。

框 11–1 非面部皮肤化学剥脱术的适应证

- 皮肤附属器疾病：痤疮、毛囊炎
- 色素增加性皮肤病：炎症后色素沉着、黑变病、假性黑棘皮病等
- 角化过度性皮肤病：鱼鳞病、毛周角化病、皮肤淀粉样变等
- 浅表性瘢痕
- 皮肤光老化
- 松弛、细纹及面部年轻化治疗

三 术前准备

化学剥脱术对皮肤具有一定的刺激性，医患双方在术前均应做好充分准备，以保障治疗顺利进行。

1. 充分沟通 向患者详细介绍化学剥脱术的治疗时间、疗程、可能的疗效及术后注意事项等，并充分了解患者的需求和心理预期，确保与化学剥脱术的适应证、治疗过程与预期疗效相符，并就合理的治疗方案与患者达成一致意见。

2. 详细询问既往情况 治疗前要详细回顾患者的过敏史、既往史、医疗美容治疗史、用药史及护肤品使用情况，以排除治疗禁忌证。

3. 评估皮肤状态 就患者的皮肤类型、皮肤屏障功能和耐受情况、色素沉着发生率等方面进行评估，尤其需要注意患者皮肤敏感状态。

4. 签署知情同意书 完成口头沟通后，需要针对医患沟通的内容、术后可能的并发症和风险以及术前拍照授权等事宜签署知情同意书。

5. 清洁皮肤 术前应对治疗区进行清洁，遵医嘱选用合适的清洁剂。

6. 拍摄照片 待患者清洁治疗区后为患者拍摄治疗前照片，应在适宜的光线下拍摄患者皮损整体及局部照片。

四 操作要点

与面部皮肤剥脱操作类似，非面部皮肤化学剥脱术也分为清洁、保护、涂抹化学剥脱剂和中和四个步骤。

1. 清洁 术前对治疗区进行清洁，清洁时要温和，忌用磨砂膏等去角质产品。对于胸背部皮脂分泌相对较旺盛的区域，清洁后选择性使用含乙醇、丙酮或其他功效较强的清洁剂进行二次清洁，可促进化学剥脱剂的均匀渗透。

2. 保护 皮肤创面（如痤疮破溃处的皮肤）和薄嫩部位应涂抹凡士林覆盖，避免因化学剥脱刺激或在褶皱部位堆积造成不良反应。

3. 涂抹化学剥脱剂 在做好充分的皮肤保护之后，可以将化学剥脱剂均匀地涂刷于治疗区。化学剥脱剂浓度的选择应从低浓度开始，随着皮肤耐受，可以逐次增加浓度。如甘醇酸常用浓度有20%、35%、50% 和 70%。四肢、躯干部皮肤耐受性常优于面部皮肤，因此选择的起始浓度可以为35%，随着皮肤耐受逐渐递增浓度。

涂刷化学剥脱剂应避免随意重复涂刷，一般依次涂刷一遍即可，重点治疗区可以适当重复。涂刷力度应均匀，涂刷力度过大可能增加治疗强度。涂刷时应注意，浓度越高、停留时间越长，化学剥脱剂作用越强、疗效越显著，但出现不良反应的风险也会增加。

4. 中和 对于需要中和的化学剥脱剂，应选用相应的碱性中和液对残余的化学剥脱剂进行中和，如 10% 碳酸氢钠溶液；对于不需中和的化学剥脱剂，可使用清水洗去残留溶液。中和过程可反复多次，直至喷洒中和液后皮肤表面不再产生泡沫且皮肤不再感觉刺痛为止。对于皮肤敏感的患者，可在中和后用大量清水清洗中和后残留的液体，以尽量减少中和后液体对于皮肤的进一步刺激。

治疗终点的判断有三种不同的情况：①已出现理想的终点反应，如甘醇酸治疗过程中出现不均匀红斑或形成点状白霜，水杨酸治疗过程中出现假霜反应，三氯醋酸治疗过程中出现白霜和红斑反应等；②出现了过度的治疗反应，如强烈的不适感，疼痛超过 6 级，或出现了水疱、皮肤发白 / 灰白表现；③未出现前面两种情况，但是已达到预期的治疗时间，例如甘醇酸一般在治疗进行 5 分钟左右即可进行中和。出现以上任何一种情况，都应立即终止治疗。如果以上反应只是出现在局部，而非整个治疗区，亦可先对反应局部进行中和[1]。

五　术后护理

剥脱术后的正确护理对提升疗效及避免不良反应十分重要。术后即刻可使用冷喷、冷敷处理，缓解皮肤的刺激不适，并适量涂抹保湿类产品。术后 1～2 天，患者皮肤局部若出现红斑或刺痛，可采用冷敷或冷喷继续镇静舒缓，冷敷后注意加强皮肤保湿。术后 3～7 天，治疗区可能出现脱屑或结痂，应让痂皮自然脱落，切忌强行撕脱，以防出现色素沉着。术后 7 天内避免接触高温环境，如泡温泉、蒸桑拿等。术后避免揉搓皮肤，慎用角质剥脱剂如维 A 酸类药物、去角质护肤品等。使用温和的洁面产品和保湿剂，可使用含有表皮生长因子的修复类产品。术后严格防晒，建议尽量选择物理遮挡方式进行防晒。

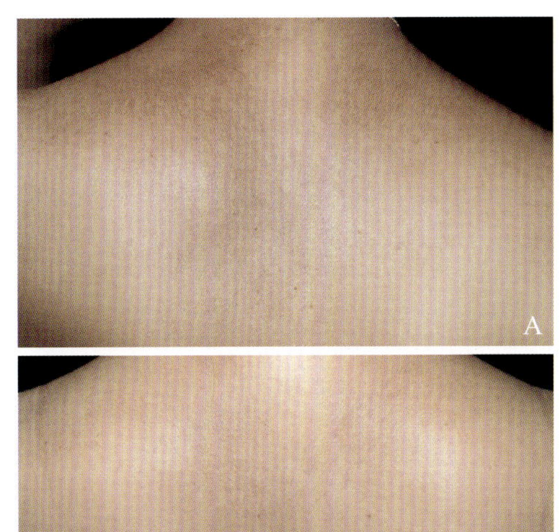

图 11-1　化学剥脱术治疗颈背部皮肤淀粉样变

A. 治疗前，肩背部可见大量黄褐色针尖样坚硬丘疹；B. 给予 70% α- 羟基酸化学剥脱治疗，每 2 周 1 次，治疗 2 次后肩背部黄褐色丘疹减少，皮肤变光滑。

六　术后不良反应

化学剥脱术的不良反应包括持续性红斑、水肿、渗出、色素异常、反应性痤疮、瘢痕、感染、接触性皮炎、粟丘疹、接触性荨麻疹等[9-10]（详见第 13 章）。在进行化学剥脱术前应对患者进行仔细评估和健康教育，术中应严格按照规程操作，选择合适的化学剥脱剂浓度，密切观察患者的皮肤反应并进行疼痛评分，及时中和或清洗化学剥脱剂。术后应加强护理，注意保湿及防晒[11]。一旦出现上述不良反应，应根据情况及时调整化学剥脱剂浓度及治疗的时间间隔，并采取适当的治疗措施。

七　病例展示（图 11-1～11-4）

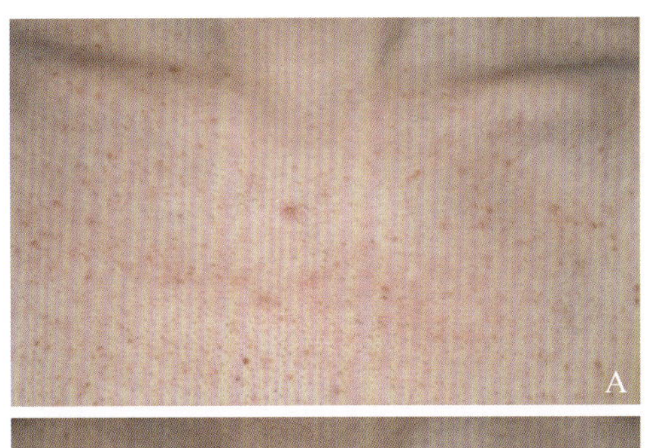

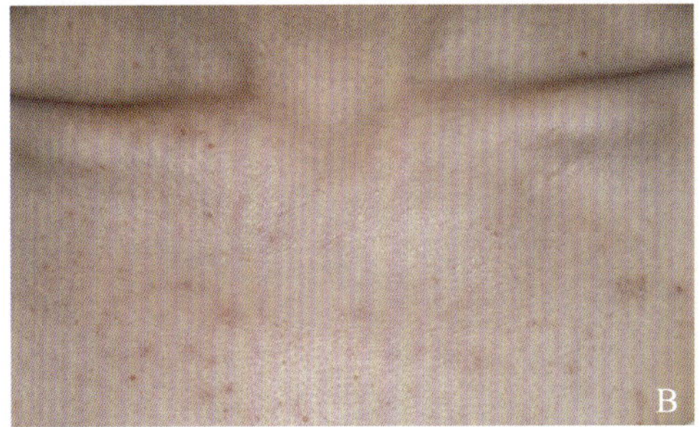

图 11-2　化学剥脱术治疗前胸部糠秕孢子菌毛囊炎

A. 治疗前可见大量红色小丘疹；B. 给予 30% 水杨酸化学剥脱治疗，每 2 周 1 次，治疗 2 次后红色丘疹明显消退，遗留少许红斑。

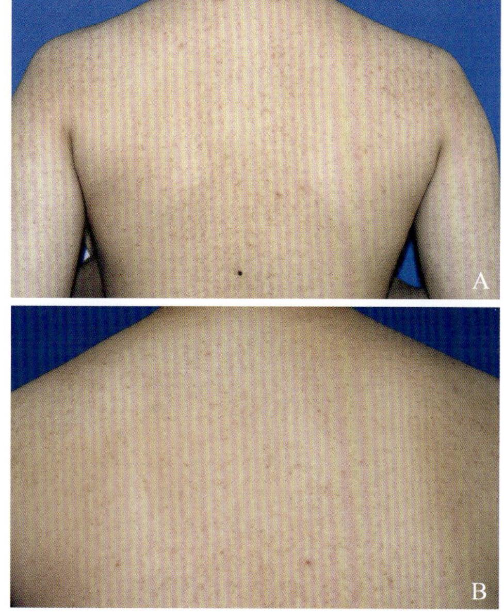

图 11-3　化学剥脱术治疗毛周角化病

A. 治疗前可见大量红色小丘疹；B. 给予 30% 水杨酸化学剥脱治疗，每 2 周 1 次，治疗 2 次后红色丘疹明显消退，遗留较多红斑。

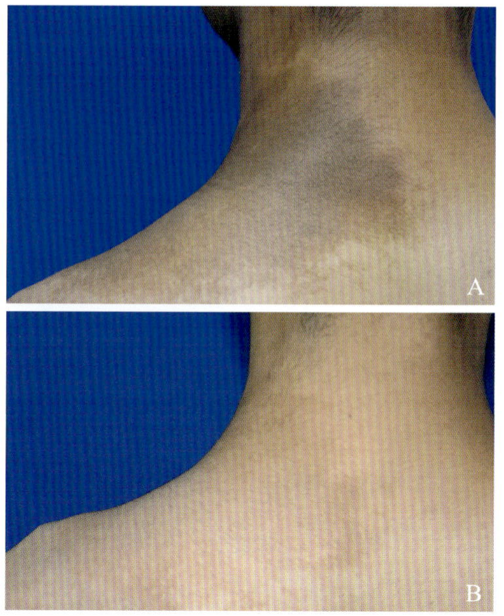

图 11-4　化学剥脱术治疗肩颈部色素性毛表皮痣

A. 治疗前可见大片深灰褐色斑片，边界清楚；B. 给予 70% α- 羟基酸化学剥脱治疗，每 2 周 1 次，治疗 2 次后斑片颜色变成浅褐色，边界不清。

（刘振锋）

参考文献

[1] 杨蓉娅，蒋献. 化学剥脱术临床应用专家共识. 实用皮肤病学杂志，2019，12（5）：7-12.

[2] 齐显龙，付林，刘耿，等. 皮肤美容名词相关问题探讨系列：躯干和四肢皮肤美容新增及需要强调的诊断名词. 中华医学美学美容杂志，2018，24（1）：65-66.

[3] 虞瑞尧. 化学剥脱术. 实用美容整形外科杂志，2003，14（6）：297-298.

[4] 肖燕，李青峰. 化学剥脱术治疗皮肤光老化. 中国美容整形外科杂志，2003，014（1）：49-50.

[5] 金力，王萍，陈学荣. 化学剥脱术及其在皮肤科的应用. 中国中西医结合皮肤性病学杂志，2004，3（1）：57-59.

[6] 李晓雪，高星雅，蒋献. 化学剥脱术在损容性皮肤病及面部年轻化中的应用. 中华皮肤科杂志，2019，52（3）：200.

[7] O'Connor AA, Lowe PM, Shumack S, et al. Chemical peels: a review of current practice. Australas J Dermatol, 2018, 59(3): 171-181.

[8] Committee for Guidelines of Care for Chemical Peeling. Guidelines for chemical peeling in Japan (3rd edition). J Dermatol, 2012, 39(4): 321-325.

[9] Tedeschi A, Massimino D, Fabbrocini G, et al. Chemical Peel. In: Nicolò Scuderi, Bryant A. Toth. International Textbook of Aesthetic Surgery. Heidelberg Germany: Springer Berlin Heidelberg, 2016: 1095-1104.

[10] Vemula S, Maymone MBC, Secemsky EA, et al. Assessing the safety of super cial chemical peels in darker skin: a retrospective study. J Am Acad Dermatol, 2018, 79(3): 508-513.

[11] 赵珏敏，项蕾红. 果酸在皮肤科的应用. 中国麻风皮肤病杂志，2016，32（8）：500-504.

插图来源

图 11-1 ~ 11-4 由南方医科大学皮肤病医院刘振锋教授提供。

第12章 化学剥脱术联合其他治疗方式在皮肤科的应用

化学剥脱术主要作用在皮肤的表皮层以及真皮的浅层，通过促进老化、受损的角质层脱落，促使表皮再生和真皮重塑，来达到治疗皮肤疾病和美容的目的。临床适应证主要包括痤疮、色斑、光老化和日光性角化病等疾病。目前，化学剥脱术已成为一种快速、安全、有效的治疗手段，在皮肤科得到了广泛的应用[1]。在临床上，化学剥脱术不仅可以单独使用，还可以与药物、微针、射频、光电治疗、肉毒毒素以及填充剂等联合使用，以提高治疗的疗效和年轻化的效果。

一 化学剥脱术联合药物在皮肤科的应用

化学剥脱术联合药物治疗的目的是为了取得更好的治疗效果，本部分将从文献证据角度证明这种联合治疗方案的效果优于单一的治疗措施。同样，重视化学剥脱术前的预处理，选用不良反应更小的化学剥脱剂以及重视术后修复对于提升治疗效果，改善患者的个人感受也非常重要。此外，为减少化学剥脱术造成的刺激性，可选取不良反应较小的复合酸联合外用药物治疗，也可选择联用口服药物，但应尽量避免同时使用具有剥脱作用的口服药物。在进行化学剥脱术后，建议使用安全性较高的功效性护肤品辅助修复受损皮肤。

1. 抗生素 抗生素是皮肤科治疗痤疮、玫瑰痤疮等的重要手段。抗生素可联合甘醇酸、水杨酸或复合酸治疗痤疮、玫瑰痤疮等。

治疗方法为口服米诺环素或多西环素，每次50～100 mg，每日1～2次；或外用抗生素如克林霉素磷酸酯凝胶、夫西地酸乳膏等治疗痤疮，每日2次；同时采用甘醇酸/水杨酸/复合酸剥脱治疗，剥脱方法同痤疮、玫瑰痤疮单独化学剥脱术。

需要注意的是，因甘醇酸可能增加皮肤敏感性及对紫外线的吸收，而四环素类药物具有光敏性，两者联合应用时需做好日光防护[2]。

2. 维A酸 视黄酸或维A酸是维生素A的合成衍生物，通常用于治疗痤疮和光老化。因为它具有使表皮变薄和增加皮肤胶原蛋白含量的能力，从而改善皮肤外观。常用的视黄酸浓度从0.05%至0.1%不等，通常被用作化学剥脱术前的预处理，尤其是用于三氯醋酸或α-羟基酸换肤，可以使剥脱剂更均匀地渗透到皮肤中。不过，维A酸具有局部刺激作用，包括红斑、结痂、干燥、烧灼和光敏性。因此，评估最佳浓度、使用频率和持续时间至关重要[3]。

一项评估维A酸预处理对三氯醋酸化学剥脱术后愈合速度影响的研究表明，经维A酸预处理的皮肤平均愈合面积明显更大，在三氯醋酸化学剥脱之前2周进行0.1%维A酸预处理可显著加快愈合速度，也有助于提升患者满意度[4]。

一项研究纳入了45名炎症后色素沉着病变的

患者，并将患者分为三组，第一组用 20% ~ 30% 水杨酸治疗，第二组用 0.1% 维 A 酸局部用药治疗，第三组用水杨酸和维 A 酸局部用药治疗。研究结果表明，与单独治疗相比，水杨酸换肤与局部维 A 酸治疗相结合使炎症后色素沉着的临床改善更显著，并且无并发症[5]。

需要注意的是，联合应用会加重皮肤干燥，须加强保湿[2]。

3. 维生素类 维生素制剂主要包括维生素 C 及维生素 E 等，都属于抗氧化剂，其中维生素 C 能还原机体代谢产生的氧自由基，减少黑色素在分解代谢过程中被氧化；维生素 E 又称生育酚，提供具有活性的氢原子结合氧自由基，从而抑制脂质过氧化，两者可以协同抵御紫外线，预防色素沉着的产生。

一项研究比较了表皮型黄褐斑患者单独使用 20% 三氯醋酸与 20% 三氯醋酸联合局部用 5% 维生素 C 的效果，相比于单独化学剥脱治疗组，三氯醋酸化学剥脱术联合局部外用维生素 C 在治疗结束时的 MASI 评分显著降低，并且在 16 周随访后依然保持。总体评估显示，单独治疗组只有 10 例患者（67%）有改善，联合治疗组有 13 例（87%）患者有改善并保持了效果。由此可见，20% 三氯醋酸化学剥脱联合局部外用维生素 C 治疗黄褐斑可提升治疗效果，并有助于维持治疗效果[6]。

4. 氨甲环酸 氨甲环酸是一种抗纤维蛋白溶解的药物，通过抑制纤维蛋白溶酶原结合角质形成细胞、降低花生四烯酸及前列腺素的合成，从而减少酪氨酸酶的活性；还能竞争性抑制酪氨酸酶活性。研究发现，在常规治疗中添加氨甲环酸有助于进一步提升黄褐斑的治疗效果[7]。

5. 其他药物 对苯二酚是一种常用的酪氨酸酶抑制剂，通过在活性位点与铜相互作用来抑制酪氨酸酶活性，改变黑素体功能，减少谷胱甘肽，产生活性氧以及随后膜脂质和蛋白质的氧化损伤，起到脱色作用。由于其在美白方面效果卓越，对苯二酚在色素类皮肤病中应用广泛[8]。

一项 2% 对苯二酚 /10% 甘醇酸凝胶和 0.05% 维 A 酸联合化学剥脱术治疗炎症后色素沉着的研究显示，联合治疗可以取得更快的改善效果。16 名面部皮肤炎症后色素沉着的患者分成两组，一组接受 2% 对苯二酚 /10% 甘醇酸凝胶治疗，另一组接受 0.05% 维 A 酸加上每 3 周间隔一次、总共 6 次的 50% ~ 68% 甘醇酸治疗，结果显示联合治疗组相较于基线水平改善更显著（$p<0.02$）[9]。

二 化学剥脱术联合微针、射频在皮肤科的应用

化学剥脱术也可以联合微针、射频等治疗，以提高临床疗效和患者满意度。

微针治疗是通过应用实心微针滚轴，按照不同针体数量、针体长度、排列形式、操作形式增加皮肤的透皮吸收率，将皮肤所需有效药物或成分导入，同时给予局部皮肤组织物理性刺激，诱导机体损伤修复机制，加速表皮快速修复及真皮组织重塑再生[2,10]。目前，微针疗法广泛应用于皮肤美容，包括皮肤光老化、痤疮、瘢痕、脱发或斑秃、妊娠纹、药物导入、色素性皮肤问题等。目前，根据微针在药物导入领域的应用，将微针分为水凝胶形式的微针、空心微针、可降解微针、涂层微针和实心微针[11-12]。近几年，在美容整形市场上出现了多种微针设备，如滚轮微针、印章微针、电动微针、DermaFrac、射频微针系统等[13]。

射频治疗是利用电场极性的转换对电流所通过的组织摩擦产生热效应，引起真皮组织及皮下组织的容量性加热，诱导机体损伤修复机制，刺激胶原及弹力纤维再生，进而达到肤质改善、紧致、除皱、提拉等临床疗效。目前，常见射频有单极射频（脉冲 / 连续模式回路单极射频）、双极射频、多级射频及点阵射频（微剥脱 / 点阵微针射频）[14-16]。

微针、射频治疗可以与化学剥脱术交替进行，

治疗间隔周期为 2～4 周，如所进行的微针或射频治疗为有创性治疗，建议相应拉长治疗间隔周期，以便皮肤组织的充分修复。

除需要掌握化学剥脱术的禁忌证外，还需要掌握微针和射频治疗的禁忌证，包括以下方面：施术区域存在疱疹等感染性皮肤病、湿疹、活动性外伤或未愈合的创面；妊娠期或哺乳期；凝血功能异常（点阵微针）；瘢痕体质；正在接受放化疗的患者或患有免疫缺陷疾病的患者；对治疗所用成分或制剂过敏的患者[13]；近 1 个月接受过激光、冷冻等皮肤磨削术的患者；2 周内接受过化学剥脱术的患者；正在口服或外用某些特定药物的患者；有不切实际预期的患者。

此外，微针和点阵射频治疗需要避开患者月经期。需要与患者充分沟通术前准备事项、术中治疗过程、术后可能的并发症和风险，并签订术前拍照授权等事宜，签署知情同意书。微针和点阵射频治疗需要进行表面麻醉等镇痛措施，碘伏等消毒剂进行治疗区域消毒，严格无菌操作。术后即刻使用保湿面膜和（或）冷敷处理，缓解皮肤的刺激不适，并适量涂抹保湿类产品。微针术后 1 天内、点阵射频 3 天内，治疗区域避免沾水。局部皮肤可能出现红肿或疼痛，可采用保湿修复面膜外敷舒缓症状。术后 3～7 天内，治疗区可能出现结痂，应让痂皮自然脱落，切忌强行撕脱，以防出现色素沉着。术后 1 周内避免需接触高温环境的活动，如热敷、热喷、泡温泉、蒸桑拿等。术后建议严格防晒。

微针治疗术中及术后即刻出现的轻度红斑、水肿以及刺痛、烧灼感等不适反应均属于正常的治疗后现象，术后即刻进行修复保湿敷料外用和（或）冷敷后，症状可以缓解，2～3 天基本可逐渐消失。其不良反应主要包括术后感染、持续性红斑、水肿或过敏反应、反应性痤疮或痤疮样疹、炎症后色素沉着等。射频治疗术中及术后的不良反应除以上所述外，还可能出现水疱、瘢痕等。其他不良反应如疼痛、接触性皮炎、荨麻疹等过敏反应、皮下硬结、过敏性肉芽肿等，根据情况及时采取对症治疗。

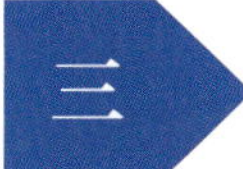

三　化学剥脱术联合光电治疗在皮肤科的应用

化学剥脱术可以联合光电治疗，如激光、强脉冲光，可以有效解决临床皮肤问题及改善面部老化。

光电治疗是利用能量源和组织间产生的光物理学作用（如热、机械、电磁作用）和光生物化学（如光化学、光生物调节作用）进行医学诊断及治疗的技术和方法[17]。常见的光电治疗有强脉冲光、CO_2 激光、点阵激光、脉冲染料激光、Q 开关激光、皮秒激光等技术。光电治疗广泛应用于皮肤科及美容整形外科，用于治疗如良性色素增加性疾病、良性血管性疾病、痤疮或玫瑰痤疮等炎症性疾病、多毛症、文身、瘢痕、光老化和皮肤松弛等。

化学剥脱术可与光电治疗交替进行，其间需间隔 2～4 周。也可在非剥脱性点阵激光和强脉冲光术前使用化学剥脱术，使皮肤表面光滑，减少光的散射，提高疗效，但同时也可能增加皮肤损伤的风险。因此，需根据患者的皮肤类型、耐受程度进行个体化治疗。治疗期间密切监测皮肤反应，术后做好护理[2]。

除化学剥脱术的禁忌证外，还需要掌握光电治疗的禁忌证，包括以下内容：治疗部位有活动性感染（主要是疱疹病毒感染）；光敏性皮肤及患有与光敏相关的疾病；治疗区域开放性伤口；有皮肤屏障受损的表现（如表现为皮肤敏感性增高）；近 2 周内有日光暴晒史；术后不能做到防晒的患者；妊娠或哺乳期；严重瘢痕体质的患者；治疗区域有明确或可疑癌前期病变或恶性肿瘤，或重要脏器有器质性病变者；免疫力低下或正在服用糖皮质激素类药物、免疫抑制剂的患者；有凝血功能障碍者；口服维 A 酸类药物者慎用；有精神疾病或精神障碍不能配合治疗者；治疗期望值过高的患者[18-19]。

需要注意的是，有创性光电治疗需要避开患者月经期。需要与患者充分沟通术前准备事项、术中治疗过程、术后可能的并发症和风险，并签订术前拍照授权等事宜，签署知情同意书。部分光电治疗术前需要进行表面麻醉等镇痛措施，碘伏 / 酒精等消毒剂进行治疗区域消毒，严格无菌操作。术后即刻使用保湿面膜和（或）冷敷处理，缓解皮肤的刺激不适，并适量涂抹保湿类产品。有创性光电治疗术后1天内、点阵射频3天内，治疗区域避免沾水，局部皮肤可能出现红肿或疼痛，可采用保湿修复面膜外敷舒缓症状。有创性光电治疗术后 3～7 天内，治疗区可能出现结痂，应让痂皮自然脱落，切忌强行撕脱，以防出现色素沉着。术后 1 周内避免高温环境，如热敷、热喷、泡温泉、蒸桑拿等。光电治疗术后建议严格防晒。

光电治疗后常见的不良反应包括色素沉着、水疱或大疱、延迟性水肿红斑或皮肤敏感程度增高、瘢痕、色素脱失、疼痛、毛发减少等。一般而言，光电治疗能量越高、密度越大，损伤越强、不良反应越显著。术后护理以促愈、防晒、保湿为原则，尤其要重视皮肤屏障功能的修复。光电治疗术后需长期使用温和的保湿类护肤品。加强防晒措施也极为重要，一般推荐 SPF≥30、PA+++ 以上的防晒霜[19]。

四 化学剥脱术联合肉毒毒素在皮肤科的应用

A 型肉毒毒素的注射治疗是临床应用广泛的一种治疗动力性皱纹、面部肌肉痉挛和偏头痛等临床症状的方法。A 型肉毒毒素的功效是由于它抑制了乙酰胆碱从神经末梢的释放。肉毒毒素进入人体后，可以通过胞吞进入神经细胞，切断人突触小体相关蛋白 SNAP-25，从而抑制神经递质传导，抑制肌肉收缩[20]。

中层化学剥脱能很好地刺激胶原蛋白新生，适用于面部年轻化的治疗。利用肉毒毒素注射来让肌肉放松以改善动力性皱纹，对中层化学剥脱而言是一种辅助性治疗。先使用肉毒毒素将动力性皱纹（如额头纹、眉间纹及鱼尾纹）放松之后，再采用化学剥脱术进行剥脱处理，会比单独使用化学剥脱达到更好的效果。最主要的原因就是肉毒毒素让这些动力性皱纹放松，在化学剥脱后 4～6 个月内胶原蛋白新生，就不会因为肌肉的收缩及牵拉而被破坏。同样，肉毒毒素也可以使用在口周，让口周的动力性皱纹放松，从而让化学剥脱术后的复原期缩短。

涂抹式肉毒毒素是含有一类抗皱机制与 A 型肉毒毒素类似的活性成分的功效性护肤品，与 A 型肉毒毒素联用，可以有效提升肉毒毒素的使用效果。以法国美帕为代表的涂抹式肉毒毒素是通过采用具有类似 A 型肉毒毒素功效的活性物质，包括乙酰基六肽 -8[21]、二肽二氨基丁酰苄基酰胺二乙酸盐（蛇毒肽）[22]，通过抑制神经细胞的乙酰胆碱过度释放，局部阻断神经传递肌肉收缩信息，使脸部肌肉放松，达到平抚细纹的目的。由于其作用机制类似 A 型肉毒毒素，而且通过涂抹的方式使用，所以被称为涂抹式肉毒毒素。涂抹式肉毒毒素可以避免注射式肉毒毒素带来的麻烦和风险，为患者提供了一种安全的新选择，更加偏重于细纹的改善和长期的维护，两者可以相互补充。有研究指出使用涂抹式肉毒毒素有助于延长注射式肉毒毒素的使用效果，研究者采用乙酰基六肽 -8 维持肉毒毒素的眼肌痉挛疗效，获得了显著性时间延长的效果[23]。

五 化学剥脱术联合填充剂在皮肤科的应用

目前，组织填充与皮肤年轻化的非手术治疗日益增多。透明质酸填充技术具有创伤小、术后并发症少、术后恢复快的特点，易被求美者接受。化学剥脱术与透明质酸填充术的联合应用，可以有效治疗随年龄增长出现的面部凹陷和皮肤老化问题。

透明质酸作为一种天然的高分子黏多糖，是人类表皮和真皮的重要组成部分，注射后能与胶原蛋白、弹性蛋白共同形成皮肤的空间构架。由于其具有极佳的吸水能力，因此在软组织填充领域备受欢迎。透明质酸在美容领域的适应证包括消除脸部静态皱纹（眼部细纹、鱼尾纹、泪沟、眼袋、法令纹等）、修饰唇形和下巴、改善鼻形等[24]。

在进行联合治疗时，通常先进行化学剥脱术的操作，之后再进行透明质酸注射。这是由于对于需要中和的化学剥脱剂，在操作过程中需要用手在面部反复按摩涂抹药物以促进中和反应，而透明质酸在注射后 1 周之内不能随意按压、按摩注射部位，否则会导致注射物移位，影响填充效果。

除化学剥脱术的禁忌证外，还需要掌握透明质酸注射的禁忌证，包括严重的全身性疾病；凝血功能障碍；注射区域存在感染灶；同一部位近期内（3 个月）注射了其他品牌的填充物；同一注射部位的同一解剖层次有永久性填充物；月经期及妊娠期；过敏体质、瘢痕体质、免疫力低下、近期服用某些药物者；风湿性疾病患者；精神异常患者；对效果有不切实际期待的求美者不建议注射[25]。

注射前需要详细询问病史，严格把握适应证和禁忌证，避免在求美者月经期、感冒期、过敏症状发作期进行注射。注射治疗前应全面部卸妆、洁面，使用碘伏等消毒剂行全面部消毒，严格无菌操作，减少反复穿刺，避免不同产品混合。减少单点注射剂量，避免过浅注射和团块堆积状注射。当注射部位较多或使用长效型透明质酸填充剂时，可在术后预防性口服抗生素，如喹诺酮类、三代头孢、大环内酯类，减少细菌沉积形成生物膜。术后 24 小时内避免化妆及接触污染物[26]。

与透明质酸注射相关的并发症主要有疼痛、视力障碍、肿胀、淤青、感染、过敏、口唇疱疹、血肿、丁达尔现象、填充剂移位、色素沉着、色素脱失、非炎症性结节等。其中，水肿、移位、感染、皮下硬结等并发症，主要与产品自身品质和特性有关；皮肤坏死、视力障碍、淤青、血肿、感染等，主要和医生的注射技术有关；而过敏反应（罕见）、疱疹、瘀斑、血肿、快速吸收等主要和求美者的自身体质和术后护理有关。

六　病例展示（图 12-1～12-3）

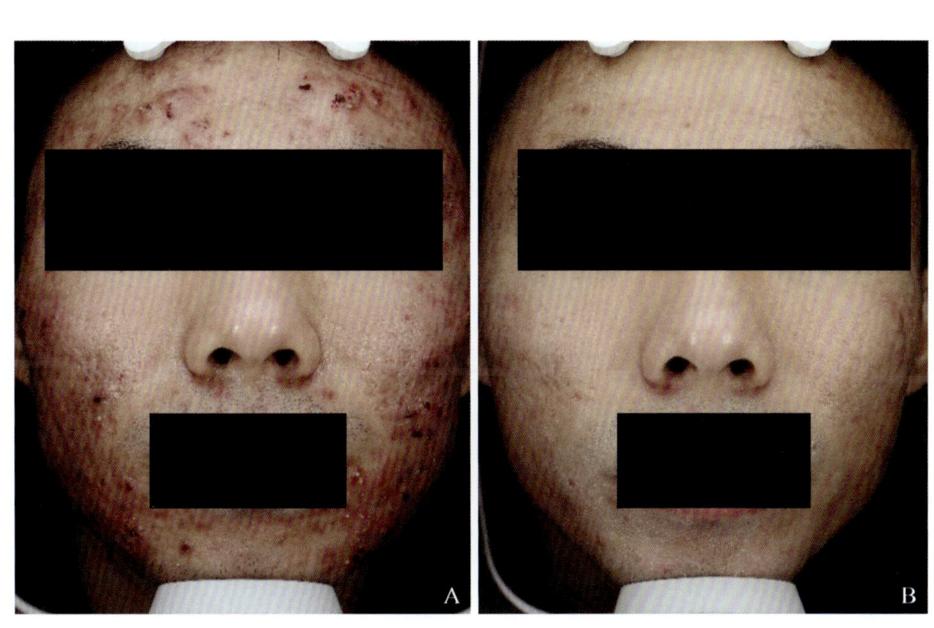

图 12-1　复合酸联合口服米诺环素治疗痤疮

A. 治疗前，面部多发红斑、丘疹、结节；B. 联合治疗后 10 个月，红斑、丘疹、结节明显减少。

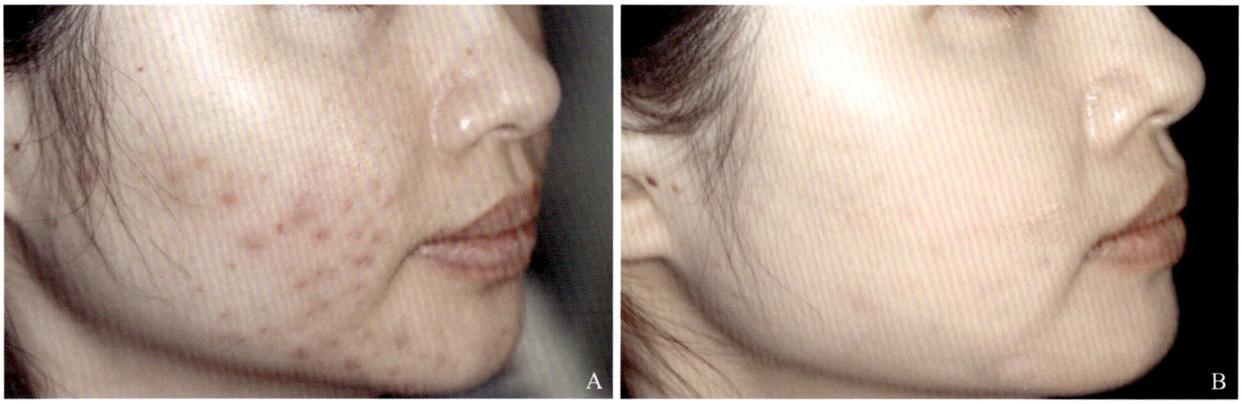

图 12-2　水杨酸联合米诺环素治疗痤疮

A. 治疗前，面颊、下颌多发红斑、丘疹、脓疱；B. 联合治疗后 11 周，红斑、丘疹、脓疱明显减少。

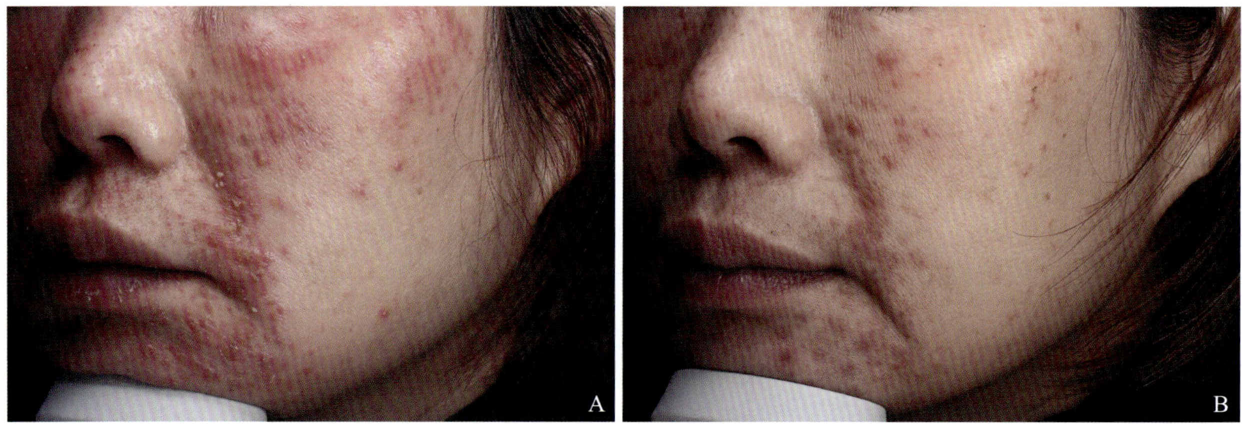

图 12-3　水杨酸联合米诺环素治疗痤疮

A. 治疗前，面部多发红斑、丘疹、脓疱、结节；B. 联合治疗后 3 个月，红斑、丘疹、脓疱、结节明显消退。

（夏志宽）

参考文献

[1] 陈小玫，李咏，李利. 化学换肤在皮肤科的应用. 皮肤病与性病，2016，38（3）：173-176.

[2] 中华医学会皮肤性病学分会皮肤激光医疗美容学组，中华医学会皮肤激光技术应用研究中心，中国医师协会美容与整形医师分会激光亚专委会，中华医学会医学美学与美容学分会激光美容学组、皮肤美容学组. 化学剥脱术临床应用专家共识. 实用皮肤病学杂志，2019，12（5）：257-262.

[3] Cucé LC, Bertino MC, Scattone L, et al. Tretinoin peeling. Dermatol Surg, 2001, 27(1): 12-14.

[4] Hevia O, Nemeth AJ, Taylor JR. Tretinoin accelerates healing after trichloroacetic acid chemical peel. Arch Dermatol, 1991, 127(5): 678-682.

[5] Mohamed Ali BM, Gheida SF, El Mahdy NA, et

al. Evaluation of salicylic acid peeling in comparison with topical tretinoin in the treatment of postinflammatory hyperpigmentation. J Cosmetic Dermatol, 2017, 16(1): 52–60.

[6] Soliman MM, Ramadan SAR, Bassiouny DA, et al. Combined trichloroacetic acid peel and topical ascorbic acid versus trichloroacetic acid peel alone in the treatment of melasma: a comparative study. J Cosmetic Dermatol, 2007, 6(2): 89–94.

[7] Kim HJ, Moon SH, Cho SH, et al. Efficacy and safety of tranexamic acid in melasma: a meta-analysis and systematic review. Acta Dermato-Venereologica, 2017, 97(6–7): 776–781.

[8] Briganti S, Camera E, Picardo M. Chemical and instrumental approaches to treat hyperpigmentation. Pigment Cell Res, 2003, 16(2): 101–110.

[9] Burns RL, Prevost-Blank PL, Lawry MA, et al. Glycolic acid peels for postinflammatory hyperpigmentation in black patients: a comparative study. Dermatol Surg, 1997, 23: 171–174.

[10] 陈瑾，陈阳美，邵馨怡，等．微针的作用机制及在皮肤美容领域的应用进展．中国医疗美容，2020，10（9）：9–13.

[11] Larrañeta E, McCrudden MT, Courtenay AJ, et al. Microneedles: a new frontier in nanomedicine delivery. Pharm Res, 2016, 33(5): 1055–1073.

[12] Ita K. Transdermal delivery of drugs with microneedles-potential and challenges. Pharmaceutics, 2015, 7(3): 90–105.

[13] Quinn HL, Kearney MC, Courtenay AJ, et al. The role of microneedles for drug and vaccine delivery. Expert Opin Drug Deliv, 2014, 11(11): 1769–1780.

[14] Kim J，项蕾红．射频在面部年轻化中的应用．中国美容医学，2020，29（4）：163–166.

[15] Duncan DI, Kreindel M. Basic Radiofrequency: Physics and Safety and Application to Aesthetic Medicine. Radiofreuency in Cosmetic Dermatology. Larger Publishers, 2015, 2: 1–22.

[16] Kinney BM, Andriessen A, DiBernado BE, et al. Use of a controlled subdermal radio frequency thermistor for treating the aging neck: consensus recommendations. J Cosmet Laser Ther, 2017, 19(8): 444–450.

[17] 光电技术治疗治疗皮肤创伤性瘢痕专家共识（2018版）编写组．光电治疗治疗皮肤创伤性瘢痕专家共识（2018版）．中华烧伤杂志，2018，34（9）：593–597.

[18] 中国医师协会皮肤科医师分会皮肤激光与理疗亚专业委员会．强脉冲光临床应用专家共识（2017）．中华皮肤科杂志，2017，50（10）：701–705.

[19] 中国医师协会美容与整形医师分会激光亚专业委员会，中华医学会皮肤性病学分会皮肤激光医疗美容学组，中华医学会医学美学与美容学分会激光美容学组，中国医学装备协会皮肤病与医学美容分会激光美容学组．点阵激光临床应用专家共识．实用皮肤病学杂志，2018，11（6）：321–324.

[20] Simpson LL. The origin, structure, and pharmacological activity of botulinum toxin. Pharmacol Rev, 1981, 33(3): 155–188.

[21] Blanes-Mira C, Clemente J, Jodas G, et al. A synthetic hexapeptide (Argireline) with antiwrinkle activity. Int J Cosmetic Sci, 2002, 24(5): 303–310.

[22] Balaev AN, Okhmanovich KA, Osipov VN. A shortened, protecting group free, synthesis of the anti-wrinkle venom analogue Syn-Ake® exploiting an optimized Hofmann-type rearrangement. Tetrahedron Letters, 2014, 55(42): 5745–5747.

[23] Lungu C, Considine E, Zahir S, et al. Pilot study of topical acetyl hexapeptide–8 in the treatment for blepharospasm in patients receiving botulinum toxin therapy. Eur J Neurol, 2013, 20(3): 515–518.

[24] 中华医学会医学美学与美容学分会皮肤美容学组．注射美容专家共识．临床皮肤科杂志，2015，44（5）：335–337.

[25] 中国整形美容协会新技术与新材料分会．贝丽姿®–注射用交联透明质酸钠凝胶专家共识（2018）．中国美容医学，2019，28（6）：73–77.

[26] Heydenrych I, Copper KM, De Boulle K, et al. A 10–point plan for avoiding hyaluronic acid dermal filler-related complications during facial aesthetic procedures and algorithms for management. Clin Cosmet Investig Dermatol, 2018, 11: 603.

插图来源

图 12–1 由解放军总医院第七医学中心夏志宽教授提供。

图 12–2、12–3 由四川大学华西医院蒋献教授提供。

第13章 化学剥脱术的不良反应及预防和处理

一 化学剥脱术的不良反应

化学剥脱术通过在皮肤局部应用化学剥脱剂，产生可控的、不同程度的损伤，诱导皮肤表皮和真皮结构重建和再生，以达到改善皮肤外观的目的。一般来讲，剥脱层次越深，皮肤重建的效果越好，但术后不良反应的发生风险也越高。不良反应根据发生的时间，可分为即刻反应（术中或术后数小时内）和延迟反应（术后数天到数周内）；根据累及的部位，可分为局部不良反应和系统不良反应[1-2]。

化学剥脱术不良反应的发生与患者的皮肤状况、化学剥脱剂的浓度、化学剥脱剂停留的时间以及术后护理等因素有关。因此，治疗前需仔细评估患者的皮肤状况，选择合适的化学剥脱剂种类和适宜浓度，以减少不良反应的发生。

（一）即刻反应

即刻反应是指化学剥脱术术中及术后数小时内出现的皮肤刺激反应，与化学剥脱剂本身的性质相关，因此也称为治疗相关反应。化学剥脱术的即刻反应包括红斑、疼痛、烧灼感、白霜和水肿等，通常可在数天内自行缓解。

1. 红斑 由于化学剥脱剂的局部刺激作用，治疗部位的皮肤可出现暂时性红斑（图 13-1）。红斑的严重程度、持续时间与化学剥脱的深度、部位密切相关。通常，极浅表化学剥脱术后红斑持续 1 ~ 3 天，浅表化学剥脱术后红斑可持续 3 ~ 5 天，中层化学剥脱术后红斑可持续 15 ~ 30 天，深层化学剥脱术后红斑可持续 60 ~ 90 天。如果红斑在预期的时间后仍持续，则称为持续性红斑。持续性红斑提示化学剥脱剂对皮肤的刺激过重，可能增加炎症后色素沉着、色素减退甚至瘢痕的风险。发生持续性红斑的危险因素包括使用维 A 酸类药物、乙醇、接触性皮炎、接触致敏物质以及患有某些皮肤疾病（如玫瑰痤疮、特应性皮炎、红斑狼疮等）等[3]。

为避免持续性红斑，在操作前应该详细了解患者皮肤状况，操作时密切观察治疗区域的反应，出现显著的红斑反应时应及时进行中和处理，术后立

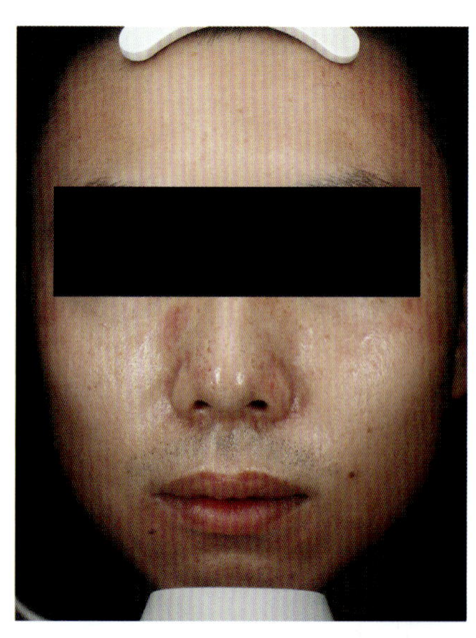

图 13-1 水杨酸化学剥脱术治疗光老化后出现红斑

即予以冷敷或冷喷。轻度红斑一般 3 天左右逐渐恢复，同时需嘱患者注意术后保湿和防晒。一旦发生持续性红斑，应及时给予冷喷、冷敷以及应用功效型护肤品等对症处理，同时加强术后保湿和防晒。部分学者建议局部外用强效糖皮质激素 1～2 周，必要时还可口服或肌内注射糖皮质激素。此外，可尝试使用强脉冲光或脉冲染料激光治疗持续性红斑。

2. 疼痛和烧灼感　疼痛和烧灼感是化学剥脱术常见的治疗反应，在中层和深层化学剥脱时更明显。疼痛程度及疼痛评分因人而异。在中层化学剥脱中，使用剥脱剂后疼痛仅持续数分钟。深层化学剥脱通常会产生更强烈的疼痛，并且在术后数小时疼痛感会增强，最长可持续 8～12 小时。

由于疼痛和烧灼感的产生与化学剥脱剂的浓度和停留时间相关，因此在治疗时应遵循浓度逐渐递增的原则，并且应根据前次治疗的皮肤反应和恢复时间长短来调整治疗计划。对于皮肤屏障功能受损的患者，通常在化学剥脱过程中即可能出现疼痛或烧灼感。术后长时间暴露在阳光下，或立即局部使用维 A 酸或甘醇酸，也会加重疼痛和烧灼感。因此，术后 7 天应避免暴露于不良刺激，如日晒、外用刺激性药物、泡温泉、蒸桑拿等。

在深层化学剥脱时，可能需要使用强效镇痛药。患者感觉皮肤烧灼、刺痛、瘙痒时可给予冷敷。必要时局部应用糖皮质激素，可以减轻炎症、减缓疼痛，但不推荐常规使用。

3. 白霜　白霜是化学剥脱剂导致角质层角蛋白凝集所致，在浅层化学剥脱时应避免白霜的发生。为尽量避免白霜的发生，术前通常需要使用凡士林等来保护皮肤菲薄的区域。使用 α- 羟基酸进行化学剥脱时，应密切观察患者皮肤反应，及时中和；对于水杨酸（图 13–2）、三氯醋酸（图 13–3）等不需要中和的化学剥脱剂，应严格把控用量，避免在治疗部位涂抹过多，观察到终点反应或有白霜形成时，应迅速用干净、柔和的纱布擦去过多的化学剥脱剂。发生白霜的部位在术后 3～7 天可能出现结痂，应嘱咐患者避免搔抓，待痂壳自然脱落。如出现水疱、渗出等需对症处理。

4. 水肿　化学剥脱剂都可能引起水肿（图 13–4），尤其深层化学剥脱更容易引起皮肤水肿。水肿通常会在术后 24～72 小时内出现，并且可能需要数天的时间才能消失。

水肿通常是化学剥脱剂浓度过高或者皮肤过度敏感所致，因此应该严格掌握化学剥脱剂的浓度。大部分情况下，水肿较轻微，但眼睑等特殊部位可

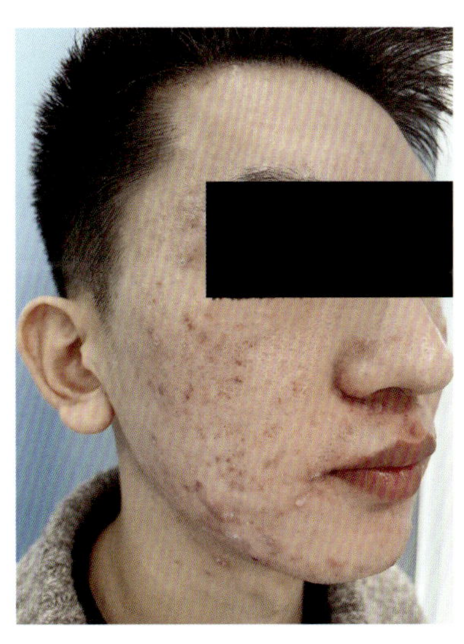

图 13–2　水杨酸化学剥脱术后出现白霜（假霜）

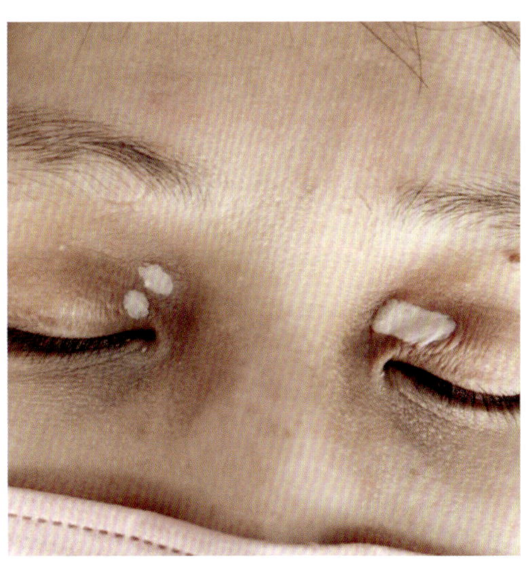

图 13–3　三氯醋酸化学剥脱术治疗睑黄瘤后出现白霜

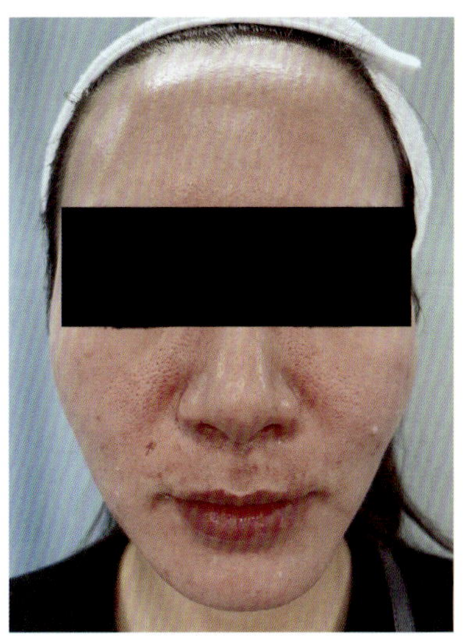

图 13–4　水杨酸化学剥脱术后出现弥漫性红斑、水肿

能会出现明显水肿，医生应提前告知患者。口服非甾体抗炎药（布洛芬）、抗组胺药（氯雷他定、西替利嗪）和进行适当的皮肤护理，有助于减轻不适感，避免严重水肿。对严重水肿的患者可系统性应用糖皮质激素，如泼尼松或甲泼尼龙，但不建议预防性使用，避免出现皮肤愈合不良。

（二）延迟反应

1. 脱屑和结痂 化学剥脱术后，由于表皮剥脱，皮肤屏障功能受损，患者可出现不同程度的皮肤紧绷感及局部皮肤脱屑，通常程度较轻，持续数天或 1 周左右可缓解，应告知患者注意加强术后保湿。

由于化学剥脱本质是对皮肤进行不同层次的剥脱，在一定范围内形成可控的损伤，因此术后往往会出现不同程度的结痂。结痂的程度取决于化学剥脱的深度：浅表剥脱时仅出现薄痂；若化学剥脱剂渗透过深，则可引起明显的结痂，此时出现色素异常和瘢痕的风险均增加。出现结痂时应小心护理，等待痂壳自行脱落，切忌自行揭开痂壳。

2. 色素异常

（1）炎症后色素沉着：炎症后色素沉着（postinflammatory pigmentation，PIH）是化学剥脱术后较常见的不良反应，是炎性介质激活基底层的黑素细胞，产生过多的黑色素所致。PIH 通常发生于术后 4 天到 2 个月。

PIH 的危险因素包括未进行适当的防晒、Ⅲ型和Ⅵ型皮肤、暴晒后的Ⅰ型和Ⅱ型皮肤、使用光敏剂、使用含雌激素的药物如口服避孕药和激素替代疗法。术后护理不当（尤其是未能按要求防晒）是发生 PIH 最常见的原因。

PIH 的发生与患者的皮肤类型和个体皮肤差异有关，在浅肤色患者中色素沉着的持续时间较短，在深肤色患者中可能持续存在；有其他皮肤色素沉着病史的患者发生 PIH 的风险更大，因此建议在全脸治疗之前进行局部测试。

PIH 的发生与剥脱深度相关，中、深层化学剥脱术后出现色素沉着和色素减退的风险较高。化学剥脱剂浓度越高，渗透的深度越深，发生色素沉着的概率越大。据文献报道，使用苯酚化学剥脱治疗面部雀斑时，86% 的患者在术后出现不同程度的色素沉着；在发生色素沉着的患者中，87% 为轻中度色素沉着 [3]。PIH 也是三氯醋酸化学剥脱术后最常见的并发症，如果处理不当，色素沉着可持续存在。

此外，光敏物质可以促进 PIH 的发生。体内激素变化也可能导致色素沉着。在化学剥脱术后 6 个月内怀孕的患者，即使采取防晒措施，发生色素沉着的风险仍较高 [3]。Ⅲ型和Ⅵ型皮肤的妊娠妇女需要在术后长达 1 年的时间内防晒。

患者在化学剥脱术前、术后均应严格防晒。在治疗期间尽量暂停服用避孕药。若术后出现色素沉着，应告知患者加强防晒，可外用具有美白作用的药物，如 4%～6% 氢醌、0.025% 维 A 酸、10%～20% 壬二酸等，或使用含维生素 C、熊果苷、甘草等具有美白功效成分的护肤品。使用表皮剥脱剂（20%～35% 甘醇酸）可加快黑色素清除。

（2）色素减退：化学剥脱术后表皮剥脱，角质细胞中黑色素清除加快，使得肤色整体变白 [4]。但若剥脱过度，基底层黑素细胞受损，则可能出现永久性色素减退或脱失，尤其是深色皮肤。使用苯酚进行中、深层剥脱时，红斑消退后可能会观察到皮肤呈瓷白色外观，与剥脱深度以及苯酚的直接黑素毒性作用相关 [3]。

当化学剥脱穿透力不均匀且出现相当明显的差异分布时，色素减退的风险也会增加，如高浓度甘醇酸剥脱时，部分区域可出现严重的白霜反应。

另外，术后护理不当导致感染和瘢痕形成，也会引起色素减退，这在Ⅲ型和Ⅵ型皮肤患者中非常明显。

色素减退的治疗非常困难，因此在治疗前应仔细评估，尤其对Ⅲ型以上皮肤类型的患者进行化学剥脱时需十分小心。有学者提出微针治疗可诱导部分色素减退斑复色，但大多数情况下，色素减退或脱失会持续存在。

3. 反应性痤疮　化学剥脱是治疗痤疮的有效方法。毛囊皮脂腺导管的异常角化是痤疮形成的重要因素。在毛囊漏斗下部，角质形成细胞中板层颗粒减少，代之以大量张力细丝、桥粒和脂质包涵体，这种角质细胞不易脱落，导致角质层增厚和角质物堆积，使毛囊皮脂腺导管堵塞、皮脂腺排出障碍，最终形成角质栓，即微粉刺[5]。化学剥脱剂能够促进毛囊皮脂腺开口处角质栓的溶解及剥脱，使过度堆积的皮脂通过疏通后的导管向外排泄。

因化学剥脱剂存在一定的刺激性，在易感患者中，可能导致部分痤疮患者的皮肤发生反应性炎症（图 13–5），在治疗后 1 周内出现暂时性皮损增多或炎症加重[6]。而且，由于大多数痤疮局部治疗药物对皮肤都有刺激性，所以反应性痤疮的治疗相对困难。因此，在治疗前应告知患者术后可能出现皮损一过性加重的现象。对于出现反应性痤疮的患者，可酌情予以口服四环类抗生素治疗。

4. 瘢痕　瘢痕形成是化学剥脱术最严重的并发症之一。尽管瘢痕形成的发生率很低，但医生必须在术前告知患者存在此风险。化学剥脱后出现的瘢痕主要为萎缩性和增生性瘢痕，通常会在剥脱后 2 ~ 3 个月内出现。

瘢痕形成的原因是伤口愈合异常。伤口的愈合有两种形式，一种是完全性修复（皮肤表浅损伤），另一种是在上皮化的同时发生瘢痕性愈合。当皮肤组织受到一定深度的损伤后，局部出现炎症反应，释放出多种细胞因子，皮肤成纤维细胞增生并合成大量的胶原和基质，造成胶原代谢与排列的异常，同时受微循环和自由基因素的影响，导致瘢痕的形成。瘢痕形成的最初迹象是持续性红斑、瘙痒和愈合延迟（再上皮化时间在 2 周以上）。

如果患者有伤口愈合不良、瘢痕疙瘩或增生性瘢痕形成的病史，则化学剥脱术后瘢痕形成的风险增加。应谨慎评估患者接受化学剥脱的利弊，充分告知患者术后有较高的瘢痕形成风险。对此类患者不建议进行中层和深层化学剥脱。

对化学剥脱剂的选择也应谨慎，化学剥脱剂浓度过高或停留时间过长、术后强行脱痂、护理不当发生感染等，均可导致瘢痕的发生。进行化学剥脱术时应合理控制剥脱剂停留时间，若术后出现结痂或脱屑，应教育患者避免搔抓，自然脱痂。瘢痕形

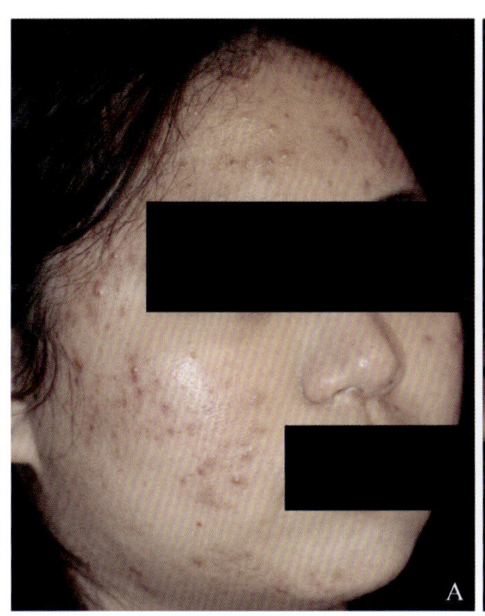

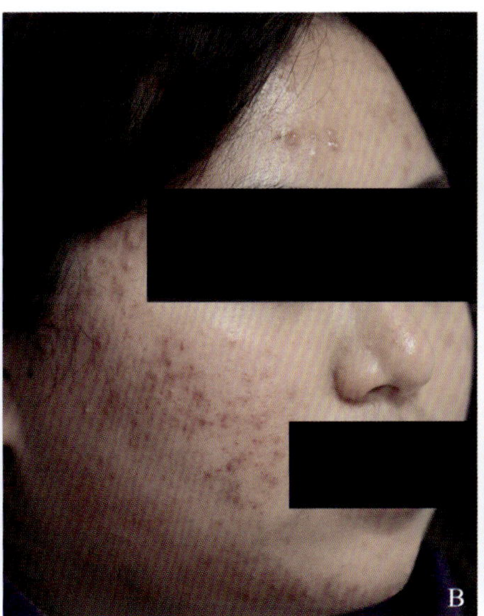

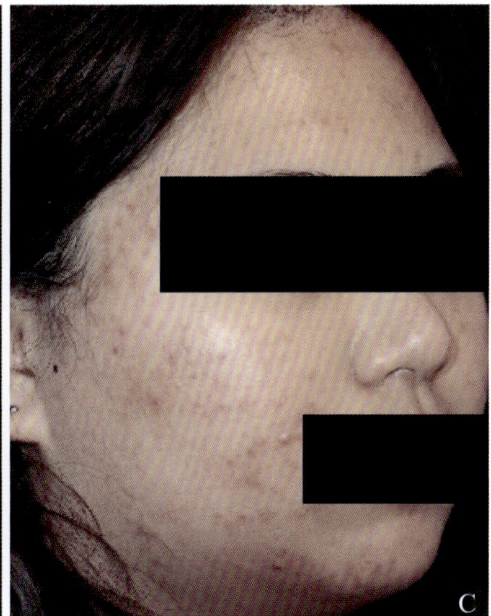

图 13–5　水杨酸化学剥脱治疗后出现反应性痤疮

A. 治疗前；B. 治疗 1 次后出现反应性痤疮；C. 治疗 2 次后痤疮有所改善。

成也与剥脱剂种类、药物使用相关。三氯醋酸的腐蚀性比苯酚更强，能够深达真皮深层，因此更容易产生瘢痕，尤其是在皮肤较薄的部位。其他导致瘢痕形成的原因包括吸烟、在 6 个月内进行皮肤磨削或激光治疗、多次应用三氯醋酸，以及在下颌骨、颈部和胸部等容易形成瘢痕的区域进行化学剥脱。一些学者推论，由于附件结构再上皮化，近期接受过激光脱毛治疗的患者在中、深层剥脱后形成的瘢痕可能难以恢复。

严格规范操作及加强术后护理可降低瘢痕形成的风险。化学剥脱引起的瘢痕通常是在面中下部（如上唇、口周、颊部等面部运动过频区域）产生。中、深层剥脱引起的增生性瘢痕并不常见，通常发生在下颌、口周、眼睑内角等运动过频区域；与面部相比，其他身体部位（例如颈部、胸部和手背）在化学剥脱后出现瘢痕的风险较高[3]。颈部、胸骨上和颏下区域容易形成增生性瘢痕，因此这些部位应仅限于浅层化学剥脱，避免行中层和深层剥脱。

较小的瘢痕通常会自行消退，配合使用压力绷带、按摩或局部涂抹瘢痕软化膏可帮助消退。如果化学剥脱术后皮肤出现愈合延迟的迹象，则需要应用生物敷料和抗生素进行积极的干预。如果出现增生性瘢痕，最有效的治疗方法是病灶内注射糖皮质激素，但要告知患者长期使用糖皮质激素有致使皮肤萎缩和毛细血管扩张的风险。强脉冲光和脉冲染料激光有助于缓解红色瘢痕。增生性瘢痕和挛缩会影响面部的功能和运动，需要采取包括外科干预等多种治疗措施以最大程度地恢复功能和运动，但至少 6 个月后才能进行手术矫正。

5. 感染 化学剥脱导致皮肤屏障受损等组织损伤，可能导致皮肤的感染。感染的临床特征为伤口愈合延迟、毛囊炎以及溃疡等。

虽然化学剥脱术很少导致细菌或真菌感染，因为酸性化学剥脱剂具有杀菌作用，但感染性疾病仍然属于化学剥脱术的相对禁忌证。常见的感染细菌为葡萄球菌、链球菌、假单胞菌，真菌主要是念珠菌。易感因素包括近期口服抗生素、免疫功能低下、糖尿病以及长时间局部外用糖皮质激素。为了降低感染风险，术前应对患者整体健康状态和皮肤状况进行仔细评估。如果发生感染，应积极治疗。

化学剥脱还可能会导致疱疹复发，因此术前必须进行单纯疱疹病史筛查。化学剥脱术后疱疹发作的持续时间为 5 ~ 12 天。由于剥脱后表皮尚未完全恢复，因此疱疹的皮损多以溃疡的形式出现，大小为 2 ~ 3 mm，呈圆形、孤立或在基底部有广泛融合性红斑。治疗方法为口服抗病毒药物，如阿昔洛韦、伐昔洛韦。对于有既往面部单纯疱疹病史的患者，在行中、深层化学剥脱术前可预防性抗病毒治疗，方案为口服阿昔洛韦（200 ~ 400 mg/d）或伐昔洛韦（500 mg/d），治疗时间应从术前 2 ~ 3 天开始，至剥脱结束后 14 天。尽管疱疹感染通常会消退而不会留下瘢痕，但建议尽早治疗，防止瘢痕形成。

如果患者在剥脱后 2 ~ 3 天出现发热、晕厥、低血压、呕吐、腹泻，或者出现猩红热样或者红皮病样皮疹，应注意筛查中毒性休克综合征，并及时处理。中毒性休克综合征的其他症状包括肌痛、黏膜充血以及肝肾、血液或中枢神经系统受累。

6. 粟丘疹 粟丘疹是起源于表皮或附属器上皮的良性肿物或潴留性囊肿。化学剥脱术后不久可出现胶样粟丘疹，这是由于细小毛囊封闭形成的囊肿（图 13–6）。据报道，约 20% 的患者常在化学剥脱术后恢复期的前几周内出现粟丘疹[3]。此外，深层化学剥脱术后护理不当，外用乳膏或粉底堵塞毛囊、皮脂腺导管，也可导致继发性粟丘疹。

在术前或术后使用维 A 酸可以减少粟丘疹的出现，但由于维 A 酸可使伤口愈合延长并可能引起刺激，因此仅建议在术后红斑消退后才使用。粟丘疹通常可自行消退，仅在患者有强烈治疗意愿时才进行治疗。粟丘疹通常可用细针头挑破或刮匙刮除，也可用激光治疗。

7. 毛细血管扩张 由于化学剥脱术后皮肤色素清除，可使既往存在的毛细血管扩张在视觉上变

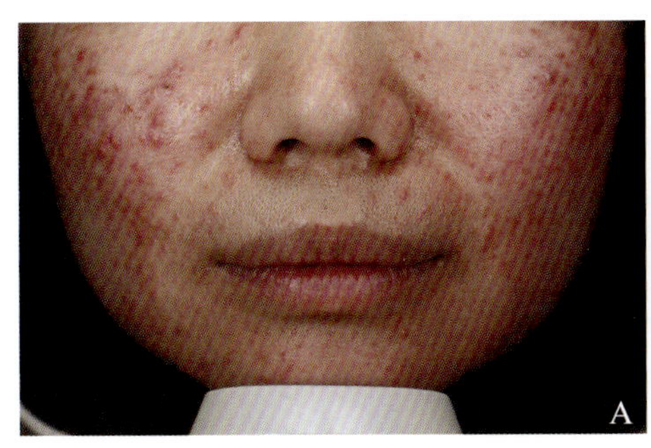

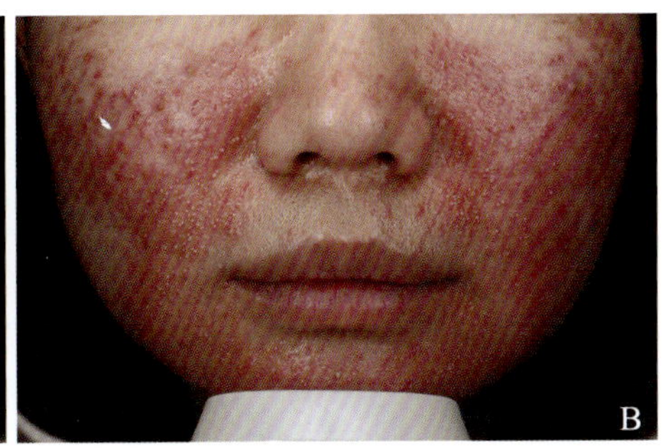

图 13-6　水杨酸化学剥脱术治疗玫瑰痤疮后出现粟丘疹

A. 治疗前；B. 治疗后。

得颜色更深、更明显。此外，苯酚剥脱可加重毛细血管扩张。

在治疗前需告知患者此风险，若患者有治疗需求，可使用强脉冲光或脉冲染料激光治疗。

8. 皮肤敏感　化学剥脱剂作用于皮肤屏障是先损伤、后修复的过程。重复应用低浓度 α- 羟基酸（5% 甘醇酸、5% 乳酸），可在不增加经皮水分丢失（transepidermal water loss，TEWL）的同时诱导角质剥脱，刺激神经酰胺的生物合成，并增加板层小体的数量和分泌，提升皮肤屏障功能[7]。但是，化学剥脱术后会出现暂时性皮肤屏障功能受损，导致皮肤敏感度增加。极浅表化学剥脱术后的皮肤屏障功能通常可在 1 ~ 4 天内修复[8]。

治疗前需告知患者在治疗期间使用成分简单的保湿产品，避免使用含酒精、香料等的护肤产品，避免使用种类过多的护肤产品。治疗期间需严格防晒，尽量避免外出，确需外出时应加强防晒，以物理性防晒为主，如使用宽檐遮阳帽、太阳镜、防晒面罩或口罩、太阳伞等。

9. 过敏反应　接触性皮炎并不常见，但任何化学剥脱剂都可能导致接触性皮炎，特别是在频繁剥脱、化学剥脱剂浓度不当或种类选择不当时更容易引发。间苯二酚、水杨酸、曲酸和乳酸较其余化学剥脱剂更容易引起过敏性接触性皮炎，部分患者还可能出现接触性荨麻疹等不良反应（图 13-7）。有报道，三氯醋酸可引起胆碱能性荨麻疹，但目前尚无三氯醋酸或甘醇酸等药物引起过敏反应的

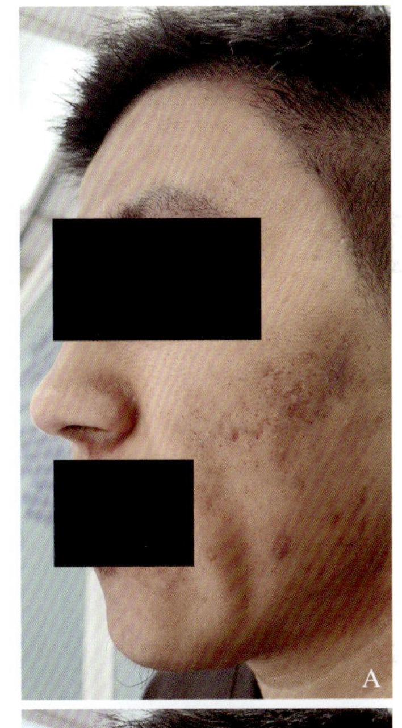

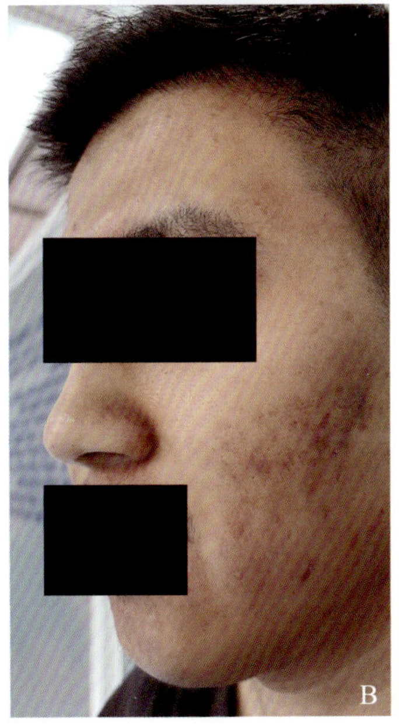

图 13-7　水杨酸化学剥脱治疗痤疮后出现过敏反应，表现为水肿性红斑和荨麻疹样改变

A. 治疗前；B. 治疗后。

报道[3]。

如果发生过敏反应，可及时给予抗组胺药治疗。过敏反应有时与化学剥脱引起的红斑和水肿难以区分，如果患者有对任何剥脱剂的过敏史，应预防性给予抗组胺药。

10. 瘙痒 瘙痒是皮肤再上皮化引起的，通常在治疗后2周开始出现，持续约1个月，更常见于中、深层化学剥脱后。

患者如被瘙痒困扰，可予以口服抗组胺药和局部外用糖皮质激素。但为避免皮肤出现萎缩或毛细血管扩张等不良反应，需避免长期使用糖皮质激素。

11. 全身中毒反应 尽管全身中毒反应很少见，但苯酚、间苯二酚和水杨酸可能会产生系统毒性。患者存在肝、肾疾病应被视为化学剥脱术尤其是甘醇酸剥脱的相对禁忌证。甘醇酸通常不会被系统吸收，一旦发生系统吸收，其很容易被氧化为草酸，从而增加肾结石发生的风险。

（1）苯酚与间苯二酚：苯酚用于深层剥脱较难掌握，目前很少使用。苯酚通过肝脏代谢和肾脏排泄，大剂量使用时会损害肝脏和肾脏。为了最大程度地清除吸收入血的苯酚并减少全身并发症，需给予患者静脉补液，并进行心脏监测。

心脏毒性是酚类化学剥脱剂最常见的全身性副作用，大剂量使用时可能会出现更多的全身性毒副作用。苯酚会导致心脏功能正常的患者心律失常。心律失常的发生与年龄、性别、使用皂化或非皂化制剂无关。患者可表现为术后30分钟出现心动过速，随后出现室性早搏二联律、阵发性房性心动过速和室性心动过速，其中一些会发展为房颤。

也有患者在苯酚剥脱术后24小时内出现喘鸣、声音嘶哑和呼吸急促的症状，多在使用加温雾化吸入治疗后24小时内消退。这些症状可能是呼吸道超敏反应引起的，必须及时治疗，术前使用抗组胺药可以预防这种情况的发生。

间苯二酚是Jessner溶液的成分之一，具有苯酚1/4的强度，不应在体表大面积使用。使用这种药物进行化学剥脱时，应限制其浓度，过度使用会导致系统性毒性反应，表现为恶心、呕吐、腹泻、面色苍白、冷汗、震颤、头晕、嗜睡、头痛、心动过缓、呼吸急促和瘫痪等症状。由于间苯二酚具有抗甲状腺活性，可能会导致黏液性水肿，体重过轻的患者重复应用时应谨慎。

（2）水杨酸：水杨酸可能出现全身吸收，特别是在屏障功能被破坏的皮肤上或大面积使用时。由于水杨酸全身吸收可能损害胎儿健康，因此妊娠和哺乳期是水杨酸化学剥脱的绝对禁忌证。如果大量的水杨酸被吸收，血浆浓度大于100 mg/ml，超过2天可发生毒性反应，包括胃肠道不适、血糖异常、头晕、耳鸣、视觉和听觉障碍、震颤、精神错乱、体温过高、出汗、通气过度、酸碱失衡电解质紊乱、烦躁、昏迷、呼吸衰竭。因此，应提前告知患者可能发生的症状，并建议不要服用过多的阿司匹林，以防产生协同作用。

通常情况下，水杨酸用于面部剥脱是安全的。美国化妆品原料安全性评价（Cosmetic Ingredient Review，CIR）专家小组的报道显示，30%水杨酸作用于受试者面部5分钟，血药浓度平均达峰时间为0.5～1.5小时，平均峰浓度为0.81 μg/ml，最高峰浓度为1.57 μg/ml，远低于中毒剂量，系统吸收量仅相当于口服一次650 mg乙酰水杨酸。

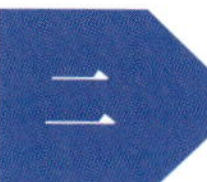

三 化学剥脱术不良反应的预防和处理

（一）预防和处理原则

针对化学剥脱术不良反应的处理主要以预防为主，通过仔细评估和规范化的操作，可以将大部分不良反应控制在预期范围内，避免严重不良反应。

对于操作者而言，应把握以下原则：①深入学习有关化学剥脱剂使用的知识，严格把握适应证；②术前应对患者进行仔细评估和健康教育，和患者进行充分的沟通；③操作时严格按照规范流程，密切观察患者皮肤反应，及时中和或清洗化学剥脱剂；④术后应加强护理，提醒患者注意保湿及防晒；⑤出现不良反应时及时对症处理，并根据情况及时调整化学剥脱剂浓度和治疗的时间间隔。

（二）术前注意事项

1. 预防不良反应的第一步是就患者的皮肤类型（Fitzpatrick 分型）、皮肤耐受性、色素沉着发生率等方面进行评估，识别有风险的患者，以便有预见性地及时干预。这些患者包括Ⅲ、Ⅵ型皮肤类型；治疗区域皮肤患有接触性皮炎、特应性皮炎；皮肤干燥、发红，处于敏感皮肤状态；从事户外工作，不能严格防晒；有光敏史或 PIH 病史；使用光敏性药物；有瘢痕疙瘩或伤口愈合不良病史；局部患有单纯疱疹、脓疱疮等感染性疾病；抱有不切实际的期望，不配合治疗，依从性差者；妊娠和哺乳期妇女；精神病患者或情绪异常者[8]。

2. 不仅初次接受化学剥脱的患者需要评估，每次治疗前都应仔细评估患者的皮肤状态，过度和过激的治疗方案可能造成患者皮肤屏障功能的持久受损[8]。

3. 术前应和患者进行充分的沟通，签署知情同意书，并在治疗前后进行拍照记录。知情同意书应尽量详细且易于理解，应告知患者治疗的性质、涉及的风险和预期的结果，特别是告知患者术后注意事项，并嘱咐患者观察不良反应的早期预警征兆，如红斑、色素沉着及瘢痕等。

4. 术前应彻底清洗患者面部，因为其可能影响化学剥脱剂的渗透，导致剥脱深度的改变，从而使皮肤出现不可预期的改变。清洁后使用乙醇、丙酮等脱脂剂，可促进化学剥脱剂的均匀渗透。如果发生剥脱深度比预期更深的情况，可以考虑对受影响区域进行浅表皮肤磨削或再次进行化学剥脱。

5. 部分学者建议在浅层和中层化学剥脱术前预先使用维 A 酸类药物，让角质层变薄，加速表皮细胞脱落，可以缩短治疗时间。但维 A 酸类药物应在化学剥脱开始前 1 ~ 2 周停用，因为其也有导致皮肤敏感等副作用[3]。

6. 对于有活动性单纯疱疹或相关病史的患者，应在剥脱前 2 天开始给予预防性抗病毒药物，并持续至术后 10 ~ 14 天。

（三）术中预防措施

术中严格按照规程操作是避免不良反应的主要方法。

1. 在开始阶段，应用凡士林保护皮肤敏感区域，例如眼内眦和鼻唇沟。

2. 在进行化学剥脱时，选择正确的剥脱剂及浓度非常重要，在初次使用某些化学剥脱剂（如 α-羟基酸、水杨酸）进行剥脱时，可从较安全的浓度开始，以便评估患者皮肤对其的敏感性和反应性。

3. 在治疗过程中，需全程密切观察患者皮肤反应并进行疼痛评分，并预先准备好中和剂以随时终止治疗。治疗终点的出现取决于化学剥脱处的皮肤状况和皮肤类型。治疗终点的判断有三种不同的情况：①已出现理想的终点反应，如甘醇酸治疗过程中出现不均匀红斑或形成点状白霜；水杨酸治疗过程中出现假霜反应（水杨酸结晶）；三氯醋酸治疗过程中出现白霜和红斑反应等；②出现了过度的治疗反应，如强烈的不适感，疼痛超过 6 级，或是出现了水疱、皮肤发白 / 灰白表现；③未出现前面两种情况，但是已达到预期的治疗时间，例如甘醇酸一般治疗进行 4 ~ 6 分钟即可进行中和[6]。出现以上任何一种情况，都应立即终止治疗。

4. 为了防止剥脱剂意外溅入眼内引起角膜损伤等眼部并发症，应提前准备好冲洗眼睛的器具，如装有生理盐水的注射器。如果三氯醋酸或甘醇酸进入眼睛，应使用生理盐水冲洗眼睛；如果是酚类化合物，则应使用矿物油冲洗。在眶周区域进行化学剥脱时，必须提前准备好干燥的棉签以吸收眼泪。

5. 此外，在治疗过程中还应注意一些操作细节，例如当进行中层和深层剥脱时，尤其是在较深色的皮肤，应在边缘处使用浓度较低的剥脱剂，使其与周围的正常皮肤融合，以避免出现不均匀分界。

（四）术后护理

1. 良好的术后护理可确保早期康复，减少并发症。术后护理的重点在于：适度清洁，保湿防晒，避免不良刺激。

2. 在化学剥脱后应使用温和的洁面产品，避免揉搓皮肤，避免频繁的皮肤清洁；严格避免皮肤被刮伤、剥落、刮擦或摩擦；如果有结痂，不要自行揭开痂壳；应加强皮肤保湿，避免使用含有酒精、香料等刺激成分和易致敏成分的护肤产品；患者还应避免日晒，防止黑素细胞的异常激活，并应以物理防晒为主，谨慎使用防晒霜，建议患者在浅层剥脱后至少 1 ~ 5 天和中深层剥脱后至少 7 ~ 10 天内不要安排户外活动。

3. 化学剥脱术后需要进行适当的局部治疗以减轻不良反应。使用含舒敏成分的医用敷贴进行冷湿敷可舒缓皮肤。如有皮肤破损、糜烂，应指导患者进行局部皮肤消毒处理，也可使用表皮生长因子促进伤口愈合，必要时外用抗生素软膏以防止细菌感染。

4. 化学剥脱期间应避免使用含甘醇酸和维 A 酸等有角质剥脱作用的制剂。

5. 患者应明确了解可能出现的不良反应，如果出现持续性红斑、水疱和脓疱等不适，应立即就诊，以便能迅速采取治疗措施。

三 结语

化学剥脱术是皮肤美容治疗重要的临床操作，历史悠久，应用成熟。与深层化学剥脱相比，浅层化学剥脱具有较低的风险，其不良反应通常是轻微且暂时的。在高风险患者中，使用不同的低强度化学剥脱可在不增加并发症风险的同时提高疗效。

对于刚开始使用化学剥脱的患者，不应追求快速的治疗效果。化学剥脱通常需要在 4 ~ 6 个月内行多次治疗，以实现最大程度的皮肤改善并防止疾病复发。如果重复应用化学剥脱剂的时间间隔过短，将难以控制作用深度和疗效。

随着激光技术和新技术的出现，化学剥脱术的使用有所减少。但化学剥脱术具有简便、安全和成本较低的优势，目前仍然是治疗色素性疾病和改善光老化的重要手段。

此外，化学剥脱术与微晶磨削术、激光治疗等相结合也是未来的趋势。联合物理剥脱和化学剥脱不仅有助于化学剥脱剂的渗透，也能减少化学剥脱剂的用量和浓度，提高疗效的同时减少不良反应。

（李焰梅　蒋　献）

参考文献

[1] 陈泽仪. 化学剥脱美容术. 2 版. 上海：科学技术出版社，2018：301–321.

[2] Vemula S, Mbc M, Secemsky EA, et al. Assessing the safety of superficial chemical peels in darker skin: a retrospective study. J Am Acad Dermatol, 2018, 79(3): 508–513.

[3] Costa IMC, Damasceno PS, Costa MC, et al. Review in peeling complications. J Cosmet Dermatol, 2017, 16: 319–326.

[4] 李晓雪，高星雅，蒋献. 化学剥脱术在损容性皮肤病及面部年轻化中的应用. 中华皮肤科杂志，2019，52（3）：200–203.

[5] 项蕾红. 中国痤疮治疗指南（2014 修订版）. 临床皮肤科杂志，2015，44（1）：52–57.

[6] 杨蓉娅，蒋献. 化学剥脱术临床应用专家共识. 实用皮肤病学杂志，2019，12（5）：257–262.

[7] Kim TH, Choi EH, Kang YC, et al. The effects of topical alpha-hydroxyacids on the normal skin barrier of hairless mice. Br J Dermatol, 2001, 144(2): 267–273.

[8] 肖月，郝丹，辛月，等. 化学剥脱剂对皮肤屏障的影响. 中华医学美学美容杂志，2020，26（2）：162–164.

[9] Anitha B. Prevention of complications in chemical peeling. J Cutan Aesthet Surg, 2010, 3(3): 186–188.

插图来源

图 13–1 ~ 13–7 由四川大学华西医院蒋献教授提供。

第14章 化学剥脱术的发展趋势

一 概述

19世纪后，化学剥脱术在现代医学中的应用逐渐增多。在19世纪40年代，欧洲的皮肤科医生首先将苯酚等化学剥脱剂用于治疗痤疮瘢痕，随后又将巴豆油、水杨酸、间苯二酚及三氯醋酸等用于治疗雀斑、黄褐斑和色素沉着等。此后，α-羟基酸、Jessner溶液、Baker-Gordon溶液等被研发并沿用至今。经过一个多世纪的发展，化学剥脱术的概念和技术已逐渐成熟和完善。目前，化学剥脱术已成为一种快速、安全、有效的治疗手段，在皮肤科得到了广泛应用。

常用的化学剥脱剂包括α-羟基酸、水杨酸、酚类以及复合酸。以往，依据化学剥脱剂穿透皮肤的深度，分为浅层、中层和深层化学剥脱术。浅层化学剥脱术一般可到达表皮，最深可达真皮浅层；中层化学剥脱术一般可达到真皮乳头中下层；深层化学剥脱术一般可达真皮深层。近来，随着化学剥脱术的发展，为了对剥脱层次的描述更为精确，将化学剥脱术按照深度分为五级：其中A级（表皮上层）、B级（表皮中层）称为浅层剥脱，C级（表皮基底层或至基底膜带下方真皮乳头浅层）为浅层至中层剥脱，D级（真皮乳头中至下层）为中层剥脱，E级（真皮网状层）为深层剥脱。常见的浅层剥脱中的水杨酸剥脱一般是作用到B级，而α-羟基酸和复合酸剥脱可以作用到C级。

中国人的皮肤多属Fitzpatrick Ⅲ型或Ⅳ型，且以后者居多。中、深层化学剥脱术后遗留炎症后色素沉着的风险较高，因此一般仅进行浅层化学剥脱术，主要适应证为部分炎症性皮肤病（如痤疮、玫瑰痤疮）、角化异常性疾病（如毛周角化病）、炎症后色素沉着（如痤疮后色素沉着）、浅表瘢痕、黄褐斑、肤色暗沉、皮肤光老化等。在其他色素性皮肤病如皮肤异色症、眶周色素沉着和假性黑棘皮病等中也有应用。单纯的浅层化学剥脱对于深在的痤疮瘢痕如厢车型和冰锥型瘢痕、较重的日光弹力纤维变性、角化性疾病（脂溢性角化病、日光性角化病等）来说，往往会面临剥脱深度不够、效果不佳的问题，因此需要局部的加强治疗，如复合剥脱系统或者联合其他的医疗美容方法，这对于提高化学剥脱的疗效大有帮助，也是未来发展的趋势。

二 化学剥脱剂的进展

（一）α-羟基酸

早期的α-羟基酸性能不够稳定，相同浓度的α-羟基酸的pH值在不同剥脱剂体系中差异较大，皮肤刺激性大，耐受性不佳。随着技术的发展，缓冲系统的稳定，使得各种不同浓度的剥脱系统中游离α-羟基酸的浓度更稳定，在保证疗效的基础上，安全性有了更大的提高。

第一代 α- 羟基酸：除了甘醇酸以外，乳酸、柠檬酸和杏仁酸等也逐渐被应用于临床。乳酸作为一种温和的 α- 羟基酸，近年来研究较多，作为化学剥脱剂使用可以改善部分黄褐斑[1]、浅表的痤疮瘢痕[2]、细纹[3]等；杏仁酸和二苯乙醇酸这些 α- 羟基酸的分子侧链中含有苯基，使其具有更强的脂溶性，对于油性皮肤特别是有痤疮倾向的皮肤的治疗具有更大的优势[4]。

第二代 α- 羟基酸：是与第一代 α- 羟基酸结构类似的糖酸，它们至少具有两个及以上的羟基，又称多聚羟基酸（polyhydroxy acid，PHA）。许多多聚羟基酸可在人体内代谢合成，如葡萄糖酸内酯，平时是酯的形式，酸性基团被屏蔽起来，进入皮肤后，环形结构被打开形成葡萄糖酸，此时才暴露其酸的形式，因此其性能更温和。葡萄糖酸内酯作为一种多聚羟基酸添加于化妆品配方中时，具有与甘醇酸类似的功效，但比甘醇酸更加温和，并且有抗氧化作用以及更强的保湿效果[5]。

第三代 α- 羟基酸：乳糖酸（bionic acid，BA）分子量更大，通常是由双糖通过化学氧化或酶促氧化而成。虽然乳糖酸的分子量比传统的 α- 羟基酸大，但也足以渗透皮肤。因其具有更多的羟基，吸水性和保水性更佳，可以与水形成凝胶基质，对炎症性皮肤具有保护和抗炎作用[4]。乳糖酸也具有良好的抗氧化作用。

第四代 α- 羟基酸：麦芽糖酸（maltobionic acid，MA）性能更温和，保湿功能更强大，敏感皮肤也可使用。

（二）β- 羟基酸

β- 羟基酸的代表为水杨酸。因水杨酸不溶于水，传统的水杨酸剥脱制剂主要以乙醇为溶剂，将水杨酸配制成不同浓度的溶液应用于临床。因为乙醇的刺激性较大，皮肤耐受度较低，所以限制了其使用。

近年来由于采用了超分子化学技术，在不使用任何有机溶剂的前提下，水杨酸可溶于水并且具有控释功能。30% 超分子水杨酸在接触皮肤瞬间的浓度为 5%～8%，温和而无须中和；且不含乙醇，皮肤刺激性小。因其为脂溶性，可以很好地被毛囊吸收，增加毛囊皮脂腺单位的剥脱剂浓度，减少系统吸收，进一步提高了水杨酸剥脱的安全性[6]。

同时，水杨酸的衍生物也逐渐被研发并应用于临床。辛酰水杨酸是在水杨酸的基础上加入一个脂肪链，使其亲脂更强，与水杨酸具有相似的效果，但更容易渗透入角质层。辛酰水杨酸的 pH 值与正常皮肤相近（5.5），更加温和，副作用更少。目前研究已显示其对于痤疮具有良好的效果[7]。

（三）复合酸和复合剥脱系统

不同种类的化学剥脱剂各有利弊，联合两种或多种较低浓度的单个制剂，结合各种制剂的协同作用，可以减少不良反应的发生。两种或两种以上的不同作用机制的剥脱剂，通过特殊工艺进行复配并使其性能稳定地发挥作用的制剂称为复合酸。之前由于 α- 羟基酸和 β- 羟基酸的剥脱剂极性不同，pH 值不同，在同一系统内稳定存在并不容易。随着技术的进步，可以将多种不同浓度、不同极性、不同 pH 值的单个剥脱剂进行复配，同时结合各个制剂的协同作用，使其疗效更佳，并将不良反应发生的可能性降至最低。

在采用单酸或复合酸进行大面积治疗的基础上，联合苯酚或三氯醋酸在重点区域使用，可以在同一治疗区域皮损严重程度不同的情况下，实现“马赛克式”剥脱，这一方法称为复合剥脱系统。复合剥脱系统可使治疗深度把握更精准，在提高疗效的同时降低不良反应的发生率。

以下介绍目前较为常用的复合酸和复合剥脱系统。

几种复合酸：近期市场上的复合酸主要是复配了一种到多种 α- 羟基酸和水杨酸的混合剥脱剂，包括迪玛丝缇的 MilkPeel，含有 35% 乙醇酸、9%

乳酸和4%水杨酸；薇诺娜复合酸，含有20%乙醇酸和10%水杨酸；法国美帕SRS复合酸，应用现代生物科学技术把5种或5种以上的酸复合在一起。

杏仁酸联合水杨酸：杏仁酸是分子量最大的α-羟基酸之一，可以缓慢和均匀地渗透；水杨酸是可以迅速渗透的制剂，并具有抗炎作用，可以减少炎症后色素沉着的发生。两者联合治疗在深肤色人群中显示出更好的安全性，水杨酸联合杏仁酸与单一甘醇酸化学剥脱对比，前者可以更快、更好地改善痤疮皮损[8]。

壬二酸联合水杨酸：壬二酸和水杨酸均可以改善痤疮，20%水杨酸中加入20%壬二酸后，两者协同作用可以增强对于轻中度痤疮炎症性皮损的疗效[9]。

甘醇酸联合三氯醋酸：不同浓度的甘醇酸联合不同浓度的三氯醋酸可实现整个治疗区域B~C级的剥脱，局部实现C~D级的剥脱，可以在疗效最大化的同时减轻治疗区域与非治疗区域的分界。

Jessner溶液联合三氯醋酸：目前研究最多的复合剥脱系统为Jessner溶液联合三氯醋酸。Jessner溶液剥脱深度可达C级，不同浓度的三氯醋酸剥脱最深可达D级。对比Jessner溶液联合三氯醋酸与单一三氯醋酸剥脱对于黄褐斑和痤疮瘢痕的疗效发现，Jessner溶液联合三氯醋酸能更好地改善黄褐斑和痤疮瘢痕[10]，并且可降低单一三氯醋酸剥脱所导致的色素沉着的风险[11]。对于明显的日光弹力纤维变性，采用Jessner溶液联合15%、25%或35%三氯醋酸进行深达C级或D级的化学剥脱，与单一使用三氯醋酸剥脱相比，作用更为温和，可满足患者采用非侵入性治疗措施进行皮肤再生的需求。

Jessner溶液联合苯酚：Jessner溶液剥脱深度可达C级，苯酚的剥脱深度可达E级。由于单一Jessner溶液穿透深度不足，而苯酚穿透深度很深，容易造成较为严重的瘢痕及色素沉着，故在皮损严重部位采用苯酚剥脱，在其周围位置采用Jessner溶液进行化学剥脱。对比Jessner溶液联合苯酚与单一苯酚剥脱相比，对于日光弹力纤维变性和痤疮的凹陷性瘢痕效果更佳。

（四）其他新型剥脱剂

新型的化学剥脱剂与传统的化学剥脱剂相比，具有其独特的优势。

丙酮酸：它是一种α-酮酸，是α-羟基酸的羧基被羰基取代，浓度40%~70%时可转化成乳酸。丙酮酸具有角质溶解、抗菌和亲脂的特性；同时它能够刺激新的胶原纤维和弹力纤维的产生，因此对痤疮、黄褐斑、光老化、浅表瘢痕等有一定疗效[12]。

氨基果酸（amino fruit acid）：它是一种羧基化酸性氨基酸，由天然酸性氨基酸分解和酸化而来，具有良好的抗氧化作用，比甘醇酸刺激性更小，且具有类似的作用，可用于痤疮及黄褐斑的治疗[13-14]。

植酸（phytic acid）：它是六磷酸肌醇的酯，是大多数谷物和大豆的主要成分，具有抗氧化作用。它是一种螯合剂，可以抑制铁和铜进入细胞，从而抑制黑色素的生成。含有植酸成分的化学剥脱剂用于治疗黄褐斑，有一定的临床疗效[15]。

改良Jessner溶液：传统Jessner溶液中的间苯二酚可能导致过敏反应及色素沉着。新型改良Jessner溶液去除了间苯二酚，使用17%乳酸、17%水杨酸、8%柠檬酸加入95%浓度的乙醇制成。改良Jessner溶液联合三氯醋酸剥脱治疗黄褐斑，较单一三氯醋酸表现出更好的疗效，并具有良好的安全性[16]。

三 化学剥脱方法的进展

化学剥脱方法的进展主要体现在剥脱是否需要中和以及中和剂的选择上。以甘醇酸为主的传统化学剥脱术作用快速，为了控制剥脱深度，需要在一定的时间内应用碱性溶液进行中和，从而终止剥脱作用。操作时如果中和过快，剥脱深度不足，则无法达到相应的疗效；如果中和过慢，剥脱过深，则会出现更多的不良反应。近年来，随着新型剥脱剂的出现，一些化学剥脱剂不再需要中和。以新型超分子水杨酸为例，其作用较甘醇酸更缓慢而温和，在需要终止时用清水洗去剥脱剂即可。植酸也是一种无须中和的剥脱剂，在睡前使用后可过夜停留于皮肤，对皮肤起到一个循序渐进的剥脱作用，不会出现传统剥脱剂使用后刺痛、灼烧的不适感[15]。

目前，化妆品中开始广泛添加多种低浓度的化学剥脱剂，化学剥脱逐渐常规应用于家用产品。低浓度的制剂可以实现非常浅表的剥脱作用，日常使用安全且有效；还可以作为皮肤预先激活引发的方式，为后续的化学剥脱做准备。皮肤预先激活引发指的是在治疗前使用低浓度化学剥脱剂 2～4 周，一方面使皮肤状态包括 pH 值均一化，帮助剥脱剂均匀渗透，提高化学剥脱的疗效；另一方面还可以了解患者对剥脱剂的耐受性，及早发现对剥脱剂过敏或不耐受的患者，从而降低并发症发生的风险。此外，术后继续使用这类产品还有促进表皮再生和维持治疗效果的作用。因此，皮肤预先激活引发应该作为院内高浓度化学剥脱术常规的术前准备和术后皮肤护理的重要组成部分。皮肤预先激活引发也可在一定程度上促进表皮更替，保持角质层光滑，减少光的散射，应用于光电治疗术前可提高光电治疗的效果。常用的预先引发剂包括低浓度甘醇酸、水杨酸以及维 A 酸。

四　化学剥脱术适应证的拓展

化学剥脱剂具有抗过度角化、抗炎以及刺激真皮再生等作用，部分特定浓度的化学剥脱剂还有双向角质调节作用。根据化学剥脱剂的作用机制，近年来，化学剥脱术的适应证在不断拓展。除了痤疮、黄褐斑、光老化等常见的适应证之外，化学剥脱术在其他炎症性、色素性、角化性疾病中也具有一定的治疗效果。

化学剥脱剂具有强大的抗过度角化的功能，除了针对痤疮过度角化导致的毛囊口堵塞，还可用于多种过度角化性疾病，例如扁平疣、脂溢性角化症、鱼鳞病、毛周角化病、毛囊红斑角化症等表皮增殖性疾病[17]，也可联合 5- 氟尿嘧啶治疗日光性角化病以及汗孔角化症。

水杨酸因具有较好的抗炎作用，可用于治疗红斑及丘疹脓疱型玫瑰痤疮，以加速炎症性丘疹、脓疱及红斑的改善，可以作为玫瑰痤疮的一种辅助治疗方法[18]；水杨酸对痤疮的炎性丘疹同样有效，且作用温和。痤疮的外用药物如过氧化苯甲酰和维 A 酸的刺激性较强，水杨酸也可作为痤疮外用药物的重要补充。水杨酸具有双向角质调节作用，可以促进角质层维持在适当的厚度，并具有正常的排列和功能，从而促进皮肤屏障功能的修复。很多 α- 羟基酸具有保湿作用，也可以促进皮肤屏障功能的修复。痤疮、玫瑰痤疮、敏感皮肤以及激素依赖性皮炎都有屏障功能受损的问题存在，在精准把握浓度和作用时间的前提下，化学剥脱术可以通过促进屏障功能的改善来辅助治疗上述疾病。

化学剥脱剂可以使表皮和真皮的厚度增加，使表皮突延长；还具有刺激真皮再生的能力，加速成纤维细胞合成胶原，促进胶原蛋白增生，增加葡萄糖氨基聚糖类尤其是透明质酸的沉积，提高弹力纤维的质量和数量，并促进弹力纤维排列方式的改善。即使是浅层的化学剥脱，穿透深度并未达到真皮层，也具有刺激真皮胶原再生的能力，但深层的化学剥脱效果更佳。因此，化学剥脱术对皮肤的膨胀纹[19]、细纹甚至粗大的皱纹均有改善。

化学剥脱剂（α- 羟基酸）有暂时削弱角质层粘连性，让角质层变薄的作用，可以促进外用药物的吸收，尤其是在治疗银屑病和甲真菌病时，可以提高外用药的疗效，缩短治疗时间，作为一种辅助给药模式来进行联合治疗。部分化学剥脱剂（70%

甘醇酸）参与调控甲板的角化过程，可用于甲银屑病、甲扁平苔藓以及指甲油和洗涤剂等对甲板造成的损伤，对病甲畸形进行修复。化学剥脱在加速表皮角质形成细胞更替的同时，可以抑制黑素细胞合成新的黑色素，因此对于浅表色素增生性疾病如部分黄褐斑、炎症后色素沉着等有较好的治疗效果。此外，有研究表明，化学剥脱术对黑眼圈[20]、假性黑棘皮病[21]也有一定的改善作用。

总之，化学剥脱术的应用越来越广泛，适应证也得到了极大的扩展，但未来还需更多的临床研究以客观评估化学剥脱术在上述疾病中的效果。

五 化学剥脱术与其他治疗方式联合应用的进展

化学剥脱术可以联合其他治疗方法如药物、光电治疗、美塑疗法、肉毒毒素以及皮肤填充剂注射等。联合治疗通过作用在疾病的不同发病环节，可以提高临床疗效和患者满意度，并减少其他治疗的剂量和缩短疗程。

以痤疮为例，既往多采用药物或者粉刺挤压术联合化学剥脱术治疗炎症性皮损和非炎症性皮损。随着患者的要求提高，希望治疗皮损的同时改善痤疮的炎症后红斑 / 色素沉着，加上现在化学剥脱术的安全性提高，可以将浅层化学剥脱与强脉冲光或染料激光等光电治疗进行联合。可以采用先化学剥脱治疗，间隔 2 周后再光电治疗的序贯方法；或非常温和的浅层化学剥脱治疗后，经过冷喷、屏障修复后即刻进行脉冲染料激光、低能量强脉冲光治疗等光电治疗。这种联合治疗可以作用在更多的痤疮发病环节，同时化学剥脱可以让角质层变得更薄，增加强脉冲光 / 激光的穿透。

针对痤疮瘢痕，可联合点阵激光治疗。对于浅表性瘢痕和毛孔粗大，可以考虑在非常温和的浅层化学剥脱治疗后，经过冷喷、屏障修复后即刻联合滚针等美塑疗法或非剥脱点阵激光治疗；也可以采用先化学剥脱治疗，间隔 2 周后再进行美塑疗法或点阵激光治疗的序贯方法。这些联合治疗方法不仅对于痤疮的炎症后色素沉着、瘢痕效果更佳，还能改善皮肤毛孔、细纹，并可以减少激光和美塑疗法术后色素沉着的风险，患者耐受度也很好[22-23]。也有研究提示对于痤疮后大面积的凹陷性瘢痕，可以先采用三氯醋酸溶液进行中层化学剥脱，即刻进行 CO_2 点阵激光治疗，亦有良好的效果[24]。

化学剥脱还可以作为痤疮的维持治疗，配合规律外用维 A 酸或含有 α- 羟基酸、水杨酸的护肤品，可以有效清除微粉刺，避免粉刺生成，延长痤疮缓解期，巩固痤疮疗效，降低痤疮的复发率。

对于黄褐斑、炎症后色素沉着等色素增生性疾病，化学剥脱可以与强脉冲光或低能量的 1064 nm Nd：YAG 激光联合进行治疗。化学剥脱术可以与光电治疗同天或间隔 2 周序贯进行。一方面，化学剥脱可下调黑素细胞的酪氨酸酶活性和黑色素含量，减少光电治疗可能引起的色素沉着；另一方面，通过化学剥脱加速表皮更替的作用，促使黑素颗粒代谢，从而淡化色素、提亮肤色[25]。此外，还可以选择化学剥脱术与美塑疗法同天或间隔 2 周序贯的联合治疗方法提高黄褐斑的治疗效果[26]。

在皮肤年轻化方面，化学剥脱可以加速表皮更新，保持角质层光滑，并有刺激表皮、真皮再生的作用，对于改善老化皮肤的肤色暗沉、皮肤粗糙有一定的作用。化学剥脱可以与多种医疗美容手段进行联合。比如，对于细纹和毛孔粗大，可以联合非剥脱点阵激光、强脉冲光等光电治疗或美塑疗法，具体方法同痤疮瘢痕。这种联合治疗的方案可以通过作用于真皮层刺激胶原纤维合成和重塑，从而改善肤质。需要注意的是，化学剥脱术与剥脱性的光电治疗或美塑疗法联合的推荐方案一般是先进行化学剥脱，间隔 2 ~ 4 周再进行光电治疗或美塑疗法，保证皮肤有足够的时间修复。对于粗大皱纹，可联合化学剥脱和肉毒毒素注射及真皮填充剂如透明质酸注射[27]；对于皮肤松弛、下垂，可以联合射频、聚焦超声等方法。由于注射和射频、聚焦超声等光电治疗都是作用在比较深的层次，联合化学剥脱可以采用同天治疗或序贯治疗的模式，建议先进行化学剥脱，皮肤修复后再进行其他治疗，由于作用层次的差别，不良反应叠加的可能性较小。

针对毛周角化症，化学剥脱可以去除毛囊口的角化栓，改善部分外观和触感；亦可联合长脉宽 755 nm 翠绿宝石激光以及 810 nm 半导体激光改善毛发问题。可以采用同天治疗或序贯治疗的模式，先进行化学剥脱，冷喷、冷湿敷后再进行激光治疗。对于其特殊亚型面颈毛囊性红斑黑变病，还可以联合染料激光、Nd：YAG 激光治疗，以提高治疗效果。

联合治疗尤其是两种方法的作用层次相同时，有可能增加皮肤损伤的风险，在治疗时需要根据患者的皮肤类型、耐受程度进行个体化参数选择，治疗期间密切监测皮肤反应，术后做好护理。只有深入地了解化学剥脱和各种治疗的作用机制，精确把控联合治疗的时机，严控不良反应，才能让联合治疗的效果最大化，并且更安全。

（孙 楠 仲少敏 吴 艳）

参考文献

[1] Singh R, Goyal S, Ahmed QR, et al. Effect of 82% lactic acid in treatment of melasma. Int Sch Res Notices, 2014, 2014: 407142.

[2] Sachdeva S. Lactic acid peeling in superficial acne scarring in Indian skin. J Cosmet Dermatol, 2010, 9(3): 246–248.

[3] Prestes PS, Oliveira MM, Leonardi GR. Randomized clinical efficacy of superficial peeling with 85% lactic acid versus 70% glycolic acid. An Bras Dematol, 2013, 88(6): 900–905.

[4] Green BA, Yu RJ, Van Scott EJ. Clinical and cosmeceutical uses of hydroxyacids. Clin Dermatol, 2009, 27(5): 495–501.

[5] Farris PK. Cosmeceuticals and Cosmetic Practice. New Jersey: Wiley, 2013.

[6] Dainichi T, Ueda S, Imayama S, et al. Excellent clinical results with a new preparation for chemical peeling in acne: 30% salicylic acid in polyethylene glycol vehicle. Dermatol Surg, 2008, 34(7): 891–899.

[7] Uhoda E, Pierard-Franchimont C, Pierard GE. Comedolysis by a lipohydroxyacid formulation in acne-prone subjects. Eur J Dermatol, 2003, 13(1): 65–68.

[8] Garg VK, Sinha S, Sarkar R. Glycolic acid peels versus salicylic-mandelic acid peels in active acne vulgaris and post-acne scarring and hyperpigmentation: a comparative study. Dermatol Surg, 2009, 35(1): 59–65.

[9] Abdel Hay R, Hegazy R, Abdel Hady M, et al. Clinical and dermoscopic evaluation of combined (salicylic acid 20% and azelaic acid 20%) versus trichloroacetic acid 25% chemical peel in acne: an RCT. J DermatolTreat, 2019, 30(6): 572–577.

[10] Salam A, Dadzie OE, Galadari H. Chemical peeling in ethnic skin: an update. Br J Dermatol, 2013, 169 Suppl 3: 82–90.

[11] Puri N. Efficacy of modified Jessner's peel and 20% TCA versus 20% TCA peel alone for the treatment of acne scars. J Cutan Aesthet Surg, 2015, 8(1): 42–45.

[12] Berardesca E, Cameli N, Primavera G, et al. Clinical and instrumental evaluation of skin improvement after treatment with a new 50% pyruvic acid peel. Dermatol Surg, 2006, 32(4): 526–531.

[13] Ilknur T, Bicak MU, Demirtasoglu M, et al. Glycolic acid peels versus amino fruit acid peels in the treatment of melasma. Dermatol Surg, 2010, 36(4): 490–495.

[14] Ilknur T, Demirtasoglu M, Bicak MU, et al. Glycolic acid peels versus amino fruit acid peels for acne. J Cosmet Laser Ther, 2010, 12(5): 242–245.

[15] Sarkar R, Bansal S, Garg VK. Chemical peels for melasma in dark-skinned patients. J Cutan Aesthet Surg, 2012, 5(4): 247–253.

[16] Safoury OS, Zaki NM, El Nabarawy EA, et al. A study comparing chemical peeling using modified Jessner's solution and 15% trichloroacetic acid versus 15% trichloroacetic acid in the treatment of melasma. Indian J Dermatol, 2009, 54(1): 41–45.

[17] 魏娇，程培华，蒋增琼，等. 果酸在皮肤美容中的临床应用现状及进展. 中国美容医学，2017，26（9）：125–127.

[18] Padova D, Pia M. Color Atlas of Chemical Peels. Berlin: Springer Verlag, 2006.

[19] Mazzarello V, Farace F, Ena P, et al. A superficial texture analysis of 70% glycolic acid topical therapy and striae distensae. Plast Reconstr Surg, 2012, 129(3): 589e-590e.

[20] Ranjan R SR, Garg VK, Gupta T. A comparative study of two modalities, 4% hydroquinone versus 30% salicylic acid in periorbital hyperpigmentation and assessment of quality of life before and after treatment. Indian J Dermatol 2016, 61(4): 413–417.

[21] Sacchidanand S SA, Leelavathy B. Efficacy of 15% trichloroacetic acid and 50% glycolic Acid peel in the treatment of frictional melanosis: a comparative study. J Cutan Aesthet Surg, 2015, 8(1): 37–41.

[22] 仲少敏，刘慧贤，孙楠，等. 乙醇酸换肤联合强脉冲光治疗痤疮炎症后色素沉着的疗效及耐受性观察. 临床皮肤科杂志，2013，42（12）：731–734.

[23] Rana S, Mendiratta V, Chander R. Efficacy of microneedling with 70% glycolic acid peel vs microneedling alone in treatment of atrophic acne scars-A randomized controlled trial. J Cosmet Dermatol, 2017, 16(4): 454–459.

[24] Taylor MB, Zaleski-Larsen L, McGraw TA. Single session treatment of rolling acne scars using tumescent anesthesia, 20% trichloracetic acid extensive subcision, and fractional CO_2 laser. Dermatol Surg, 2017, 43 Suppl 1: S70–S74.

[25] Lee DB, Suh HS, Choi YS. A comparative study of low-fluence 1064-nm Q-switched Nd: YAG laser with or without chemical peeling using Jessner's solution in melasma patients. J Dermatol Treat, 2014, 25(6): 523–528.

[26] Balevi A, Ustuner P, Ozdemir M. Salicylic acid peeling combined with vitamin C mesotherapy versus salicylic acid peeling alone in the treatment of mixed type melasma: a comparative study. J Cosmet Laser Ther, 2017, 19(5): 294–299.

[27] Landau M. Combination of chemical peelings with botulinum toxin injections and dermal fillers. J Cosmet Dermatol, 2006, 5(2): 121–126.

第 15 章

医疗机构基本要求

一 医疗机构资质要求

化学剥脱术是一种医疗操作，虽然看上去简单，但仍有一定的风险。因此，化学剥脱术必须在医疗机构（即卫生行政部门批准的具有医疗资质的医院、门诊部、诊所）开展，非医疗机构（美容院、工作室等）不得进行化学剥脱治疗。

1. 开展化学剥脱术的医疗机构应设置专门的诊室，供医师对患者进行面诊咨询和作出临床诊断，制订化学剥脱术的治疗方案，同时建立术前谈话制度并签署治疗知情同意书。知情同意书必须符合规范。此外，还应设置专门的照相室，患者每次治疗前均需拍照。

2. 开展化学剥脱术的医疗机构应设置专门的治疗室（图 15–1），每天常规用紫外线灯进行消毒灭菌。室内无菌物品必须按无菌消毒要求定期消毒。化学剥脱术中使用的药品应有批准文号，专柜保存，专人管理，在有效期内使用，并做好药品使用登记。

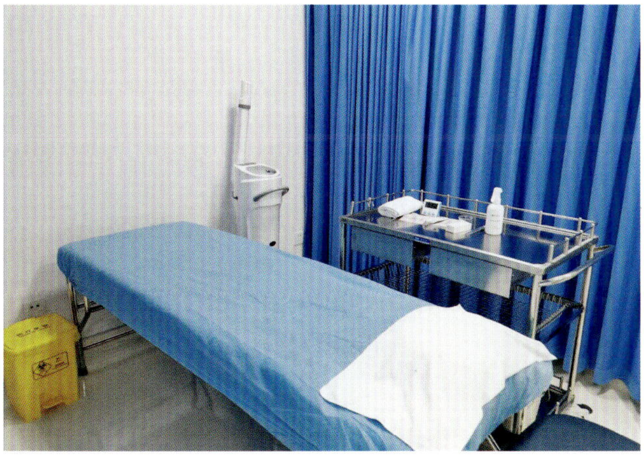

图 15–1　化学剥脱术治疗室

3. 开展化学剥脱术的医疗机构应建立完整的患者治疗档案，每次治疗后须详细记录治疗情况（包括使用的药物、浓度、时间、术后即刻反应及发生的不良反应等），并须妥善保管患者档案。

4. 开展化学剥脱术的医疗机构应建立、健全日常规章制度，制订化学剥脱术的操作规范和护理常规，严格按照操作规范和护理常规进行治疗操作和术后护理。从事化学剥脱术的医护人员应定期参加业务学习，并接受定期考核。

二 专业人员基本要求

为确保操作的专业性和安全性，从事化学剥脱术治疗的必须是专业的医护人员，其基本资质要求如下。

1. 进行化学剥脱术治疗的医护人员须具有皮肤科执业医师或护士资格，护士须在医师的指导下进行操作。

2. 进行化学剥脱术治疗的从业人员应经过化学剥脱术相应的专业培训（如国家级继续教育专项学习班、上级公立医院的进修等），掌握化学剥脱术的适应证、禁忌证，药物的基本知识和作用原理；熟知和掌握操作基本过程、治疗次数、治疗间隔、相应疗效和可能的不良反应，以及不良反应的预防和治疗。

3. 进行化学剥脱术治疗的医护人员应遵守医疗机构的规章制度，严格按照医疗操作规范进行操作，并做好患者的术前谈话和术后皮肤护理的宣教。

（严淑贤　卢　忠）

插图来源

图 15-1 由四川大学华西医院杜丹医师提供。